Anne Maguire

Hauterkrankungen als Botschaft der Seele

Anne Maguire

Hauterkrankungen als Botschaft der Seele

Aus dem Englischen
übersetzt von Dieter Kuhaupt

Patmos

Die Autorin dankt Mrs. Nancy Thompson
für unentwegte Ermutigung und Unterstützung.

Bibliographische Information der Deutschen Nationalbibliothek
Die Deutsche Nationalbibliothek verzeichnet diese Publikation in der Deutschen Nationalbibliographie;
detaillierte bibliographische Daten sind im Internet
über http://dnb.d-nb.de abrufbar.

Ergänzte und aktualisierte Neuausgabe des 1991
im Walter Verlag erschienenen Titels
Hauterkrankungen als Botschaften der Seele.

Umschlaggestaltung: init . Büro für Gestaltung, Bielefeld
Printed in Germany
ISBN 978-3-491-40150-1
www.patmos.de

Ich widme dieses Buch
Hermes-Mercurius
dem Geist C. G. Jungs
und dem Andenken meiner Lehrer
Franz Riklin
und Barbara Hannah.

Mein aufrichtiger Dank gilt auch
Marie-Louise von Franz,
Michael Maguire
und Robert Buissonnière.

Vom Quecksilber, dem ewigen Lebenswasser, heißt es:
«Es ist die Schlange, die sich selbst genießt, sich selber befruchtet, sich selbst an einem einzigen Tag hervorbringt und mit ihrem Gift alles tötet, vor dem Feuer flieht.»
(Aus: Tractatulus Avicennae, in: Artis Auriferae I, S. 406, zit. nach C. G. Jung, GW 8, § 105, Anm.)

Inhalt

Einführung

Einleitend ist es vielleicht angebracht, die Sonderstellung der Dermatologie innerhalb der Medizin kurz zu skizzieren.

Medizin ist die Kunst und die Wissenschaft vom Heilen; im weiteren Sinn auch die Kunst des Vorbeugens und Linderns, nicht nur des Heilens; letztlich die Kunst der weitestmöglichen Wiederherstellung und Erhaltung des Zustandes Gesundheit. Hier, grob gesprochen, liegt das Arbeitsfeld des Arztes.

Mit dem Organ Haut und mit ihren Anhangsgebilden befaßt sich innerhalb der Medizin eine Einzeldisziplin, die Dermatologie. Erkrankungen der Haut werden von Spezialisten behandelt, den Dermatologen. In Europa sind alle Dermatologen Fachärzte, das heißt sie haben eine medizinische Allgemeinausbildung und müssen mit dem gesamten Spektrum von Erkrankungen, das den menschlichen Organismus befällt, vertraut sein. Von allen Ärzten betrachten nur die Dermatologen die Haut als eigenständige Realität und blicken *auf* die Haut. Nichtdermatologen richten normalerweise den Blick *unter* die Haut, ins Körperinnere; dort liegen ihre Interessen. Ziel ihrer Suche ist das funktionsgestörte oder erkrankte innere Organ. Da die eigentliche Domäne des Nichtdermatologen das Körperinnere ist, achtet er die Haut – fast ausnahmslos – gering. Leider ist dieses wunderbare Organ in den Augen des (allgemein) ärztlichen Standes daher etwas Belangloses, ein ärgerlicherweise zu gewissen unheilbaren und unbehandelbaren Krankheiten neigendes Bagatellorgan. Entsprechende Geringschätzung wird von Zeit zu Zeit, ganz unbewußt, auch auf die Hautärzte projiziert, die sich mit diesem kläglich vernachlässigten Organ befassen.

Der einzelne Arzt ist für diese Sichtverengung nicht allein verantwortlich. Viele Faktoren spielen hier mit, nicht zuletzt der mechanistisch-rationale Intellektualismus der Universitäten, der zu einer deutlichen Vorherrschaft induktiven Denkens an den medizinischen Fakultäten geführt hat; nur Krankheiten mit greifbar organischer Ursache werden dort ernstgenommen. Da bei den meisten dermatologischen Störungen keine klare Ursache vorzuliegen scheint, tut sie der rationale Verstand gern als verlorene Sache ab. Hinzu kommt die immer stärkere Spezialisierung, eine Zeitkrankheit des zwanzigsten Jahrhunderts. Namentlich die Medizin ist von dieser Zersplitterung betroffen worden und ist daher als Wissenschaft gleichsam zerfasert. Auch die Dermatologie selbst spaltet sich immer mehr auf. Ein weiterer Umstand, der in Betracht gezogen werden muß, ist die Natur des Organs Haut selbst, die mit beigetragen hat zur kollektiven Haltung der Mediziner ihr gegenüber.

Hochkomplex und einzigartig ist die Haut. Sie ist das schwerste aller Organe. Sie umhüllt den gesamten Körper und ist das wesentlichste Erkennungsmittel zwischen Menschen und zweifellos das Hauptorgan der sexuellen Anziehung. Dann ihre Sichtbarkeit: Sie kann unmittelbar und in ihrer Gesamtheit beobachtet werden. Auf Anhieb sieht man ihre Farbe, und ihre Beschaffenheit läßt sich nicht nur mit den Augen, sondern auch durch Fühlen mit der Hand wahrnehmen; sinnlich erkenn- und unterscheidbar sind die unendlichen Abstufungen ihrer Erscheinung, von der Blütenweichheit der Haut des Neugeborenen bis hin zur fast granitenen Härte bei bestimmten Hautkrankheiten, etwa den entstellenden Kollagenosen und der manchmal grauenerregenden Genodermatose des Morbus Darier.

Die Haut bildet die Grenze zwischen dem inneren physischen Körper und der Außenwelt. Sie ist die natürliche physische Begrenzung des Ichbewußtseins des Individuums. Alles jenseits der Haut ist «das andere». Wie alle Grenzen weist sie sowohl Schutz- als auch Abwehrmechanismen auf.

Im gesunden Zustand ist sie ein hochstabiles und völlig stummes Organ; eine Aura der Ruhe umgibt sie und verleiht ihr den trügerischen Anschein des Unveränderlichen. Unaufdringlich, still und klaglos, da symptomfrei, ist die gesunde Haut gleichsam wartungsfrei und erfordert lediglich leichte tägliche Pflege. Von der großen Mehrheit der Menschen wird sie daher vergessen und kaum wahrgenommen. Unter solchen Umständen gleicht sie einer manierlichen, herrlich domestizierten Hauskatze, die – wenn warmgehalten und gut gefüttert – eine unabhängige Existenz führt und ihrem Besitzer keinerlei Sorgen macht.

Beim Ausbruch einer Hautkrankheit aber verwandelt sich das sanfte Kätzchen in einen fauchenden Dämon. Urplötzlich verliert die Haut ihre Friedlichkeit, kratzt, schlägt aus, wird manchmal zum Feuermeer, zum lodernden Inferno. Das ist beispielsweise bei Nesselsucht oder Urtikaria, bei akuten Ausschlägen (Ekzemen) und bei Dermatitis herpetiformis der Fall, die höllisch quälen können. Langsam erkennen wir, was «die Haut» ist: ein Organ, das im gesunden Zustand leicht vergessen, mißachtet, unterbewertet wird, das andererseits bei Störungen um so heftiger und unabweisbarer auf sich aufmerksam macht.

Die Gesundheit des Menschen verleiht der Haut eine zusätzliche Qualität, eine Summe aus Tonus, innewohnender Elastizität und natürlicher Farbe. Letztere ist natürlich auch von der Beschaffenheit des Blutes und der jeweiligen Kreislaufaktivität, ferner vom Alter des Betreffenden abhängig. Auch die zahlreichen Anhängsel der Haut, die epithelialen Anhangsgebilde (Kopf-, Körper- und Gesichtshaar, Finger- und Fußnägel), spiegeln den allgemeinen Gesundheitszustand des Menschen.

Als Mediziner muß sich der Dermatologe in erster Linie mit den körperlichen Krankheitsmerkmalen befassen. Eine Allgemeinuntersuchung ist unumgänglich. Gelegentlich stellen sich Patienten mit einem Pseudohautleiden vor, zum Beispiel einer Farbveränderung, ohne daß die Haut selbst erkrankt ist. Die

Farbveränderung, die zur Haut zu gehören scheint, kann von vielerlei anderen Ursachen herrühren, solchen außerhalb der Haut wie auch inneren Krankheitsprozessen. Zum Beispiel kann eine Gelbfärbung auf simple äußere Ursachen (Sonnenbräunung) zurückgehen, aber auch auf Übertritt von Gallenfarbstoff ins Blut (Gelbsucht). In beiden Fällen ist die Haut schuldlos.

Wenn das häufigste aller Hautsymptome, Pruritus (Jucken), auftritt, denkt man naturgemäß erst einmal an die Haut als Tatschuldigen. Dahinterstehen können aber beispielsweise auch äußere Parasiten, Staub- oder Kleiderallergien oder innerlich ein Gallensalzüberschuß im Blut. Wichtig daher, daß der Dermatologe feststellt, ob eine systemische Erkrankung vorliegt oder nicht; daraus kann er ableiten, ob die Hautkrankheit primär oder sekundär ist, das heißt eigenständig oder Folgeerscheinung eines sonstigen körperlichen Leidens.

In der Hauptsache befaßt sich die Dermatologie mit primären Hauterkrankungen. Solche Prozesse heißen Dermatosen. Ihre Zahl ist Legion. Genannt seien: die Ekzeme oder Ausschläge mit ihren vielen Spielarten; die Urtikaria- oder Nesselsuchtformen; die Psoriasis oder Schuppenflechte, ein rätselhaftes und allgegenwärtiges Leiden; der geheimnisvolle Lichen ruber planus; die schubweise verlaufende, zuweilen beängstigende Dermatitis herpetiformis; der merkwürdige, jäh ausbrechende Blasenausschlag Pemphigus; die behandlungsresistenten Bindegewebs- oder Kollagenerkrankungen wie Lupus erythematodes und Sklerodermie.

Bei all diesen – um nur einige zu nennen – ist die Ätiologie (Ursache) unbekannt, und sie stellen nach wie vor eine enorme Herausforderung für die dermatologische Forschung dar, allerorten. Patienten mit diesen Erkrankungen werden physisch-organisch auf Herz und Nieren untersucht. Ihre Biochemie wird penibelster Prüfung unterzogen, und sämtliche modernen Techniken werden eingesetzt, um Beschaffenheit und Zustand aller zugänglichen Körperorgane zu ermitteln, entweder in situ mit Kamera und Röntgenauge oder mittels operativdiagnostischer Verfahren. In Forschungszentren bleibt – so kann man ohne Übertreibung sagen – keine Zelle vom forschenden Intellekt des Mediziners unberührt. Diese intensive Fahndungsarbeit dient einerseits der Diagnose und Therapie des einzelnen Patienten, andererseits der Grundlagenforschung. Um zusammenfassend Ebling[1] zu zitieren:

> «Zum vollen Verständnis der Ursache, Natur und Behandlung der Hauterkrankungen muß man die Physiologie, Struktur und Chemie sowohl der gesunden als auch der kranken Haut kennen.» Er schreibt weiter: «Vielleicht ist es nicht mehr gerechtfertigt zu sagen, die Haut sei ein vernachlässigtes Organ; dennoch muß man zugeben, daß *eine wissenschaftliche Basis für Genese und Therapie* nur für relativ wenige Hauterkrankungen angegeben werden kann.»

In den letzten vierzig Jahren hat die Medizin auf allen Gebieten große Fortschritte gemacht, vor allem jedoch auf dem Gebiet der Therapie. In der Dermatologie hat man seit Einführung des Kortisons, mit der Möglichkeit leichter und wirksamer örtlicher Anwendung, die früher weitverbreiteten Leiden der Ekzemgruppe erstmals wirksam lindern und unter Kontrolle bringen können.

Ehe dieses Wundermittel allgemein in Gebrauch kam, litten ungezählte Patienten unnennbare, manchmal lebenslange Qualen, etwa beim endogenen Ekzem (der atopischen Dermatitis oder Neurodermitis constitutionalis). Kinder mit dieser Krankheit mußten nicht selten jahrelang hospitalisiert werden. Auch die Sterblichkeit war hoch: Auf der tiefzerkratzten, zerschundenen Haut siedelten sich bakterielle Krankheitserreger an. Kombinierte Kortison- und Antibiotikatherapie revolutionierte dann, fast über Nacht, die Dermatologie.

Ein neues Zeitalter brach an, frischer Wind kam in die dermatologische Forschung. Erst langsam, dann mit zunehmender Intensität widmeten Forschungsmediziner, Biochemiker, Bakteriologen und medizinische Fachleute aller Disziplinen ihre Intelligenz und ihre Energien der Ursachenforschung bei den gängigen Hautleiden. Diese Krankheiten stellten eine starke Herausforderung dar, einmal wegen der Sichtbarkeit und leichten Zugänglichkeit der Haut, last not least aber auch wegen ihrer zumeist immer noch ungeklärten Ätiologie. Wahre Sisyphusarbeit, hohe Sorgfalt erfordernd, oft brillant und genial, wurde über die Jahre geleistet. Forschungsfelder waren und sind unter anderem Wachstums- und Wiederherstellungsvorgänge in Zellen, Respiration (Atmung), Transpiration (Ausdünstung), Kreislauf der verschiedenen Körperflüssigkeiten.

In jüngerer Zeit hat sich ein neuer Zweig der Medizin immer mehr nach vorn geschoben, die Immunmedizin, die Auftrieb und Aktualität durch die Entwicklung der Verpflanzungschirurgie bekommen hat. Sie befaßt sich mit dem Immunsystem des Körpers und dem Problem der Abstoßung von Fremdstoffen. Untersucht werden dabei hauptsächlich unspezifische und spezifische Abwehrvorgänge und ihre genauen Mechanismen: der Verteidigungswall des Körpers, durch den er sein inneres Milieu konstant hält und sich vor Einwanderung von Fremdorganismen und Bildung eigener unerwünschter Zellen schützt.

Ging es dabei früher hauptsächlich um die Entwicklung von Impfstoffen, so zählen zum Forschungsgebiet der Immunologie heute auch Überempfindlichkeitszustände, Autoimmunkrankheiten, Immunschwächen, Bindegewebserkrankungen und Krebs. In all diesen Fällen wird der Körper entweder gegen sich selbst aggressiv oder kann sich nicht mehr richtig verteidigen. Zwischen Transplantationschirurgie und Immunologie herrschte und herrscht dabei ein wechselseitig befruchtendes und förderndes Verhältnis – ein riesiges Forschungsfeld insgesamt, das zahlreiche neue Erkenntnisse über Krankheiten erbracht hat, die mit Hauterscheinungen einhergehen.

Doch trotz dieser gewaltigen Arbeit liegt die Ursache der meisten Dermatosen nach wie vor im dunkeln. Man ist, trotz qualitativ und quantitativ verstärkter Bemühungen, in der Ursachenforschung kaum weitergekommen.

Woran liegt das?

Vielleicht ist es naiv, die Frage überhaupt zu stellen. Die Natur gibt ihre Geheimnisse so leicht nicht preis. Ich möchte die Antwort wagen: Das Unbewußte hat sein Geheimnis – sprich: das Wissen um die ursächlichen Zusammenhänge – noch nicht ins wissenschaftlich-medizinische Bewußtsein vordringen lassen. Die Zeit ist noch nicht gekommen, daß es der Ratio bewußt wird. Vielleicht scheitert das Aufdecken der Ursachen aber auch nicht nur am verfrühten Zeitpunkt, sondern daran, daß die Ursachen fast ausschließlich im körperlichen Bereich gesucht werden, in der Struktur und im Stoffwechsel der physischen Zelle im physischen Körper.

Womöglich liegt die Ursache nämlicht nicht hier, sondern anderswo. Ärztliche Arbeit in unserem modernen, rationalen, technologischen Zeitalter spiegelt naturgemäß immer Grundanschauungen der Zeit. Der Arzt ist Kind seiner Gesellschaft, deren Gesundheit ihrerseits von seiner medizinischen Kunst abhängig ist. Ganz gleich, welche Stellung er hat, ob Hausarzt oder Universitätsprofessor, er ist beeinflußt von der Gesellschaft, in der er lebt und arbeitet.

Früher sorgten sich um das Seelenwohl der Gesellschaft die Religionen, doch seit dem siebzehnten Jahrhundert ist im westlich-christlichen Bereich ein großer Umbruch vor sich gegangen. Damals traten die Naturwissenschaftler an die Stelle der Alchemisten, rationaler Intellektualismus bestimmte fortan mehr und mehr das Geistesleben. Folgerndes, rational-wissenschaftliches Denken erklärte Gott für tot, und nolens volens erlebten die Religionen einen Niedergang. Auch die Priester selbst sind, leider Gottes, der Krankheit des wissenschaftlichen Rationalismus erlegen und glauben, die großen Mysterien des Lebens ebenfalls modern-rationalistisch erklären zu müssen. Damit schmälern oder vernichten sie das große Geheimnis des Geistes.

So kam es, daß die gesamte emotionale und affektive Seite des Menschen einer Abwertung anheimfiel und an die Grenzen des bewußten Seins abgedrängt wurde. Psychologisch ausgedrückt führt sie eine Randexistenz – und manifestiert sich auch oft im Randorgan des Körpers, der Haut.

Wie lassen sie sich erklären, die merkwürdigen nichtorganischen Leiden, die heute um sich greifen? Leiden, die im Körper anscheinend keinerlei Ursache haben? In früheren Zeiten hätte man ihre Wurzel sofort in der Seele eines Menschen gesucht, der geirrt hat. Vielleicht war ein Fehler begangen, ein falscher Weg eingeschlagen, eine üble Tat begangen worden, es war gelogen, gestohlen oder eine Gewalttat verübt, es war Unzucht, Sodomie, Notzucht, Inzest, vielleicht sogar das Kapitalverbrechen Mord begangen worden. All diese Akte sind nicht nur sozialschädlich, sondern, wichtiger, sie verstoßen gegen das innere sittliche Gewissen; sie sind ein Akt gegen die Seele des Betreffenden. Er hat – so ließe sich sagen – seine Seele verloren, und daran ist er krank geworden. Nur eben glaubt der moderne Mensch und die moderne Gesellschaft nicht mehr an die Seele.

Die ganze Gesellschaft ist heute in weitem und universalem Ausmaß psychisch krank. Das erste beängstigende Wetterleuchten dieses Sachverhalts, dessen Anfänge heute teilweise im dunkeln liegen, machte sich während der Französischen Revolution bemerkbar. Damals wurde der «Kultus der Vernunft» ausgerufen, der Materialismus in Notre Dame zu Paris vergöttlicht. Der rationale Intellekt kappte seine Verbindungen zum instinkthaften Unbewußten, und sein Aufstieg begann.

Seither breitet sich diese psychische Krankheit in verheerendem Maße aus, wie ein wucherndes Malignom. Zwei Jahrhunderte später präsentiert sie sich im Schatten des Atompilzes in Gestalt mannigfachster Barbarei, verbunden mit einer globalen Krise an moralischem Gewissensverlust. Staunend und ungläubig sieht's die Welt.

Der Arzt findet sich der monströsen Barbarei unbewußter Kräfte gegenüber. Zugleich merkt er, daß er das vakant gewordene Amt geerbt hat, das früher der Priester innehatte. Er muß sich, ob es ihm gefällt oder nicht, ob er dazu in der Lage ist oder nicht, ob er daran glaubt oder nicht, mit diesem immensen geistigen Problem befassen, denn es wird ihm aufgedrängt. Er ist es, der sich mit der Welle der seelischen und körperlichen Leiden und der psychosomatischen Krankheiten auseinandersetzen muß, die in jüngster Zeit zunehmend höherschwappt, allen rationalen Heilbemühungen, allen Anstrengungen im Gesundheitswesen, allen medizinischen Forschungen zum Trotz.

Bei seiner medizinischen Ausbildung an der Universität wird dem Arzt normalerweise nicht nahegebracht, das «Fach Seele» zu seinem Arbeitsgebiet zu rechnen. Abgesehen von den Nervenärzten, von Psychiatern, medizinisch ausgebildeten Analytikern und Psychotherapeuten oder Ärzten mit psychotherapeutischer Zusatzausbildung betrachten die allermeisten Ärzte die menschliche Psyche – wenn sie ihr Vorhandensein überhaupt zugeben – mit einem gerüttelten Maß an Mißtrauen.

Auf bestimmten Gebieten wird ausgiebig spekuliert über psychische Syndrome, wie Angst, Depression, Streß und Spannungszustände, und ihre mögliche Verbindung zu körperlichen Krankheiten. Solche plausiblen rationalen Erklärungen sind in der Regel einleuchtend, verweisen aber gerade durch die Art ihrer Argumentation die Psyche wiederum auf Platz zwei und ordnen sie dem Körper unter. Noch heute wird die Psyche von vielen als Epiphänomen des Gehirns betrachtet.

Psyche, im heutigen Sinn im Deutschen spätestens seit Carus gebräuchlich, kommt aus dem Griechischen und bedeutet Hauch, Atem, demnach Leben, später auch Seele oder Geist; die Psyche wird als etwas vom Körper Unterschiedenes betrachtet.

In der späten griechischen Mythologie war Psyche die Geliebte Eros', des Gottes der Liebe, und wurde dargestellt mit Schmetterlingsflügeln, manchmal selbst als Schmetterling. Das Wort bedeutet beides, Seele und Schmetterling. Der Schmetterling ist somit ein Seelensymbol. «Psyche» hat jedoch eine umfassendere Bedeutung als «Seele» im christlichen Sinn. Der Begriff bezeichnet das gesamte Innenleben, die innere Welt im Unterschied zur äußeren.

«Psyche» bzw. «Seele» war für Jung «ein Sammelbegriff für die Gesamtheit der sogenannten seelischen Vorgänge» (Briefe II, S. 208)[2]. Er sagt:

> «*Alle unmittelbare Erfahrung ist seelisch.* Es gibt physisch vermittelte (Umwelt-)Erfahrung und innere (geistige) Erfahrung. Die eine ist so gültig wie die andere» (Briefe II, S. 208). Allerdings: «Da wir erfahrungsgemäß Seelisches nur in ganz beschränktem Umfang zu erkennen vermögen, so tun wir wohl am besten daran, die menschliche, erfahrbare Seele als eine kleine Bewußtseinswelt aufzufassen, die aus dem großen uns umgebenden Dunkel von allen möglichen unbekannten Faktoren beeinflußt wird» (Briefe I, S. 158).

Diese Aussage leitet ganz natürlich zum Begriff des Unbewußten über. Das Ich als Zentrum des Bewußtseins ist eine Art Verbindung oder Übermittler zur unbewußten Psyche, die ihm gleichsam gegenübersteht. Beim Kind entwickelt sich der von Geburt an vorhandene Ichkomplex langsam und schrittweise aus der unbewußten Welt heraus, wie Inseln, die aus dem Meer auftauchen. Die Inseln wachsen zusammen, das Ich nimmt Gestalt an, wie sich vor Äonen die Landmassen der Erde aus dem Urmeer formten. Dann, eines Tages, sagt das Kind: «Ich bin ich!»

Ähnlich hat der Mensch ein Bewußtsein nicht nur von sich selbst als Individuum, sondern auch als Angehöriger der Gattung Mensch gebildet. Bewußtsein ist des Menschen kostbarstes Gut. Es ist das Licht, das – geboren aus dem Unbewußten – sich nach außen auf die Welt und nach innen auf das Reich des Unbewußten richten kann. Nur über das Bewußtsein kann man Unbewußtes reflektieren. Das Unbewußte ist nicht bewußt.

Eine kurze Überschau zur Entwicklungsgeschichte des Begriffs der unbewußten Psyche mag hier nützlich sein. Große Ereignisse sind nicht plötzlich da, sondern kündigen sich in einer jahrhundertelangen Evolution kleinerer und größerer Ereignisse an, die dann in einem tiefgreifenden Umbruch gipfelt. Seit der Zeit des Sokrates beispielsweise gab es die atomistische Lehre, die vom Atom als kleinstem unteilbarem Teilchen ausging. Den endgültigen Todesstoß erhielt diese Lehre vor einem knappen halben Jahrhundert, 1945, durch den Blitz der Versuchsexplosion in der Wüste von Neumexiko. So «explosiv» dieser Beweis war, er bildete lediglich die letzte Kette einer langen Reihe: Jahrhundertelang hatten sich zahllose Geister bereits theoretisch um den Beweis bemüht, daß das Atom doch teilbar sei. Ein Umbruch hatte sich vollzogen, psychisch wie materiell, er veränderte die Welt. Im blendenden Atomblitz und im Schatten der Pilzwolke starb ein Weltbild.

So bedeutsam dieses Ereignis war, ein noch größeres und weittragenderes vollzieht sich langsam seit ungefähr hundertfünzig Jahren. Wie bei allen solchen geistigen Umbrüchen verläuft der Entfaltungsprozeß langsam und bleibt auf Spezialisten- und Eingeweihtenkreise beschränkt, hat also über lange Zeit keine Breitenwirkung. Das Bewußtsein muß für den Sinn solcher Entwicklungen empfänglich werden, muß ihn fassen und verarbeiten können. Das Ereignis, das ich meine, ist die Entdeckung des Unbewußten.

Seit die Französische Revolution vor zweihundert Jahren den ersten großen Sturm des Unbewußten entfachte, ist keine Windstille mehr eingekehrt. Immer wieder flammt dieser psychische Sturm auf, immer wieder überziehen Kriege Europa. Im ersten Jahr der Französischen Revolution, 1789, wurde in Leipzig ein Pionier der psychologischen Forschung geboren, Carl Gustav Carus (1789–1869). 1814 wurde er Professor für Geburtshilfe und war bekannt für seine Lehrbücher in diesem Fach. Carus war als Mediziner sehr erfolgreich und fand seinen

Spiritus rector in Johann Wolfgang von Goethe (1749–1832), Deutschlands großem Dichter, Gelehrten und Staatsmann.

Aus dieser Freundschaft entwickelte sich eine bestimmte Natur- und Lebensanschauung. Carus veröffentlichte 1846 ein Buch mit dem Titel «*Psyche*», worin er seine Ansicht über die Entwicklung der Seele darlegte. Er versuchte, die beiden Seiten seiner eigenen Natur zusammenzuhalten, den rational beobachtenden praktischen Arzt und den philosophischen Idealisten.

Noch zu Carus' Lebzeiten kam Sigmund Freud (1856–1939) in Freiberg/Mähren zur Welt. Knapp achtzig Jahre seines Lebens verbrachte er in Wien. Er schlug ebenfalls die ärztliche Laufbahn ein, jedoch spezialisierte er sich zum Nervenarzt. Als junger Wissenschaftler, in der biologischen Forschung tätig, konnte er den Einfluß der neuen Physik kaum vermeiden. Energie und Dynamik waren die großen Themen in den Laboratorien und ergriffen vom wissenschaftlichen Denken Besitz. Allmählich begann sich bei Freud der Gedanke zu formen, daß die meisten dieser dynamischen Kräfte unbewußt sind. Aus dem Neurologen wurde ein wissenschaftlicher psychologischer Forscher. Es war der Traum, der sich als Zugangstor zum Unbewußten erwies. Freuds Arbeit mit Träumen bewies die Realität des Unbewußten.

Als Freud neunzehn Jahre war, wurde im schweizerischen Dörfchen Kesswil am Bodensee Carl Gustav Jung (1875–1961) geboren. Auch Jung wurde Mediziner. Zu seinem Entschluß, sich auf Psychiatrie zu spezialisieren, kam er durch die zufällige Lektüre des Psychiatrie-Lehrbuchs von Krafft-Ebing. Als ihm dieses Buch in die Hände fiel, wußte er intuitiv: Das ist mein Fachgebiet.

Einige Jahre zählte er zu den führenden Exponenten der Freudschen Schule. Dann trennte er sich von Freud und entwickelte ein eigenes System, das er analytische Psychologie nannte: eine Anleitung nicht nur für die praktische Behandlung von Patienten, sondern auch ein theoretisches System, ein ausformuliertes Lehrgebäude.

Jung fragte sich: Was geschieht mit Erfahrungen, die vom Ich nicht anerkannt werden? Dies scheint eine simple Frage zu sein, hat aber in Wirklichkeit große Tragweite. Denn Erfahrungen verschwinden nicht aus der Psyche; nichts, das je erfahren wurde, hört auf zu existieren. Die Erfahrungen, die sich in Luft aufzulösen scheinen, gehen laut Jung ins «persönliche Unbewußte» des einzelnen Menschen ein. Dieser Anteil der Psyche grenzt an das Ich. Er ist das Behältnis, in dem sich all jene psychischen Aktivitäten und Inhalte sammeln, die auf irgendeine Weise im Widerspruch zur bewußten Individuation oder Funktion stehen. Vielleicht sind es bewußte Erfahrungen, die aus vielen möglichen Gründen – persönlichen Konflikten, Moralproblemen, beunruhigenden Gedanken, unannehmbaren (und unbewußten) Emotionen – verdrängt oder beiseitegeschoben wurden. Oder sie wurden einfach vergessen, weil sie zu einem bestimmten Lebenszeitpunkt unwichtig oder belanglos waren. Alle Erfahrungen, die zu schwach sind, um das Bewußtsein zu erreichen oder sich darin zu halten, werden im persönlichen Unbewußten aufbewahrt. Ein wichtiges Merkmal des Unbewußten ist, daß es sich strukturell aus Komplexen zusammensetzt, Gruppen von Inhalten, die sich jeweils als Konstellation um einen zentralen Kern herum ballen. Es waren Jungs umfangreiche Studien mit dem Wortassoziationsexperiment, die ihn auf das Vorhandensein der Komplexe stießen.

Jung entdeckte bei seinen Forschungen, daß Komplexe autonom sind und eine eigene treibende Kraft besitzen; sie können übermächtigen Einfluß auf Denken und Handeln gewinnen, so stark, daß man sagen kann: Nicht der Mensch hat den Komplex, sondern der Komplex hat ihn. Komplexe müssen sich außerdem nicht immer hemmend oder neurotisierend auswirken; im Gegenteil, auch Inspiration und Tatkraft, unabdingbar für große Leistungen, haben ihre Wurzeln in Komplexen.

Die Frage, die Jung beschäftigte, war: Wie entstehen Komplexe? Dies, eine Kernfrage seiner Forschungen, führte ihn schließlich zur Entdeckung einer sehr profunden Schicht, einer

Schicht, die viel tiefer in die menschliche Natur hinabreicht als nur bis zu den Erlebnissen der Kindheit. Es handelte sich um die unabsehbare Welt der objektiven Psyche, die Jung später das «kollektive Unbewußte» nannte. Hier – im kollektiven Unbewußten – entstehen die Komplexe. Dies bestätigte sich später in Jungs umfangreichen Studien über Alchemie. Diese Studien stellen ein monumentales Werk dar und nahmen ihn viele Jahre in Anspruch. Rund siebzehn Jahrhunderte lang hatten Scholaren, Ärzte und Priester Alchemie praktiziert, meist im stillen Kämmerlein. Vordergründig ging es bei ihrer Arbeit um das Verwandeln unedler Metalle in Gold, hintergründig jedoch um mehr, um die Suche nach dem Lebenselixier, dem Stein der Weisen *(lapis philosophorum)*, dem Stein der Unsterblichkeit. Umwandlungsprozesse standen im Kern der Alchemie; im siebzehnten Jahrhundert machte sie selbst eine solche Transformation durch und verwandelte sich in die moderne Wissenschaft Chemie. Dadurch hörte sie als Alchemie auf zu existieren.

Doch, wie gesagt, nichts verschwindet wirklich. Die Alchemie tauchte zurück ins Unbewußte und blieb dort zweihundert Jahre lang. Jung war es bestimmt, diese vergessene Disziplin wieder aufzugreifen. Er sammelte Tausende von Manuskripten dieser alten vergessenen Gelehrten; er entzifferte und übersetzte die lateinischen, griechischen, arabischen, mittelalterlich-abendländischen und sonstigen Texte. Das war keine leichte Aufgabe, war der Inhalt der Dokumente modernem europäischem Bewußtsein doch völlig fremd. In dieser riesigen Schatzkammer des Wissens entdeckte Jung die historischen Grundlagen der Psyche der Menschheit und mit ihnen den substantiellen Beweis für seine Theorien, die er bei seiner eigenen Auseinandersetzung mit dem Unbewußten aufgestellt hatte. So vermochte Jung eine Schicht, die tiefer ging als das persönliche Unbewußte, begrifflich zu fassen und in ihrer Existenz und Realität zu beweisen: das weite Reich des kollektiven Unbewußten. Diese Schicht besteht aus den ewigen Archetypen, die selber unerforschlich und unanschaulich sind. Man kann sie nur an ihren Bildern erkennen. Ein Archetyp ist ein Dynamismus[3], der sich stets in der Numinosität und der faszinierenden Kraft seines Bildes bemerkbar macht. Er läßt sich daher nur an der Wirkung erkennen, die er hervorbringt. Jung sagt: «Der Archetypus [...] als das Bild des Triebes ist psychologisch ein geistiges Ziel, zu dem die Natur des Menschen drängt» (GW 8, §415). Jungs Entdeckung des kollektiven Unbewußten war von weit höherer Bedeutung als die Entdeckung der Komplexe. Durch sie erwarb er sich schließlich den Ruf als einer der größten Denker unseres Jahrhunderts.

Im Rahmen dieses Konzeptes konnte Jung zeigen, daß man, analog zum evolutionär entstandenen und durch Vererbung weitergegebenen physischen Erbgut, auch von einem psychischen Erbgut ausgehen konnte. Bis zu dieser Erkenntnis hatte die Psychologie von einem strikten Milieudeterminismus ausgehen müssen. Durch diesen hochbedeutsamen Schritt konnte Jung nun einen grundsätzlichen Bruch mit den alten Anschauungen vollziehen. Kein Zweifel, daß diese Entdeckung einen Wendepunkt in der Geschichte der Psychologie darstellt; sie war eine Großtat ersten Ranges. In ihr bestätigte sich nachträglich Carus' Ansicht: «Der Schlüssel zur Erkenntnis vom Wesen des bewußten Seelenlebens liegt in der Region des Unbewußten»[4]. So konnte Jung die Unermeßlichkeit der Psyche als Ganzes ins Bewußtsein bringen und zugleich die fundamentale Bedeutung des Ich, allerdings auch seine Beschränkungen vor diesem dunklen und immensen Hintergrund, sichtbar machen.

Nach Jahrhunderten suchenden Forschens wurde nun im Zeitraum eines Jahrhunderts von diesen Ärzten das Unbewußte in seinem Vorhandensein erkannt und schließlich bewiesen.

Diese Erkenntnis ist heute allgemein bekannt, ist jedoch noch nicht ganz bis ins Bewußtsein der Ärzteschaft durchgedrungen. Daher bleibt die wesentliche Rolle, die das Unbewußte bei der Ätiologie aller somatischen Erkrankungen spielt, medizinisch weitgehend unberücksichtigt, ein schwerer und ganz unbestreitbarer Mangel. Der Hauptgrund für dieses kollektive Nicht-wahrhaben-Wollen: Ideen von solch immenser Größe assimiliert der rationale Intellekt nicht so schnell. Man kann das Unbewußte ja nicht hören, schmecken, anfassen wie die Dinge der materiellen Welt. Ein Jahrhundert ist nichts, verglichen mit der Geschichte der objektiven Psyche, die Jahrmillionen alt ist. In der Schulmedizin wird praktisch, pragmatisch, induktiv, problemlösend gedacht. Dies hat zu einer charakteristischen, unserer von technologischem Fortschritt geprägten Welt besonders angepaßten Spielart des modernen medizinischen Materialismus geführt. Dieses Denken hat eine eigentümlich gläserne Brillanz, die es verführerisch anziehend macht, weil es wenig Schatten zu werfen scheint; aber es ist merkwürdig hart und arm an Empathie und menschlicher Wärme. Wem diese Denkweise in Fleisch und Blut übergegangen ist, der findet es äußerst schwer, wenn nicht unmöglich, sich gedanklich einer anderen Welt anzunähern als der Welt unserer greifbaren materiellen Existenz. Die Konfrontation mit dieser anderen Welt weckt Angst, und eine aggressive Abwehrhaltung entwickelt sich.

Ohne Zweifel – und klugerweise, sozusagen – hat das Ichbewußtsein starke Dämme aufgeworfen gegen die langsam und rhythmisch wallenden Gezeiten des Unbewußten. Es ist zum Glück nicht jedem gegeben, den Fuß auf dieses unbekannte Territorium zu setzen, doch für einige ist es gesundheits- und lebenswichtig, seine objektive Natur anzuerkennen. Ich meine die Kranken – die an körperlichen oder seelischen Krankheiten Leidenden. Alle müssen sich der inneren Realität stellen, und auch der Arzt sollte diese Realität als existent betrachten lernen und dabei gleichzeitig Einblick in die eigene Natur gewinnen.

Die Haut in Mythologie, Religion und Märchen

Die Haut als Symbol der Wandlung und Wiedergeburt

Mehr als andere Körperorgane ist die Haut von Tieren – Reptilien, Vögeln und Säugetieren – ungezählte Jahrtausende lang Kultobjekt gewesen. Um zu entdecken, warum das so war und bei primitiven Völkern immer noch so ist, lohnt es sich zu untersuchen, was der Mensch zu diesem einzigartigen Organ gedacht, gefühlt, empfunden und imaginiert hat und es immer noch tut. Man versteht dann besser, welche Bedeutung sich hinter der Kindermaske eines geliebten Tieres verbergen oder was die verführerische Weichheit eines Zobelfelles für eine Frau bedeuten mag.

«Haut» und «skin» – eine kurze etymologische Betrachtung

Das Organ Haut, auch Integument oder Cutis genannt, bildet bei Mensch und Tier die äußere Bedeckung und Hülle des Körpers. Als Häute bezeichnet man auch die einzelnen Schichten, aus denen sich die Haut zusammensetzt, zum Beispiel Oberhaut (Epidermis) und Lederhaut (Korium, Dermis). Auch bearbeitete Tierfelle, Pergamente, Leder, Pelze usw. werden umgangssprachlich Haut genannt (Bärenhaut). Schlauch (von mittelhochdeutsch *sluch*, Schlangenhaut) nannte man in alter Zeit die Behältnisse zur Aufbewahrung von Flüssigkeiten, die aus Tierhäuten hergestellt wurden.

Das englische Wort für Haut, *skin*, ist seit dem dreizehnten Jahrhundert in Gebrauch. Es leitet sich vom altenglischen und altnormannischen *skinne* ab; in der Schreibweise variierte es im Lauf der Zeit stark. Eng verwandt scheinen das norwegische und schwedische *skinn*, das dänische *skind*, das althochdeutsche *scindan* und das mittel- und neuhochdeutsche *schinden*. Schinden bedeutet häuten, abhäuten; Schinder, das waren die Abdecker, die den Tieren auf dem Schindanger die Haut abzogen. Haut und *huid* (holländisch) wiederum sind verwandt mit englisch *hide* (bearbeitete Tierhaut).

Eine große Tolle spielen heute noch die lateinischen und griechischen Wortwurzeln für Haut. Vom lateinischen *pellis* leiten sich her: französich *peau* und *pelure*, spanisch *piel*, portugiesisch *pele*, italienisch *pelle* und deutsch *Pelle* und *pellen*, ferner das englische Wort *pelt*, desgleichen *Fell* im Deutschen und *vel* im Holländischen.

Das griechische Wort für Haut, *derma*, steckt in vielen hautbezogenen Fachausdrücken (Dermis, Epidermis, Dermatologie). Zwei weitere griechische Ausdrücke für Haut verdienen Erwähnung. Einmal *corios* (Haut, Leder), von dem das Wort Korium für die Lederhaut herkommt, und zweitens *psora* (schuppig). Es wurde früher zum Teil gleichbedeutend mit Krätze oder Räude gebraucht. Heute hat es vor allem für das Wort Psoriasis Bedeutung, die weitverbreitete Schuppenflechte. Diese Hautkrankheit ist durch trockene rötliche Papeln und Schuppung gekennzeichnet. «Schuppenkriechtiere» heißt eine bestimmte Ordnung der Reptilien, zu denen die Schlangen und Echsen gehören.

Unzählig die umgangssprachlichen Wendungen, die mit Haut zu tun haben. Einmal die übertragenen Begriffe: die Erdkruste, die äußere Hülle eines Schiffes, die Schale mancher Früchte, das alles heißt Haut. Immer ist die Fassade gemeint, die äußere sichtbare Begrenzung des Gegenstandes.

Dann die Redewendungen: «Jemandem das Fell über die Ohren ziehen», dieses schöne Wort für Diebstahl oder Betrug gibt es in klassischer Kürze als *skinning* auch im Englischen. Ausgemergelte Menschen sind «Haut und Knochen». Wer große Gefahren mit knapper Not übersteht, hat «seine Haut gerettet». «Bis auf die Haut» kann ein Wolkenbruch uns durchnässen. «Aus der Haut» fährt man vor Zorn, Schreck, Unmut. Dinge berühren uns «hautnah» oder gehen «unter die Haut», freilich meist nur unter die «dünne Haut». Gemeinsamer Nenner dieser Wendungen: die Haut als Demarkationslinie, als äußerste Grenze und Berührungslinie des Individuums zum «Außen». Man läßt sich nicht gern «zu nah auf die Pelle rücken». Als Hiob schließlich den furchtbaren und ungerechten Verfolgungen entronnen war, die Gott ihm geschickt hatte, sagt er: «Nur mit meiner Zähne Haut bin ich davongekommen», was Luther übersetzt: «Nur das nackte Leben brachte ich davon»[5]. Mit Haut ist oft auch die ganze Person gemeint: «ehrliche Haut», «mit Haut und Haar» oder – eher abwertend – «Balg». In diesen Redewendungen wird Haut mit dem Leben selbst gleichgesetzt, sie ist Grenzbereich gegenüber all dem, was «anders» ist, fremd, «draußen». Nicht nur körperlich, sondern auch seelisch hat sie Grenzfunktion, ist Abgrenzung und Schutz der Ichpersönlichkeit. Es läßt sich der Schluß ziehen, daß die Haut einerseits Mittler zwischen Bewußtsein und Außenwelt, andererseits Mittler zwischen Bewußtsein und unbewußter Persönlichkeit ist.

Wenn man an die an einer Hautkrankheit Leidenden denkt, so wird deutlich, daß ihr Leiden auch darin besteht, dass sie nicht «aus ihrer Haut können», daß sie «sich in ihrer Haut nicht wohlfühlen». Das Englische kennt dafür den Ausdruck *skin bound* oder *hide bound*, was etwa «in der Haut stecken», «in der Haut gefangen sein» bedeutet. Der Ausdruck *hide bound* wird oft von den Kranken verwendet, wenn sie an einer verkrüppelnden Krankheit leiden, und beschreibt die Befindlichkeit dieser Menschen auch im übertragenen Sinn recht genau. Der Begriff wird aber auch verwendet, wenn man es mit einem geistig unbeweglichen Menschen zu tun hat, der fixen

Ideen nachhängt oder äußerste Rigidität im Denken oder im Verhalten zeigt. Er wird auch oft gebraucht für Menschen, die eingeschränkt und zurückgezogen leben. Er beschreibt also das Bild eines Menschen, der unfähig ist, sich etwas Neuem anzupassen oder Neues aufzugreifen.

Tierkult und Tierhaut

Jahrtausendelang wurde im Denken der Primitiven die Haut mit der Seele gleichgesetzt. Um zu verstehen, was «die Haut» für den modernen Menschen immer noch bedeutet, ist es daher wichtig zu untersuchen, was über dieses Organ in der Vergangenheit gedacht, gefühlt, intuitiv geahnt und empfunden worden ist. In Träumen erscheinen menschliche Gestalten nicht selten mit Fischschuppen oder Federn bedeckt oder in ein Tierfell gekleidet, eine Pferde-, Katzen- oder Bärenhaut. Die Mythologie der Haut – dies als vorläufiges Fazit – hat ungeheure Bedeutung für den, der die Symbolsprache des Unbewußten kennen- und verstehenlernen will.

Tieropfer und Tierkulte haben eine lange Tradition. So schrieb zum Beispiel Jung in einem Brief an Freud:

> «Der Tierkult ist erklärt durch eine unendlich lange psychologische Entwicklung, die von weit überragender Bedeutung ist, und nicht durch primitive sodomitische Tendenzen, welche ja nur der Steinbruch sind, aus dem das Material geholt wird, um damit einen Tempel zu bauen. Der Tempel und sein Sinn haben aber doch eigentlich nichts zu tun mit der Qualität der Bausteine» (Briefe I, S. 48).

Tieropfer wurden an bestimmten, dem jeweiligen Gott geweihten Festtagen vollzogen. Sie hatten zunächst mit dem

Gedanken des Nährens zu tun: Man glaubte, daß die Götter (und auch die Toten) vom Geopferten mitaßen. Bei der Opferung wurde dem Tier die Haut abgezogen und konserviert. Das Fleisch aßen die Gläubigen; die Haut als die Seele des Gottes war Träger des göttlichen Wesens. So wurde die Haut des Tieres selbst zum Kultobjekt. Tierhäute stellten eine wichtige äußere Bekleidung bei Ritualien dar, die mit der endgültigen inneren Wandlung des Menschen zu tun hatten. Die Haut symbolisierte dabei ein Übergangsstadium, ein Sachverhalt, der besonders in der altägyptischen Religion Geltung hatte.

Im Ägypten des Neuen Reiches, um die Zeit also, als der Brauch aufkam, Totenbücher ins Grab zu legen, entstanden Tierkultzentren. Besondere Anbetung genoß in Bubastis die Katze, die den Mutterinstinkt symbolisiert, in Memphis der Stier, in Hermiopolis der Ibis. Die Kulttiere waren geschützt, da sie als Manifestationen der Götter, ja als die Götter selbst galten. Sie wurden inthronisiert, nach dem Tode mumifiziert und schließlich begraben. Sie waren Übermittler von Offenbarungen und Träger transzendentaler Kräfte. Im einzelnen Tier verkörperte sich das transzendente Bild, in seiner theriomorphen Gestalt kam ein bestimmter Aspekt der Gottheit zum Ausdruck. Heilige Bilder waren daher das Ba oder die ewige Seele der Gottheit.

Das Fell oder die Tierhaut als Zeichen des Übergangs ist vielfach bezeugt: Der Schutzgott der Gebärenden, Bes, trug ursprünglich ein Löwenfell auf dem Rücken, später wurde er mit einem Pantherfell auf der Brust dargestellt. Drei Fuchshäute dienten als Schriftzeichen für Geburt; die im *Ägyptischen Totenbuch*[6] beschriebene Zeremonie «Mundöffnung» des Osiris zeigt den Sem-Priester in ein Pantherfell gekleidet, in der Hand trägt er den widderköpfigen *urheka*, mit dem er die Lippen der Statue berührt, um ihr den Mund zu öffnen.

Die langwierigen, aufwendigen, viel Kunstfertigkeit erfordernden Einbalsamierungstechniken im alten Ägypten wurden begleitet von einem komplizierten Zeremoniell, das Gebete,

Beschwörungen und Lesungen umfaßte. Am Ende dieses langen und strengen Zeremoniells stand die Mundöffnung, bei der, wie beschrieben, das vom Priester getragene Tierfell eine zentrale Rolle spielte. Die Mumifizierung zielte allgemein darauf ab (und erreichte es oft auch), den Körper des Verstorbenen zu erhalten, besonderer Wert wurde jedoch auf die Erhaltung der Haut gelegt. Bei ihrer Konservierung wirkte die Tierhaut, die der Priester trug, zweifellos seit Urzeiten auf magische Weise mit. Als Agens der Wandlung verlieh sie ihrem Träger vollständige und absolute Göttlichkeit; der Priester selbst wurde zum Gott, mit der Kraft, den Verstorbenen unsterblich zu machen. Da die Haut unvergänglich und unzerstörbar schien, wurde sie als ewig betrachtet. Die Haut des Tieres trug die Seele des Tieres, und da das Tier göttlich war, war auch die Haut göttlich. Als unverzichtbares Requisit stellte sie offenbar das wesentliche «brückenschlagende» Element des Mumifizierungsprozesses dar, das den Toten in Osiris verwandelte.

Im *Totenbuch*[7] findet sich ferner die Zeremonie «Wiegen des Totenherzens», bei der der Tote dem in einem Schrein inthronisierten Gott Osiris vorgeführt wird. Vor ihm liegt eine Lotusblüte, auf welcher in den vier Himmelsrichtungen die sogenannten Horuskinder oder Osiriskinder sitzen. In der Nähe der Lotusblüte hängt ein Tierfell. Der Lotus war vor allem die Blume des Gottes Nefertem, der selber als Lotusblüte, mit der Nase des Re, beschrieben wird. Er war ein Gott des Wohlgeruchs und ein Sonnengott, und als solcher wurde er mit Wiedergeburt assoziiert.

Mit der Wiedergeburtsidee hing in der altägyptischen Religion auch der geheimnisvolle Tekenu zusammen. Frühe Darstellungen zeigen ihn als kauernden Menschen, der bis auf den Kopf in ein Fell gewickelt ist. In späteren Darstellungen ist er ein birnenförmiges nacktes Menschenbündel mit angezogenen Armen und Beinen. Es handelt sich um ein Zeremonialobjekt, das offenbar archaischen Bestattungskulturen entstammt, wofür etwa das Einwickeln in Tierhaut und die Hockerlage sprechen. Diese fetale Haltung ist für archaische Bestattungen charakteristisch und ist sehr weit verbreitet. Lurker schreibt:

> «Nicht ganz geklärt ist die in historischer Zeit dem Tekenu zugelegte Bedeutung. Man dachte schon an ein symbolisches (d.h. hier stellvertretendes) Menschenopfer. Andere erblicken im Tekenu einfach ein Ersatzbild des Toten, das sich als eine Art Sündenbock den unheimlichen Mächten des Jenseits stellen soll»[8].

Die Haut, die den kauernden Tekenu einhüllte, sollte vermutlich eine Uterusfunktion ausüben und die Wiedergeburt bewirken oder ihr förderlich sein. Noch zu Anfang dieses Jahrhunderts ergaben Forschungen in Äthiopien, daß sich dort ein Schangalla-Stammeskönig vor der Beerdigung in sitzender Haltung in einen grünen Hautsack einnähen ließ.

In einem Brief an Johanna Michaelis schreibt Jung über die Psychologie der alten Ägypter in den Jahrtausenden vor der christlichen Zeit:

> «Auf der einen Seite herrschte dumpfe unpersönliche Unbewußtheit, auf der anderen Seite ein geoffenbartes Bewußtsein oder ein Bewußtsein aus innerer Eingebung, also direkt von den Göttern abstammend, personifiziert im Pharao. Er war das Selbst und das Individuum des Volkes. Der Geist kam noch von oben. Zweifellos bestand größte Spannung zwischen Oben und Unten. Die Gegensätze konnten infolgedessen nur durch ebenso starre Formen zusammengehalten werden.» Und: «Die Oben-Unten-Spannung Ägyptens ist [...] der eigentliche Ursprung der vorderasiatischen Erlösungsfiguren, deren Erzvater Osiris ist. Er ist ebenso der Ursprung einer individuellen (unsterblichen) Seele. [...] Fast alle Wiedergeburtsgebräuche bezwecken eine Vereinigung des Oberen mit dem Unteren. Die Jordantaufe ist dafür ein sprechendes Beispiel: Wasser unten, der Hl. Geist oben. Auf primitiver Stufe ist der totemistische Erneuerungsritus immer eine Rückversetzung in den Halbtier-Halbmensch-Zustand der Urzeit. Daher die häufige Verwendung von Tierhäuten und sonstigen Tierattributen. Dafür

finden sich schon Belege in den in Südfrankreich entdeckten Höhlenzeichnungen. Zu diesen Gebräuchen gehört auch die Heruntersetzung des Hohen zum Niedrigen. Im Christentum die Fußwaschung, in Ägypten die Geburt aus der Tierhaut» (Briefe I, S. 328f.).

Die Haut des Widders

Wie andere gehörnte Tiere (Ziegenbock, Hirsch, Stier) verkörpert der Widder Fruchtbarkeit. Mit Aries, dem Himmelswidder (Sternbild Widder), verband man Sonnengötter. Im *alten Ägypten* wurde der widderköpfige Gott Chnum angebetet, eine der ältesten Gottesgestalten Ägyptens. Sein Name leitet sich ab von *chnem*, das zusammenfügen, vereinigen, bauen bedeutet[9]. Chnum-Kultstätten gab es unter anderem in Herakleopolis, auf der Insel Elephantine und in Esna. Die Ur-Kultstätte lag in Mendes; dort wurde Chnum erstmals als Lokalgott verehrt. Dort trug er den Titel *Ba-neb-Tettu* (darin steckt *ba*, das Wort für Seele und zugleich für Widder; der Titel wird manchmal verstanden als «Seele, der Herr Tettu») und hatte bereits den Widder als Symbol[10]. Auf Elephantine galt Chnum als Wächter der Nilquellen, als Urheber der Überschwemmungen. Er war in erster Linie ein Schöpfergott, der Kinder auf einer Töpferscheibe formte und sie als Keim in den Leib der Mutter pflanzte; er machte auch die Götter und war Vater aller Väter und Mutter aller Mütter. Auch half er bei der Geburt aller Dinge. Daher wurde er als das männliche Prinzip bei Gott und Mensch betrachtet, der «Widder als das urkräftig Männliche, der heilige Phallus, der die Leidenschaften der Liebe weckt, der Widder aller Widder, dessen Gaben von der Erde hervorgebracht werden, nachdem sie vom Nil, der Seele, dem Leben des Re, überschwemmt worden ist»[11].

Der Widder mit gekrümmten Hörnern galt als das heilige Tier auch des Amun, der ursprünglich ein Windgott der Nilschiffer war und seit der elften Dynastie (um 2000 v.Chr) zur Hauptgottheit von Theben aufstieg. Amun heißt «der Verborgene»; er war die Hauptkraft der unsichtbaren Welt. Als Amun-Re wurde er mit dem Sonnengott identifiziert und wurde zu dem Gott, der alles durchwirkt und die Seele (Ba) aller Dinge ist. Nicht nur galt der Gott selbst als verborgen, auch sein Bild, sein Aussehen, war unbekannt. Auf die Hauptgottheit Amun bezogen, impliziert «verborgen» nicht nur eine Verdecktheit wie die der untergegangenen Sonne, sondern eine prinzipielle Unerkennbarkeit des Gottes, nicht nur für sterblich-menschliche Augen, sondern auch für die Augen anderer Götter. Amun «ist ewig»[12]; ewig, unsterblich ist daher auch sein heiliges Tier, der Widder.

In seinem Bericht über das große Zeusfest im Theben Griechenlands schildert Herodot[13] die Legende, in der Zeus, mit einem Widdervlies verkleidet, den Widderkopf vor sich haltend, vor Herakles erscheint. Die Thebaner im *alten Griechenland* hielten den Widder für heilig und opferten ihn nicht, ausgenommen am Zeusfest, das einmal im Jahr stattfand. An diesem Tag, ein einziges Mal, wurde ein Widder geopfert und abgehäutet, dann seine Haut über das Zeusbild gezogen. Anschließend wurde der Widder unter Klagegesängen in einem heiligen Grab bestattet.

Wie heilig der Widder schon in der Bronzezeit im ägäischen Raum war, zeigt die schöne Sage von Helle und Phrixos. Helle und Phrixos waren die Kinder des Königs Athamas, dessen zweite Frau sie ermorden lassen wollte. Nephele, ihre Mutter, rettete sie, indem sie sie auf den goldenen Widder setzte, den Hermes ihnen geschenkt hatte, der freundliche Gott und Nothelfer der Bedrängten. Der Widder – er war goldfarben wie die Sonne – trug die Kinder über den Hellespont, die Meerenge, die Kleinasien von Europa trennt. Helle stürzte ab und ertrank, doch Phrixos landete sicher und brachte den goldenen Widder sogleich dem Zeus als Dankopfer dar. Das goldene Vlies schenkte er dem König Aietes als Entgelt für die Hand einer seiner Töchter. Der König ließ das Vlies von einem monströsen Drachen bewachen, verlor es aber am Ende an Iason und seine Argonauten. «Das ‹goldene Vließ› ist das begehrte Ziel der Argonautenfahrt, jener abenteuerlichen ‹quest›, die eines der zahllosen Synonyme für die Erlangung des Unerreichbaren ist» (Jung, GW 12, §206), es vereinigt in sich zwei Symbole, die Unschuld des Widders und den Glanz des Goldes. Der erschlagene Drache ist ein Symbol wahrer Befreiung.

Die Bärenhaut

Der heutige Europäer wird sich kaum noch Gedanken darüber machen, wie Berlin oder Bern zu ihrem Namen gekommen sind. Nur wenige würden es interessant oder überhaupt wissenswert finden, daß der Namensgeber der Bär war. Es ist heute nicht mehr leicht, Bären zu finden – außer in Träumen. Im Zoo kann man sie noch sehen, ruhelos auf- und abwandernd, im Zirkus, wo sie lustlos entwürdigende Kunststücke vollführen; in freier Natur bekommt man Bären mit viel Glück höchstens noch in Tierreservaten und in einigen entlegenen Gebieten, etwa in Rußland, Nordamerika oder auf dem Balkan, zu Gesicht. Dies sind die einzigen Lebensräume, die ihnen noch verbleiben. Noch zu Anfang dieses Jahrhunderts war das anders; da hatte noch mancher reisende Gaukler seinen Tanzbären dabei.

Heute lassen sich im transalpinen Europa nur noch unter der Erde, in finsterer Höhlentiefe, die Auswirkungen des geheimnisvollen Bärenatems wahrnehmen. Flackerndes Fackellicht läßt Kratzspuren längst toter Krallen an den Wänden dieser bitterkalten, vergessenen Orte erkennen. Im Nebel der Zeiten geriet in Vergessenheit, daß bei den Urvölkern des zisalpinischen Raumes, in Nordeuropa, im nördlichen Eurasien und des Zirkumpolarbereichs der Bär Kulttier war und göttliche Verehrung genoß. Das gilt auch für den nordamerikanischen Kontinent, auch dort gibt es den Bärenkult seit Jahrtausenden. Der Bär wurde mit Ehrfurcht und tiefem Respekt betrachtet, gefürchtet wegen seiner Schläue und erschreckenden Kraft, aber auch bewundert wegen seiner Intelligenz.

Mensch und Bär wohnten Seite an Seite in den gleichen Höhlen, und an diesen Orten wurde der Bär verehrt als Gott der heute in Europa längst verschwundenen großen Wälder. Sein Lebensrhythmus – Aktivität im Sommer, Schlaf im Winter – mag dem des Urmenschen geähnelt haben. Zu manchen Zeiten galt er als männliche, zu anderen als weibliche Gottheit. Obschon meistens als Götterbote betrachtet, war er – als Geist der riesigen, scheinbar unzerstörbaren Wälder – im wesentlichen doch ein weibliches Tier, Verkörperung der Erde selbst.

Auch später, zur Zeit der Kelten, der Stammväter der modernen europäischen Völker, haftete der Odem des Heiligen am Bären. Als Geist der Kriegerkaste repräsentierte er Adel, Kraft, Mut und List, Eigenschaften, die die Kelten selbst besaßen und bewunderten; zweifellos war der Bär Zielscheibe ihrer unbewußten Projektionen. Bär hieß in der keltischen Gemeinsprache *artos*, im Irischen dann *art*, im Gallischen *arth*, im Bretonischen *arzh. Artos* findet sich wieder in Artoris, dem keltischen Wort für Artus, dem großen mythischen König der keltischen Welt. Die Gallier verehrten die Göttin Artio (auch: Artemis), die gewisse weibliche Aspekte der Kriegerkaste verkörperte. Junge Mädchen, Artemisjüngerinnen, die in Höhlen lebten, nannte man Arctoi (Bärenmädchen).

Aus der Urgeschichte des Menschen sind viele greifbare Relikte erhalten, folglich ist die materielle Seite des paläolithischen und neolithischen Lebens eingehend erforscht, doch über das religiöse Leben dieser vergangenen Zeit ist nur sehr wenig bekannt. Dies gilt ganz besonders für die Steinzeitkultur Westeuropas. Die paläolithischen Völker waren Jäger, die neolithischen und bronzezeitlichen trieben schon Ackerbau und Weidewirtschaft. Tiere waren lebenswichtig im ursprünglichen Sinn; daher waren die großen Gottheiten Tiergottheiten.

Genaueres über den seinerzeit allverbreiteten Bärenkult läßt sich erschließen, wenn man die Reste betrachtet, die sich bei primitiven Völkern bis in jüngste Zeit und zum Teil bis heute erhalten haben. Da gibt es noch viele Wissenslücken, doch japanische und russische Forscher haben in den letzten zwei bis drei Jahrzehnten viele Erkenntnisse zusammengetragen, die nun Zug um Zug wissenschaftlich ausgewertet und publikationsreif gemacht werden. Fündig wurde man in Sachen Bärenkult vor allem bei Volksstämmen des Zirkumpolargebiets, etwa bei den Jakuten aus Sibirien, die vom Bären sagen: «Er hört alles, merkt sich alles und vergißt nichts.» Viel beigetragen haben ferner die altaischen und tungusischen Völker.

Besonders wertvolle Erkenntnisse hat man von den Ainu (auch: Aino) gewonnen, einem urtümlichen Volk, das im Norden Japans auf den Kurilen und auf Hokkaido lebt und auch auf Süd-Sachalin in der UdSSR vorkommt. Frazer sagt: Die Ainu verehrten den Bären «nach ihrer Art»[14]. Das Fleisch des Bären diente ihnen als Nahrung, das Fell als Zahlungsmittel für Tribute und Steuern sowie als Kleidungsstück. Eine in mehreren Spielarten überlieferte Legende besagt, daß eine Frau dieses Volks von einem Bären ein Kind bekam, und viele Bergbewohner rühmen sich der Abkunft von einem Bären (Bärensohnmotiv). In Japan gibt es dafür den Begriff *Kimun Kamui sanikri* (Bärennachkomme). Ein solcher Mensch wird sagen, daß er von dem Göttlichen abstammt, der in den Bergen herrscht, sprich: vom «Gott der Berge», dem Bären.

Im gesamten Verbreitungsgebiet der Ainu wurden Bärenfeste gefeiert, die zwar regionale Abweichungen zeigten, aber alle um eine zentrale Idee kreisten, die rituelle Opferung eines Bären. Normalerweise wurde dafür eigens ein junger Bär als Opfertier aufgezogen, bis er erwachsen und fett war; er wurde dann getötet und abgehäutet. Bei den Ainu von Hokkaido (Jesso) enthielt die Einladung zum Fest die Formel: «Wir wollen uns gemeinsam daran freuen, den Gott fortzuschicken»[15]. In einer langen Rede wurde der Bär daran erinnert, daß er gehegt und genährt worden sei und nun getötet werden müsse. Er solle, wenn er im Land seiner Ahnen vor seinen Vater und seine Mutter trete, gut von seinen menschlichen Haltern sprechen. Weitere Gebete ähnlichen Inhalts zeigen klar, daß der Bär als Gott und zugleich als Götterbote betrachtet wurde. Die Ainu von Sachalin ließen den Bären auch Fürbitte bei den Göttern einlegen, ihnen reiche Beute an Pelzen und Fleisch, an Fisch und Robben schenken. Es folgte eine letzte Aufforderung, der Bär möge *alle* dem Menschen böse gesinnten Geister überwinden. Dann wurde er getötet und als Bote und Fürsprecher ausgesandt.

Durch all diese Zeremonien zieht sich wie ein roter Faden eine sehr starke Betonung der Haut des Bären. Später wurde die Haut zwar meist als Wirtschaftsgut verkauft, doch nach dem Abhäuten wurde sie mit dem Schädel zunächst konserviert und mit Hochachtung behandelt, sie erhielt einen Ehrenplatz, von dem aus sie alle weiteren Zeremonien nach der Opferung beobachten konnte. Sie repräsentierte nicht nur den toten Bären, sie selbst war die Seele des Bären. Die Schwelle des Zentralgebäudes, wo das rituelle Festgelage stattfand, durfte sie übrigens nie überschreiten, sondern mußte durch das Rauchloch oder, falls vorhanden, durch ein Fenster hineingebracht werden. Zu allen Zeiten wurde ihr höchster Respekt bezeugt, und während ihrer Teilnahme am Festmahl war es genauso, als nähme der lebende Bär daran teil. Aus all dem läßt sich mit hoher Sicherheit schließen: Die Bärenhaut selbst wurde als göttlich betrachtet.

Interessanterweise fanden die Bärenfeste stets im Herbst statt, nachdem der Bär mit reicher Sommernahrung gemästet worden war. Die Menschen ihrerseits verzehrten den Bären und bewahrten seinen Pelz auf, als materielles Nutzgut wie auch als Unterpfand geistlicher Segnungen.

Höhlenmalereien und -skulpturen in Europa belegen, daß im Paläo- und Neolithikum bestimmte religiöse oder magische Zeremonien abgehalten wurden, in denen ein Gehörnter, wahrscheinlich ein Gott, im Mittelpunkt stand. In der Bronze- und Eisenzeit finden sich gehörnte Gottheiten in Europa, in Nah- und Fernost, in Ägypten und Indien. Das Horn war ein Göttlichkeitssymbol. An der Spitze der gehörnten Götter in Ägypten stand Amun, dem der Widder heilig war.

Die bedeutendste Darstellung eines gehörnten Gottes aus dem Spätpaläolithikum ist das heute wohlbekannte Felsbild eines hirschgehörnten Mannes in der Höhle Trois Frères in Ariège in Frankreich. Es liegt in einem verborgenen Winkel der Höhle und weckt beim Betrachter das deutliche Gefühl eines Numinosen, welches alle, die das Bild sehen, sehr stark empfinden. Die Zeit, in der diese Zeichnung entstand, ist vom modernen Bewußtsein so äonenweit entfernt, daß kein fundierter Deutungsversuch mehr möglich ist.

Man sieht einen Mann, offenbar in eine Hirschhaut gehüllt, mit einem Hirschgeweih auf dem Kopf. Die Tierhaut bedeckt den ganzen Körper des Mannes; Hände und Füße sind wie durch einen Weichzeichner gesehen. Auffallend die Augen: von eindringlicher Lebendigkeit, groß und rund, in bärtigem Gesicht. Von Betrachtern wird der Blick häufig als «stechend» beschrieben. Der Gesamteindruck ist zweifellos der eines menschlichen Wesens. Der Dargestellte trägt ein Musikinstrument, wohl eine Flöte oder Pfeife, und ist von Tieren umgeben. Man nimmt an, daß er eine Zeremonie vollführt, und die Haltung der Figur scheint für einen Tanz, für rituelle Bewegung zu sprechen.

Nach Murray[16] geht die allgemeine Ansicht dahin, daß es sich um einen heiligen Tanz handelt, der dem Zweck dient, die Tierart zu mehren, deren Haut sich der Priester oder Zauberer übergestreift hat. In diesem Falle ist es ein Hirschfell; dadurch, daß er in die Tierhaut schlüpft, gewinnt der Schamane die numinosen Kräfte der Gottheit, wird selbst zum Gott.

Eine ähnliche bronzezeitliche Figur wurde in Mojenjo-Daro in Indien gefunden: eine menschliche Gestalt, ebenfalls in haarigem Tierkleid, wahrscheinlich einem Stierfell, mit Stierhörnern auf dem Kopf, gleichfalls von Tieren umgeben. Diese sogenannte «Pasupati»-Figur ist eine Spielart des Hindugottes Shiva als «Herr der Tiere». Die Ähnlichkeit zur Ariègefigur ist so ausgeprägt, daß man von einer Sinngleichheit ausgehen kann.

Der Glaube, daß die Götter sich dem Menschen in Träumen offenbarten und ihren Willen kundtaten, war in Vorzeit und Altertum weit verbreitet. So kam es, daß Pilger Tempel und andere Weihestätten aufsuchten, um dort zu schlafen und auf Träume und Gesichte von den Göttern dieser heiligen Orte zu warten. Livius beschreibt in Attika ein Heiligtum des toten Sehers Amphiaraos, das Amphiareion, wo ihm und anderen Gottheiten, deren Namen auf dem Altar standen, Widder geopfert wurden. Nach der Opferung wurde die Widderhaut auf der Erde ausgebreitet, und der Bittsteller schlief darauf und wartete auf Traumoffenbarungen. Haut und Schulter des Opfertieres bekam anschließend, zusätzlich zu seinem üblichen Honorar, der Priester.

Frazer[17] beschreibt die Rolle der Haut von Opfertieren bei Zeremonien ostafrikanischer Primitiver in relativ junger Vergangenheit und zeigt einige Gemeinsamkeiten beim Gebrauch von Tierhäuten bei Übergangsriten auf. Die Untersuchung erfaßte Stämme aus Kenia, Uganda und Äthiopien. Bei gewissen äthiopischen Stämmen hielten kinderlose Paare, die ein Kind adoptiert hatten, eine Zeremonie ab, in der ein Ochse geopfert wurde. Mit dem Blut des geschlachteten Tieres wurde der Kopf des neu angenommenen Kindes bestrichen, und ein Stück Ochsenhaut wurde über die Händes des Kindes gelegt.

In Kenia waren Widder- und Ziegenopfer üblich; das Opfertier wurde gehäutet, die Haut anschließend in Streifen geschnitten und um die Handgelenke und Finger von Menschen gelegt, die krank waren oder Schutz gegen Krankheiten brauchten. Manchmal bekamen auch die Eltern von Neugeborenen solche Hautstreifen ausgehändigt, die sie dem Kind auflegen konnten, da man allgemein glaubte, Neugeborene bedürften besonderen Schutzes gegen Pech und Unglück. Ein ähnlicher Brauch wurde bei den Kindern der Kikuyu beobachtet: die Zeremonie der «Wiedergeburt» *(ko-chi-a ru-o keri)* oder des «Geborenwerdens von der Ziege» *(ko-chi-a-re-i-ru-o m'bor-i)*. Sie fand statt, wenn das Kind etwa zehn Jahre oder jünger war. Eine ringförmige Hautschlaufe der geopferten Ziege wurde über eine Schulter und unter dem anderen Arm des Kindes hindurchgezogen, das wiedergeboren werden sollte. Die Mutter oder die als Mutter fungierende Frau saß auf einem Fell auf der Erde, mit dem Kind zwischen den Knien. Der Darm der Ziege oder des Widders wurde über sie hinweggezogen bis vor das Kind. Dann stöhnte die Frau wie in Wehen und schnitt den Tierdarm durch, ähnlich einer Nabelschnur. Und das Kind ahmte das Schreien eines Neugeborenen nach. Ursprünglich war diese Zeremonie mit der Beschneidung verkoppelt, später trennten sich dann die beiden Riten. Im ganzen Stammesgebiet um das Horn von Afrika war die beschriebene Zeremonie üblich und wird vielleicht heute noch praktiziert. Es handelt sich um eine spirituelle Neugeburt, eine Initiation in Adoleszenz und Erwachsensein, verbunden mit einer Abnabelung von der Mutter auf der emotionalen Ebene. Wieder spielt eine Tierhaut bei einem Übergangsritus eine entscheidende Rolle.

Ähnliche Funktion hatte die Haut von Opfertieren bei der Hochzeitszeremonie des Wawanga-Stammes im Elgon-Bezirk von Kenia. Ein Ziegenbock wurde geschlachtet und abgehäutet; aus dem Bauchpelz wurde ein langer Streifen herausgetrennt. Der Vater des Bräutigams oder ein anderer älterer Verwandter aus seiner Familie schlitzte dann den Pelz der Länge nach auf und zog ihn der Braut über den Kopf, so daß er über ihre Brust herabhing, und sagte dabei: «Wenn du nun, da ich dir diese Haut übergezogen habe, wegen eines anderen Mannes fortgehst, wird diese Haut dich verstoßen, und du wirst unfruchtbar.» Eine etwas abweichende Spielart kannten die Wa-giriama, ein ostafrikanischer Bantustamm. Hier wurde ein gesunder Bock geschlachtet und gehäutet, das Fleisch wurde gegessen, die Haut zugerichtet und der Braut gegeben, damit sie sie bei der Hochzeit trug; hinterher wurden daraus ein Ring und ein Armband gearbeitet, die sie ständig tragen konnte. Ähnlich wurden in anderen Teilen Ostafrikas Häute geopferter Ziegen bei Abschiedsfeiern eingesetzt, ferner dienten sie als Heilmittel bei Hautkrankheiten der Hände. Parallelen finden sich auch bei den Massai im Gebiet des Massai-Mara-Wildreservats, nur daß hier das Ziegenopfer die Fruchtbarkeit der Rinder- und Ziegenherden fördern und die Gesundheit des Menschen schützen sollte. Alle Beteiligten an diesen Opferzeremonien trugen Ringe aus Tierhaut, die als Amulette gegen Krankheit und Unglück dienten. Das Abhäuten der Tiere galt als starker Schutz vor bösen Geistern.

All diese Riten und Stammespraktiken zeigen deutlich, daß es einen universal verbreiteten archaischen Glauben daran gab, daß sich in der Haut Göttliches verkörperte.

Die Schlangenhaut

Für die ebenfalls universal verbreiteten Schlangenopfer sei ein Beispiel von der Insel Fernand Póo angeführt, wo der Issapoo-Stamm die Brillenschlange als Schutzgottheit hatte[18]. Jedes Jahr wurde ein Exemplar des heiligen Tieres in einer feierlichen Zeremonie rituell getötet und die Haut kunstvoll konserviert. Am größten Baum des Dorfes wurde die Schlangenhaut aufgehängt, mit dem Kopf nach oben, mit dem Schwanz nach unten. Nach Abschluß der kultischen Handlungen brachte man die im vergangenen Jahr geborenen Kinder zu der Schlangenhaut und legte ihre Hände auf den Schwanz. Die Haut des Totemtieres als Seele des Stammesgottes schützte das Kind fortan vor Unglück. Es war ein Sühneakt, denn die Schutzgottheit konnte sowohl Glück als auch Unglück schicken.

Menschenopfer und Menschenhaut

Die Menschenhaut in der mexikanischen Mythologie

Wir haben gesehen, daß ein Mensch die Eigenschaften des Totemtieres annehmen kann, indem er in die Haut des Tieres schlüpft. Eine Analogie besteht zu den Opferriten, die die Priester im präkolumbischen Mexiko vollzogen. Die wichtigste – und die weitaus schrecklichste – aztekische Vegetationsgottheit war Xipe Totec[19], «Unser Herr, der Geschundene». Auf sämtlichen Darstellungen sieht man ihn bekleidet mit Menschenhaut, die von einem getöteten Gefangenen stammt. Als Gott der Erneuerung und der Vegetation repräsentierte Xipe Totec die frische Haut, die sich die Erde jedes Jahr im Frühling überzieht. Deshalb wurde sein großes Fest, das Menschenschinderfest, immer zur Frühjahrssonnenwende gefeiert, wenn sich das erste Grün im dürren Land zeigte. Der Begrünungsvorgang galt dem Volk als ein Wunder, als Beweis für die persönliche Gegenwart des Gottes. Auf dem Fest wurden Menschen geopfert – Männer, Frauen, Kinder – und gehäutet. Die Körper wurden gegessen, die Häute konserviert und von Priestern übergezogen. Das Fleisch eines Opfers durfte jedoch von demjenigen, der den Kriegsgefangenen persönlich besiegt hatte, nicht gegessen werden, weil es als Teil seines eigenen Körpers galt. Er selbst als Opferer wurde zum Geopferten.

Den Kern des Festes[20] bildete ein seltsamer Brauch: Ein Kriegsgefangener, der tapferste, der zur Hand war, wurde ausgesucht und einer Bewährungsprobe unterzogen. Mit einem Strick fesselte man ihn an das zentrale Loch eines flachen zylindrischen Steins, des sogenannten Temalacatl (das steinerne Rad). Dann mußte er mit vier anderen Männern kämpfen, bis er erschöpft war; nun band man ihn mit gestreckten Armen und Beinen an einen Holzrahmen und schoß mit Pfeilen auf ihn, damit sein Blut die Erde benetzte und befruchtete. Auf diese Art wurde die Zeremonie ursprünglich vollzogen und noch bis zur Eroberung durch die Spanier praktiziert. In Mexiko-Stadt gab es eine Variante: Der erschöpfte Gefangene, der sich nicht mehr wehren konnte, wurde auf die normale Art geopfert, indem man ihm die Brust aufschnitt und das Herz herausriß. Nach ihm wurden dann viele Gefangene auf die gleiche Art geopfert, und die Häute wurden abgezogen und von Menschen übergestreift, die bei den folgenden Zeremonien den Gott repräsentierten. Mit einem großen zeremoniellen Tanz schloß das Fest.

Beim großen Herbstfest wiederum, dem Ochpaniztli[21] (die Straße fegen), wurde zur Vertreibung des Bösen eine Frau geopfert. Sie stellte Teteoinnan dar, «die Mutter der Götter». Um Mitternacht tötete man sie durch Enthaupten und häutete sie ab. Ein Priester zog sich die Haut über und stellte in den folgenden Zeremonien die Göttin dar. Ein Teil der Schenkelhaut diente einem anderen Priester, der den Sohn der Göttermutter darstellte, als Maske. Zeremonialtänze fanden statt, bei denen ein Tänzer an die Stelle der Göttermutter Teteoinnan trat. Dann wurde der Priester, der die Haut der Getöteten trug, als Teteoinnan vom Stamm fortgejagt. In Gestalt der Göttin sollte das Prinzip des Bösen vertrieben werden. Dann wurde die Haut abgelegt und in einem Gerüst aufgespannt und diente als Erkennungszeichen für ein Heiligtum der Göttin. Es handelte sich um Sühneopfer, mit denen Segen für die zukünftige Ernte herabgerufen und den Menschen Schutz gebracht werden sollte vor all den Übeln, die eine bösartige oder launische Göttin über sie bringen konnte.

Menschenopfer galten in der mexikanischen Religion als absolut notwendig. Die Haut der zeremoniell Geschundenen besaß Zauberkräfte und wurde mit ehrfürchtigem Respekt betrachtet. Magische Heilkräfte, die man der Haut zuschrieb, konnten beispielsweise von Haut- und Augenkranken aktiviert werden, indem sie sich die Haut einundzwanzig Tage lang anzogen.

Die Farbe des Xipe Totec war gelb, sein Schmuck golden, doch er trug stets eine grüne Gewandung, grün wie keimendes Korn, wie Mais, ehe er goldgelb reift. Wegen der mit ihm assoziierten Goldfarbe war der Gott auch der Schutzpatron der Goldarbeiter, weil man glaubte, das Gold wachse aus der Erde wie Mais. Folgender Festhymnus, gesungen von den jungen Kriegern und Beobachtern, ist überliefert:

Hymnus an Xipe Totec[22]

«Du nächtlicher Trinker, was zauderst du?
Leg an die Verkleidung, das goldene Gewand,
Herr, laß die smaragdenen Wasser fließen!
Des alten Baumes Gefieder wird grün,
Die Feuerschlange wird zum Quetzal.
Wenn ich, die junge Maisstaude, sterben soll,
Wünsche ich mir ein smaragdenes, dann goldenes Herz,
Froh werde ich sein, wenn es reift – der
  Kriegshäuptling ist geboren.
Herr, wenn die Maisfelder üppig stehen,
Blicke ich, dein Anbeter, zu den Bergen.
Froh werde ich sein, wenn es reift – der
  Kriegshäuptling ist geboren.

Einleuchtenderweise bezieht sich die Verwandlung der Feuerschlange in den Quetzal, den Windgott, auf die materielle Veränderung der Maispflanzen durch den Wind, den Vorboten des ersehnten Regens. Dies wurde auf dem Fest des Xipe Totec «inszeniert» durch einen Schaukampf, ausgeführt von den jungen Männern; der Kampf stellt eine Initiation zum Erwachsenen- und Kriegerstatus dar.

In dem gesamten Drama spielt die Menschenhaut eine zentrale Rolle, sie ist Initiator, verwandelnde und heilende Kraft. Wenn sie als Träger des Göttlichen von der Jugend angelegt wurde, übertrug sie Gott-Natur auf die jungen Männer. Diese wurden so zum Maisgott und gleichzeitig zu Maisschößlingen; wie der Mais selbst mußten sie einen Wandel zu Erwachsensein und Opfer durchmachen, wobei zweifellos die Haut das numinose, transformierende Element war. Der im zitierten Hymnus erwähnte «Kriegshäuptling» ist Huitzilopochtli, Kolibri des Südens oder Gott der südlichen Sonne, dessen Attribut die Feuerschlange war. Er war eine der Hauptgottheiten der Azteken und war gefürchtet wegen der sengenden Dürre, die im Gefolge der sommerlichen Landwinde kam. Er war Sohn der Erdgöttin Coatlicue («Unsere Herrin mit dem Schlangenrock»), einer der abgrundtief schrecklichsten aller Göttinnen.

Die Priester des Xipe Totec und die für das Schaugefecht ausgewählten jungen Männer trugen sämtlich, wie der Gott selbst, Menschenhäute von geopferten Geschundenen. Man ging dabei wohl von dem Gedanken aus: Wie der Gott mit Menschenblut besänftigt wird, damit das Getreide wächst und reift, so muß auch die Jugend der Nation ein gewissermaßen wachstumsförderndes Ritual durchmachen wie der Mais, um heranzureifen zu Kriegern, die wahrscheinlich selbst einmal Opfer zu bringen haben.

Menschenhäutungen bei den Fingerabschneidern von Albania

Im Kaukasus existierte bis in die ersten Jahrhunderte unserer Zeitrechnung eine hochgradig seltsame Sekte. Moses von Kalankata[23], der armenische Geschichtsschreiber, berichtet im fünften Jahrhundert von ihrem Treiben. Der Kultus dieser

Sekte hatte offenbar Affinitäten zu Teufelsanbetung und Hexerei.

Watschakan, der damalige König von Albania, verfolgte eifernd alle Häresien und heidnischen Praktiken. Besonders auf die «Fingerabschneider» hatte er es abgesehen. Dabei fiel ihm eines Tages ein Zeuge in die Hände, ein Junge, der berichtete, er habe miterlebt, wie ein junger Mann am Boden festgepflockt und an den Daumen und großen Zehen auseinandergezerrt worden sei. Dann sei er bei lebendigem Leibe gehäutet worden. Der Augenzeuge wurde von der Gruppe erspäht und gejagt, konnte aber entkommen, sich verstecken und das ganze Ritual zu Ende beobachten. Später denunzierte er die Teilnehmer; sie wurden gefangengenommen und gefoltert, ohne daß sie gestanden. Zum Tode verurteilt, wurden sie abgeführt; einen der jungen Männer behielt der König zurück, und durch das Versprechen von Leben und Freiheit konnte er dazu bewogen werden, den Ablauf der geheimen Treffen in allen Einzelheiten zu schildern.

Seltsames berichtete der junge Mann:

«Der Teufel kommt in Gestalt eines Mannes und befiehlt den Menschen, sich in drei Gruppen aufzustellen. Eine Gruppe hält das Opfer fest, ohne es zu verwunden oder zu töten; es wird ihm nun die ganze Haut vom Körper gelöst, angefangen bei der rechten Hand, deren Daumen abgeschnitten wird, quer über die Brust weiter bis zum kleinen Finger der linken Hand, der ebenfalls abgeschnitten wird. Die gleiche Prozedur wird, bei lebendigem Leibe, an den Füßen wiederholt. Dann wird das Opfer getötet, die Haut vom Körper abgezogen, behandelt und in einen Korb gelegt. Ist die Zeit der Teufelsmesse gekommen, macht oder bringt man einen Klappstuhl aus Eisen, mit Füßen, die genau den Füßen des (betreffenden) Menschen ähneln. Auf den Stuhl legen sie ein kostbares Gewand. Der Teufel kommt, zieht sich das Gewand an und setzt sich auf den Stuhl; nachdem er die Haut des Menschenopfers samt Fingern angenommen hat, wird er gesehen (wird er sichtbar?). Wenn sie ihm den üblichen Tribut (eine Menschenhaut) nicht bringen können, gebietet er ihnen, die Rinde von einem Baum abzuschälen. Sie opfern vor ihm auch Rinder und Schafe, von deren Fleisch er im Beisein seiner gottlosen Diener ißt. Außerdem satteln sie ein Pferd, das sie für ihn bereithalten. Darauf reitet er fort, bis das Pferd stehenbleibt. Dann verschwindet der Teufel. Dies tut er einmal im Jahr.»

Nach diesem Geständnis soll der König befohlen haben, die Gefangenen ihrerseits lebendig zu häuten.

Der seltsame Name der Sekte der Fingerabschneider erinnert uns auch an den Kult von Samothrake, der durch die Erdmutter und die zu ihrem Gefolge zählenden Kabiren oder Daktylen gekennzeichnet ist. Diese zwergenhaften Dämonen tragen Hauben, was auf Unsichtbarkeit verweist. Sie wurden als Gottheiten aufgefaßt, und da *daktylos* Finger heißt, darf man möglicherweise davon ausgehen, daß die Fingerabschneidersekte auch eine altheidnische Erdgeist-Göttin und die sie begleitende Sonne verehrte. Die Kabiren versinnbildlichen schöpferische Impulse. Durch das Christentum sind diese alten Kulte dann zweifellos erstickt worden.

In dieser Zeit, in den ersten Jahrhunderten nach Christus, dürften die alten Kulte noch eine starke Dynamik in der kollektiven Psyche besessen haben, speziell in wilderen und entlegeneren Gebieten wie Nordarmenien und dem angrenzenden Albania. Das sich ausbreitende Christentum ist gewiß auf heftigen Widerstand gestoßen: Ein Antagonismus dürfte sich entwickelt haben zwischen der gebildeten, bereits christianisierten Oberschicht und der noch dem Heidentum verhafteten allgemeinen Bevölkerung, die immer zuletzt bekehrt wird. Verfolgung war unausbleiblich und richtete sich gegen alle archaischen Kulte. Um zu überleben, mußten sich diese in die Heimlichkeit, in den Untergrund zurückziehen. Höchstens Eingeweihte kannten dann noch – und wahrscheinlich auch nur oberflächlich – die wahre Natur des von Moses von Kalankata beschriebenen unheimlichen Zeremoniells. Die allbeherrschende Stellung, die das Christentum errang, zwang die Kulte im Lauf der Zeit gewissermaßen zur Selbstverleugnung und ließ den Sinn der Riten allmählich in Vergessenheit geraten.

Der Bericht über Albania läßt möglicherweise die Vermutung zu, daß das Kommen der neuen Religion – und die damit einhergehende Ächtung alter Kulte, früherer Götter und mythologischer Wesen – durch die freigesetzte, gleichsam ziellos gewordene Libido im Unbewußten eine Gegenreaktion ausgelöst hat. Man kann annehmen, daß die zentrale Rolle der Menschenhaut und -häutung und die Betonung der Finger das Mittel gewesen ist, durch welches die Strebungen des Unbewußten (repräsentiert durch die Kabiren oder Daktylen als schöpferische Impulse) den dunklen Gott sichtbar werden ließen. Psychologisch deutet dies auf einen «nach oben» ins Licht des Bewußtseins drängenden unbewußten Inhalt.

Der große Verlust, der den heidnischen Völkern durch die Christianisierung erwuchs, bestand in Entfremdung von der Naturwelt und ihrem Instinktwissen. Diese Deprivierung schuf ein labiles Gleichgewicht, und die ins Kraut schießenden Sekten stellten Versuche des Unbewußten dar, diesen Verlust zu kompensieren. Im vierten oder fünften Jahrhundert gab es bereits ein Schisma zwischen dem lichten Christus und dem finsteren Bösen. Letzteres wurde mehr und mehr negiert, und nur noch dem Licht Gottes wurde Raum gelassen. Das Böse definierte sich nurmehr als Nichtvorhandensein oder Verminderung des Guten (privatio boni). Die Impulse kamen von den kleinen Göttern (Daktylen, Fingern); in ihnen verkörperte sich die unbewußte Erkenntnis der ungeheuren Bedeutung des dunklen Gottes und des Problems des Prinzips des Bösen, ein Problem, das nie akuter war als heute. Wird das Problem nicht bewußt aufgenommen oder erkannt, dann ist der Mensch vom Bösen besessen und ist sich dieser Besessenheit unbewußt, wie in der alten Überlieferung aus Albania, wo der Teufel, wie es scheint, nur durch das Medium der Menschenhaut sichtbar werden konnte.

Zusammenfassung

Bedenkt man den Inhalt und die Bedeutung der Tierkulte und der Opferhandlungen, in denen Tier- oder Menschenhaut eine Rolle spielen, so läßt sich zusammenfassend sagen, was auch Jung so oft betont hat: Wenn der Mensch ein wildes Tier tötet – das auch ein Symbol für das Unbewußte ist –, tötet er etwas von seiner mystischen Teilhabe *(participation mystique)* an der Natur und im besonderen einen Teil seiner eigenen animalischen Natur. Wie wir am Bärenkult sehen konnten, der außerordentlich archaisch ist und seit Tausenden von Jahren existiert, gab der Bär – ein Tier von unermeßlicher Stärke, das für den nur unzulänglich bewaffneten Menschen eine große Macht darstellt – dem Menschen seine Macht ab, wenn dieser ihn überwinden konnte. Sein Tod führte dem Menschen große Stärke zu.

Den Bärenkult hat es schon vor dem Kult der Großen Mutter gegeben, später haben beide wahrscheinlich Seite an Seite existiert. Die Wildkulte und die Verehrung der Großen Mutter gehören wie das Unbewußte dem «schöpferischen Mutterboden des Bewußtseins» (Jung) an. Das Unbewußte hat also Mutterbedeutung. Ein Wildtier zu töten ist demnach ein Verbrechen gegen die Große Mutter, der alle Tiere gehören. Wird daher ein Tier als symbolischer Stellvertreter der animalischen Mutter getötet, gewinnt der Töter einen Teil ihrer großen Kraft und Macht. Dies geschieht auch, wenn ein Priester oder Schamane die Haut von Opfertieren überstreift; dadurch wächst ihm Kraft zu, gleichzeitig jedoch wird dem Tier eine Wiedergeburt ermöglicht. Dies gilt für jedes Opfertier, sei es Hirsch, Widder oder Schlange. Es ist ein Diebstahl an der Natur als der «Mutter», und gleichzeitig wird die unbewußte Identität mit der Kreatur selbst ausgelöscht. Zu solchen Tötungen bzw. Opferungen sagt Jung:

«Das Wesentliche des mythischen Dramas ist nicht der Konkretismus der Gestalten, das heißt es ist unwesentlich, was für ein Tier geschlachtet oder was für ein Gott durch das Opfertier dargestellt wird; wichtig ist nur, daß ein Opferakt stattfindet, das heißt im Unbewußten ein Wandlungsprozeß stattfindet, dessen Dynamik, dessen Inhalte und dessen Subjekt an sich unbewußt sind, aber indirekt dem Bewußtsein dadurch anschaulich werden, daß sie das diesem zur Verfügung stehende Vorstellungsmaterial anregen und sich gewissermaßen damit bekleiden, wie die Tänzer mit Tierfellen und die Priester mit den Häuten geopferter Menschen» (GW 5, §699).

Im Falle der Menschenopfer bei den Azteken wurden die Priester und die zu initiierenden Jünglinge in die Haut geopferter Menschen gehüllt, um die Wiedergeburt und die Erneuerung eines Gottes oder einer Göttin symbolisch darzustellen.

Was das Abhäuten oder Schinden angeht, so spielt dieses seit urdenklichen Zeiten bei religiösen Riten, bei Menschen- und Tieropfern eine zentrale funktionale Rolle. Häuten und Schinden heißt: die Haut abreißen (lateinisch *excoriare*, althochdeutsch *flahan*, englisch *flaying*; das alte *excoriare* kommt heute nur noch im dermatologischen Fachbegriff *Exkoriation* vor; es bezeichnet krankhafte, meist durch Kratzen entstandene Hautabschürfungen mittlerer Tiefe). Die Skythen kannten das Häuten, verbunden mit Skalpieren; gängig war es bei den Chinesen, bei attischen Fruchtbarkeitsriten und, wie beschrieben, in Mexiko. Für diese Erneuerung des Gottes oder der Göttin durch Häuten ist das große natürliche Vorbild das alljährliche Hautabwerfen der Schlange. Das Häuten hat Wandlungscharakter, es repräsentiert Erneuerung und Wiedergeburt, die Transformation zu einem neuen, besseren Zustand. Der Transformierte wird zu einem neuen Wesen. Häuten, Skalpieren und auch das Zerstückeln gehören alle zur Geburt und zum Offenbarwerden des inneren Menschen. Sie stellen gewissermaßen Stationen auf dem Weg zu immer höherer Bewußtwerdung und neuer Ganzheit dar.

Rückschauend erkennt man durch den Nebel von Tausenden und Abertausenden von Jahren die autonomen und unerbittlichen Wandlungsvorgänge des Unbewußten, durch die der Mensch langsam zum Bewußtsein seiner selbst als Mensch gelangte. Auch dürfte deutlich geworden sein, welch immenses Mana dabei der Haut anhaftete, die für die alten Völker gleichbedeutend mit der unsterblichen, ewigen Seele war.

Die Rolle der Haut im Alten Testament

Zahllose Male kommt das menschliche und tierische Organ Haut im Alten Testament[24] vor. Hier seien nur wenige Beispiele angeführt.

Vom Propheten *Mose* heißt es im Buch Exodus (2. Mose 34, 29–30):

> «Als nun Mose vom Berge Sinai herabstieg, hatte er die zwei Tafeln des Gesetzes in seiner Hand und wußte nicht, daß die Haut seines Angesichts glänzte, weil er mit Gott geredet hatte. Als aber Aaron und ganz Israel sahen, daß die Haut seines Angesichts glänzte, fürchteten sie sich, ihm zu nahen.»

Mehrfach, in Vers 33 und 35, wird gesagt, daß Mose sein Haupt verhüllen mußte, weil die Israeliten sich fürchteten, ihm nahezukommen. Eine leuchtende Hautveränderung, ein die Israeliten geradezu blendendes Zeugnis seiner Zwiesprache mit Gott. «Glänzen» darf nicht mit einfacher Schweißnässe verwechselt werden (in anderen Bibelübersetzungen wird es denn auch mit «strahlen» und dergl. wiedergegeben). Strahlen hängt mit scheinen zusammen, ahd. *skinan*, was mit Sicherheit einen Bezug zu *skin* (Haut) hat. Neben scheinen, leuchten bedeutet *skinan* Tag und Morgenröte und konnotiert Glanz, Pracht, Schönheit.

Moses Antlitz war verklärt durch seine Begegnung mit Gott; in der Sprache der Primitiven hätte es geheißen, es strahle *Mana* aus, die universale magische Gotteskraft. Darin klingt auch die uralte Gleichsetzung von Licht mit Sicht und Sehen an.

Die starke Emotion, die von der Begegnung mit Gott herrührte, steigerte sich in einem Maße, daß Moses Gesicht leuchtete. Der Ausdruck auf seinem Antlitz war durch ein unauslöschliches Erlebnis hervorgerufen, dessen Wirkung von anderen beobachtet werden konnte, da es auf eine sichtbare Veränderung in der Gesamtpersönlichkeit zurückging. Jung hebt allerdings hervor, daß ein solches Ereignis, «solange es nicht dem Bewußtsein integriert ist, nur eine potentielle Veränderung» bedeute (GW 10, §643).

Mit einer «Hautkrankheit», wenngleich anderer Art, wurde auch Moses Schwester *Mirjam* geschlagen. Die Geschichte ihrer Sünde und Bestrafung steht im Buch Numeri (4. Mose 12, 1–15). Mirjam, Schwester des Mose, selbst eine Prophetin (2. Mose 15, 20), die am Roten Meer gesungen hatte, murrte gegen Mose, weil er sich eine kuschitische Frau genommen hatte. Dadurch zog sie den Zorn Gottes auf sich. Ihre Sünde war zweifach: Eifersucht auf die Prophetengabe ihres Bruders und Eifersucht auf die Nichtisraelitin. Mirjams hebräischer Name bedeutet dick, stämmig; höchstwahrscheinlich repräsentierte sie als ältere Schwester einen starken Muttertypus. Ihre Strafe war: Sie wurde mit Aussatz (Lepra) geschlagen, und ihre Haut wurde weiß «wie Schnee». Sieben Tage mußte sie sich auf Gottes Geheiß vom Lager absondern (sieben symbolisiert stets Veränderung). Die aussätzige Haut spiegelte das Böse, das von ihr Besitz ergriffen hatte; ein sinnfälliges Zum-Vorschein-Kommen ihrer gegen den Bruder gerichteten Schlechtigkeit. Ohne Zweifel deutet das Hellwerden der Haut auf die Notwendigkeit einer Bewußtseins«erhellung». Die Krankheit war Symbol ihrer inneren Finsternis, die erleuchtet werden mußte. Ihr Bewußtsein bedurfte der Erweiterung.

Mose wurde verklärt vom inneren Licht der Erkenntnis, psychologisch ein Widerschein des Lichts des Selbst. Jung: «Auf alle Fälle sollten wir begreifen können, daß (...) die Veranschaulichung des Selbst ein «Fenster» nach der Ewigkeit hin öffnet» (GW 14 II, §418). Bei Mirjams Bewußtseinserweiterung dagegen ging es um Integration ihrer inneren Finsternis.

Hiob, der Mann aus dem Lande Uz, fromm, rechtschaffen, gottesfürchtig, das Böse meidend (Hiob 1, 1), einträchtig mit seiner Frau, seinen Kindern, Dienern und Tieren auf seinem Lande lebend, erleidet mit Wissen und Zustimmung Gottes von der Hand des Satans, einem Sohn Gottes, seine sprichwörtlich gewordenen «Heimsuchungen». Hiob verlor alles, was ihm lieb war, und doch erhob er sich nicht gegen Gott, sondern erduldete alles. Eine letzte Versuchung, lebensbedrohend wie die anderen, war eine Hautkrankheit. Er wird geschlagen «mit bösen Geschwüren von der Fußsohle an bis auf seinen Scheitel» (2, 7). Seine Frau versteht seine Standhaftigkeit nicht: «Hältst du noch fest an deiner Frömmigkeit? Sage Gott ab und stirb!» (2, 9) Das Einsetzen der Dermatose ist ein wichtiger Meilenstein im Drama, denn es bezeichnet den Beginn der Konfrontation Hiobs mit Gott. Nur mit Vorsicht läßt sich aus den Selbstbeschreibungen und Klagen Hiobs ein klinisches Bild zusammensetzen: «Mein Fleisch ist um und um eine Beute des Gewürms und faulig, meine Haut ist verschrumpft und voller Eiter» (7, 5). «Mein Gebein hängt nur noch an Haut und Fleisch, und nur das nackte Leben brachte ich davon [wörtlich: nur mit meiner Zähne Haut bin ich davongekommen]» (19, 20). «Und ist meine Haut auch noch so zerschlagen und mein Fleisch dahingeschwunden, so werde ich doch Gott sehen» (19, 26). «Meine Haut ist schwarz geworden und löst sich ab von mir, und meine Gebeine sind verdorrt vor hitzigem Fieber» (30, 30).

Aus diesen und anderen Stellen ergibt sich als mutmaßliches Gesamtbild: Hiob litt an einer ausgedehnten, infektiösen, pustulös-geschwürigen fiebrigen Dermatose, die zu starker Auszehrung führte. Sie scheint explosiv und fulminant eingesetzt zu haben, mit jäh und heftig ausbrechenden Geschwüren. Die Anspielung auf Würmer (7, 5) läßt sich als Todesahnung, aber auch als Verweis darauf deuten, daß seine Haut tatsächlich madig geworden war, wie noch heute in trocken- und feuchtheißen Klimaten bei chronischen Infektionen oft der Fall. Die lebensbedrohende, schwere und generalisierte Dermatose hat zweifellos extreme körperliche und seelische Leiden mit sich gebracht, Leiden, wie sie alle dermatologischen Invaliden gut kennen, die man überall auf der Welt, in allen Kulturen und Gesellschaftsschichten findet.

Die menschliche Haut, obwohl statisch aussehend, ist in einem ständigen lautlosen Veränderungs- und Erneuerungsprozeß begriffen. In der Keimschicht (Basalschicht) entstehen fortwährend Zellen, reifen und steigen zur äußeren Oberfläche der Epidermis empor, wo sie verhornen und schließlich – wiederum in einem fortwährend lautlosen Prozeß – abgestoßen werden. Im Gegensatz dazu wird die Haut des Reptils nur periodisch, meist im Jahresturnus, dann aber vollständig abgeworfen. Insgesamt kann die Haut als das Wandlungsorgan par excellence angesehen werden, denn sie wandelt und erneuert sich ständig selbst, in jedem Lebensaugenblick von der Geburt bis zum Tod.

Aus der Betrachtung der Rolle der Haut bei den Primitiven dürfte klar geworden sein: Die Haut galt und gilt als Seelensymbol, als Seelenträger. Ich halte daher den Schluß für gerechtfertigt, daß Hautkrankheiten auf ein gestörtes Verhältnis zwischen Ichbewußtsein und Unbewußtem hindeuten. Die Seele des Kranken scheint verschwunden, sie ist vernachlässigt, preisgegeben oder gänzlich verlorengegangen, der Kranke ist dadurch von seinem inneren instinkthaften Selbst abgeschnitten, ein Zustand, der für ihn, vorsichtig gesagt, riskant ist.

Eine Hautkrankheit, wie sie Hiob zugeschrieben wird, ist praktisch eine Form des Häutens – die alte Haut stirbt und muß abgeworfen werden, damit eine Erneuerung stattfinden kann. Wie außerordentlich qualvoll ein Abhäuten bei lebendigem Leibe sein muß, können wir ansatzweise erahnen, wenn uns versehentlich ein Stückchen Haut abgerissen wird. Hiobs Schmerz war daher zweifach: er litt körperliche Pein und am seelischen Konflikt, ausgelöst durch Gottes Ungerechtigkeit. Sichtbar wurde der Konflikt in der Dermatose, die als letzte der

Heimsuchungen das mächtige Heraufsteigen des Konflikts aus den tiefsten Schichten der Psyche ins Bewußtsein symbolisierte. An seinem eigenen Leibe erfuhr Hiob die unausweichliche Notwendigkeit einer Einstellungsänderung und eines neuen Bewußtseins hinsichtlich der Natur seines Gottes.

Jung sagt in seiner Interpretation des Hiobskonfliktes, daß «Hiob unter der Macht Satans und Gottes litt und, selber ahnungslos, zum Spielball zweier jenseitiger Mächte wurde» (GW 5, §84). Hiob ist sich «des Konflikts in seiner eigenen Seele unbewußt, er bekämpft sogar anhaltend die Reden seiner Freunde, die ihn vom Bösen in seinem Herzen überzeugen wollen» (§86). Hiob ist sich der beiden großen Kräfte des Guten und Bösen nicht bewußt, doch sein ganzes Lebensglück wird zerstört von der dunklen Seite Gottes, die wir Satan nennen. Jung: «Dieser Gott wohnt im Herzen, im Unbewußten. Dort ist die Quelle der Angst vor dem unsagbar Schrecklichen und der Kraft, dem Schrecken zu widerstehen» (§89). Hiobs Drama porträtiert sinnfällig die Qual einer Seele, die von unbewußten Begierden gegeißelt wird. Hiob muß erkennen, daß Gottes Verhalten von menschlicher Warte aus untragbar ist, daß es sich um das Verhalten eines unmenschlichen Wesens, um die Dynamik einer elementaren Kraft handelte. Diese Kraft war es – total, unerbittlich und ungerecht –, die Hiob vernichtete. Seine höchste Aufgabe bestand darin, sich bewußt zu werden, daß das Benehmen seines Gottes das eines «unbewußten Wesens» ist, «das man nicht moralisch beurteilen kann» (Jung, GW 11, §600).

Die Entwicklung eines solchen Konflikts und die außerordentlich schwierige Aufgabe, zur Erkenntnis seines Sinns zu kommen, machte Hiobs Leidenszeit so lang. Hiobs inneres Ringen spiegelte sich deutlich in der Heftigkeit seines Hautleidens mit seinen verschiedenen Stadien der Auflösung, der Zersetzung und Fäulnis, schließlich der Vernichtung. Die Haut wurde zum sichtbaren Ausdruck einer Veränderung im Energiefluß, da die innere mögliche Kraft eines neuen Bewußtseins die frühere archaische Haltung ersetzte.

Kennzeichnend für alle drei angeführten biblischen Beispiele ist die Unbewußtheit einer heftigen Emotion, eines inneren Bedrängtseins oder seelischen Gequältseins. Exakt, teilweise bis in die Details spiegelt die Hautveränderung die innere Situation wider, die Verklärung und Erleuchtung des Mose, das dunkle Böse seiner Schwester und den peinigenden moralischen Konflikt des Hiob. In der Hauterkrankung manifestiert sich das innere Problem, in ihr wird sichtbar, wie der Fluß der psychischen Libido durch unbewußte Inhalte ins Stocken geraten ist.

Die Haut im Traum und im Märchen

Wie im Kapitel über «Die Haut als Symbol der Wandlung und Wiedergeburt» dargestellt, kann die Bedeutung des Tieres im Leben des primitiven Menschen gar nicht hoch genug eingeschätzt werden. Das sich ausbreitende, zu allbeherrschender Stellung aufsteigende Christentum drängte in der Folge jedoch die intime Vertrautheit mit Natur und Tierwelt in den Hintergrund des kollektiven Bewußtseins. Die großen Umwälzungen der letzten beiden Jahrhunderte in Westeuropa – Abwanderung der Landbevölkerung in die Städte, Ablösung des Pferdes als Transportmittel durch das Auto usw. – haben die uralte Bindung zwischen Mensch und Tier gekappt. Für den Menschen bedeutet dies einen Verlust von allererster Größenordnung.

Ein alltägliches, aber schlagendes Beispiel, das oft angeführt wird, ist das Kind, das keine Verbindung herzustellen vermag zwischen dem Lammkotelett, das abgepackt in der Kühltruhe des Supermarkts liegt, und dem lebendigen wolligen Tierchen auf der Weide. Ein älterer Kollege von mir wurde vor Jahren einmal konsultiert wegen einer Neunzehnjährigen, die in einen hysterischen Zustand verfallen war. Von der Arbeit nach Hause kommend, hatte sie ihre Großmutter tot im Sessel vorgefunden. Bis dahin hatte sie überhaupt nicht gewußt, daß Menschen sterben. (Man erinnert sich an die primitiven Mythen von der abgeworfenen Haut). Das Mädchen war eine Großstadtbewohnerin und hatte ihr ganzes Leben in den seelenlosen Canyons der Stadt verbracht, wo kein Baum wächst, keine Blume blüht. Der Kommentar des Arztes war dann auch: «So schwer es zu glauben war, war es andererseits doch verständlich – man sieht ja heute keine toten Pferde mehr auf den Straßen.»

Oft wird die Verbindung zur Welt der Natur, der Instinkte und des alten Wissens nur noch in *Träumen* hergestellt, die – wie die später aufgeführten Träume von Schlangen oder Schlangenhäuten zeigen – von großer Bedeutung für den Träumer oder die Träumerin sein können. Wenn im Traum oder in einer Phantasie ein Tier auftaucht, stellt es normalerweise einen unbewußten animalischen Instinkt dar, der oft gefährlich primitiv und bedrohlich sein mag, andererseits aber eine Quelle von Lebensenergie bedeuten kann, die der bewußten Persönlichkeit verlorengegangen ist. Tiere symbolisieren mithin dunkle unbewußte Bereiche der Psyche, archaische, primitive, barbarische Bereiche. Wichtig unter diesen Instinkten sind der Gruppeninstinkt (Herdentrieb), der Fortpflanzungstrieb und der Aggressionsinstinkt.

Von hoher Bedeutung ist, um welches Tier es sich im einzelnen handelt: Da mag ein gefährliches Raubtier, etwa ein Löwe, im Keller des Hauses des Träumers los sein. Oder ein schlauer Fuchs, ein wütend angreifendes Nashorn, ein das Wasser durchkreuzender Hai. Spezifische, dem Träumer unbewußte Instinkte gewinnen darin Bildgestalt. Im Schlaf kann man wieder Fühlung aufnehmen mit der verlorenen Welt des Tierhaften, aber da der Träumer dieser Welt entfremdet ist, ist sie bedrohlich und vielleicht sogar destruktiv für ihn geworden. Oft besitzt das Tier besondere Qualitäten von hohem Wert, in denen die heilige Natur des schon so lange aus dem Bewußtsein abgedrängten Animalisch-Instinkthaften zum Ausdruck kommt.

Ein Fallbeispiel: Eine Akademikerin verzehrte sich auf zwanghafte, getriebene Art in ihrer Arbeit. Sie war wie besessen vom Wunsch, anderen zu helfen, und gab auf selbstlose, generöse Art ihr Bestes. Sie war sehr praktisch veranlagt, und ihre inferiore Funktion war die Intuition. Eines Nachts träumte sie, sie ginge langsam und schweren Schrittes vor sich hin, Kopf und Schultern gebeugt, und trüge auf ihren Armen einen alten, vor Erschöpfung sterbenden Hund. Ein herrliches Traumbild, das alles sagt.

Ein weiteres Beispiel: Eine Analytikerin war in eine schwierige Situation hineingezwungen worden, durch die sie sich ihrer inneren Welt entfremdet hatte. Sie bekam Fieber, für das keine erkennbare Ursache vorzuliegen schien, das jedoch ein chronisches subjektives Krankheitsgefühl hervorrief. Ein paar Tage nach Einsetzen der Krankheit träumte sie, sie liege in ihrem Bett, und zwar auf einer prachtvollen Pelzdecke, bestehend aus schönen Katzenfellen. Am nächsten Morgen ging es ihr erheblich besser. Die Katze – Symbol par excellence für weibliche Unabhängigkeit – wurde vom Unbewußten gewählt, um die Kompensation zu symbolisieren, die zur Heilung ihrer seelischen Entfremdung nötig war. Die Decke wurde zum Mantel, bestehend aus den Eigenschaften, von denen sie sich distanziert hatte.

Tier und Tierhaut kommen auch häufig in *Märchen* vor, etwa in *«Allerleirauh»*, in *«Hans mein Igel»* oder im *«Eselein»*. Als gängiges Motiv kehrt immer wieder, daß jemand verzaubert wird und sich in ein Tier verwandelt, idealtypisch etwa im Mythos von der *«Schönen und dem Tier»*, in dem es um Integration und Vermenschlichung der Tierinstinkte geht. Manchmal vergehen sehr lange Zeitspannen, ehe tief-irrationale Emotionen ins Bewußtsein integriert werden können. Wenn jemand, wie in obigem Mythos, verzaubert worden ist, muß er einen Erlösungsprozeß durchmachen, ehe er am Schluß in einen Prinzen zurückverwandelt wird. Marie-Louise von Franz schreibt:

> «Menschen, die in einer Neurose gefangen sind, lassen sich [...] sehr gut mit verhexten Personen vergleichen, die ebenfalls dazu neigen, sich in unpassender Weise sich selbst und anderen gegenüber zu verhalten. Sie sind auf eine niedrigere Verhaltensebene gezwungen und handeln unbewußt und getrieben.»[25]

Beim Erlösungsprozeß, durch welchen der Fluch überwunden wird, kommt häufig das Motiv vor, daß jemand eine Tierhaut tragen muß oder daß eine spezielle Haut über den Betreffenden geworfen werden muß. Eine Haut über jemanden zu werfen, kann allerdings auch umgekehrt ein Mittel der Verfluchung sein. Durch das Überwerfen der Haut kann also ein Individuum sowohl erlöst als auch verflucht werden.

> «Praktisch bedeutet das, daß ein Komplex der Psyche, der menschliche Ausdrucksmittel besitzt, derart verändert ist, daß er nur noch über die Ausdrucksmöglichkeiten eines Tieres verfügt [...] Manchmal findet sich eine solche ‹Getriebenheit› im Zusammenhang mit einem Komplex, daß er seines Ausdrucks beraubt wird.»[26]

Der von einem solchen Komplex Betroffene kann sich nicht mehr menschlich äußern.

Eine Frau mit einem schweren Mutterkomplex litt ihr ganzes Leben lang unsäglich unter einer Unfähigkeit, sich auszudrücken. In der Lebensmitte, als das Alter näherrückte, träumte sie, vor ihr stünde plötzlich ein Eisbär hochaufgerichtet auf den Hinterbeinen. Seltsamerweise sagte sie, sie hätte überhaupt keine Angst gespürt. Sie verhielt sich im Traum vielmehr so, wie sie sich auch in der Realität verhalten hätte: Sie stand da wie gelähmt – eine brutale Wirkung dieser heftigen Emotionen! In ihrem Fall war das, was potentiell menschlich war, durch das Dazwischentreten eines anderen Komplexes in den Strudel der Gefühle zurückgedrängt worden. Das Ich hatte einen Komplex mit einem anderen blockiert, und die Patientin war als Racheakt «verhext». Die Aufdeckung der Hexe führte am Schluß zu einem Traum, in dem sie sich ein Hautgewand kaufte und anzog.

Das Feuer und die Schlange – Fallbeschreibungen

Vorbemerkung

Bei den folgenden Falldarstellungen ist jeweils auch die betreffende Hautkrankheit in ihrem klinischen Bild kurz beschrieben. Doch will dieses Buch kein dermatologisches Lehrbuch sein. Es zielt vielmehr darauf ab, den bei den betreffenden Patienten vorhandenen unbewußten psychischen Hintergrund aufzudecken und bewußt zu machen.

Bestimmte stark verbreitete Hautleiden werden vorgestellt und an Fallbeispielen illustriert. Die Falldarstellungen weisen deshalb natürliche Gemeinsamkeiten auf; dennoch wäre es unklug, daraus zu schließen, das Wirken eines bestimmten Archetyps oder die Aktivierung eines bestimmten Komplexes rufe bei verschiedenen Menschen stets ein und dieselbe Hautkrankheit hervor. Die große Gefahr bei Fallstudien ist immer, daß man dazu neigt, für spezifische Probleme eine Generalursache, eine kollektive Lösung zu suchen (genau das tut die Schulmedizin). Es sei betont, daß in jedem einzelnen der geschilderten Fälle versucht wurde, eine individuelle Lösung zu finden, ganz gleich, um welche Hauterkrankung es sich handelte.

Zur Wahrung der Anonymität sind nur Alter, Geschlecht und – wo nötig – der Beruf der Patienten angegeben.

Ekzem (atopische Dermatitis/ Neurodermitis constitutionalis)

In die Ekzemgruppe fällt ein sehr großer Teil aller auftretenden Hauterkrankungen. Die vielfältigsten Ursachen sowohl endogener als auch exogener Natur können dahinterstehen. Wenn die angenommene Ursache von außen kommt – Infektionen, Reizstoffe, Kontakt mit Allergenen –, spricht man von exogenem Ekzem, Kontaktekzem oder Kontaktdermatitis; wenn sie von innen kommt, also in der Konstitution des Betroffenen vermutet wird, spricht man von endogenem oder atopischem Ekzem, atopischer Dermatitis oder Neurodermitis constitutionalis.

Unter Ekzem versteht man eine bestimmte Form der Hautentzündung. Das gewebspathologische Bild zeigt eine dynamische Abfolge von Veränderungen, die in einer Entzündung der Epidermis und der darunterliegenden Strukturen resultiert. «Ekzem» ist mithin zunächst einmal ein Entzündungsprozeß, woraus sich die vermehrte Wärme, die Schwellung und sonstigen Beschwerden, nicht zuletzt der Juckreiz, erklären. Leitsymptom (Primäreffloreszenz) ist das Ekzembläschen. Das Ekzemgeschehen verläuft in einzelnen Stadien, die jedoch so rasch ineinander übergehen, daß es unmöglich ist, sie klinisch zu beobachten. Alles, was sichtbar ist, ist die affizierte, gerötete, schuppige oder nässende Haut. Das erste Stadium, die Papelbildung, geht schnell in das Stadium der Blasenbildung über. Wenn die Bläschen aufbrechen, tritt ein Exsudat aus, mit anschließender Krustenbildung und Schuppung. Dieser Prozeß wiederholt sich unablässig bis zur (eventuellen) Heilung. Das Ekzembläschen ist mit einem winzigen Vulkan vergleichbar, der im Begriff ist, durch die Haut zu brechen. Bei tausendfacher

Multiplizierung ist das Endresultat ein Ekzemherd. Das Wort Ekzem leitet sich von einem griechischen Begriff ab, der «kochen» bedeutet. Dies trifft die Sache im Kern.

Wenn man Gelegenheit hat, Ekzemleidende beiderlei Klassifizierung psychologisch zu untersuchen, stellt sich heraus, daß bei der großen Mehrheit der Kranken der seelische Hintergrund von allerhöchster Bedeutung ist, und zwar speziell im Zusammenhang mit dem jeweiligen Ekzemtypus, der sich entwickelt, und der Lage der befallenen Stellen. Wichtig ist auch immer der Zeitfaktor, das heißt genaue Zeitangaben über Auftreten und Entwicklung der Krankheit. Dieser Teil der Anamnese verlangt vom Arzt viel Geduld und Beharrlichkeit und vom Patienten Offenheit und Kooperationsbereitschaft.

Ekzeme betreffen häufig die Hände. Besonders in unserer modernen Industriewelt ist das oft der Fall. Die Nachteile bestehen im Einkommensverlust und in Abhängigkeit, aber die Vorteile des Ausgleichs wiegen dies bei weitem auf. Häufig stellt sich nämlich nach der Erledigung all der rechtlichen Dinge eine vollständige Heilung ein, ein Gesichtspunkt, der nicht übersehen werden darf und unsere Aufmerksamkeit wachruft. In der Arbeitswelt jedoch wird der seelische Hintergrund eines Arbeiters selten beachtet, und der Handausschlag wird diagnostisch fast ausschließlich auf bestimmte auslösende Allergene oder Reizstoffe zurückgeführt. Daß der Berufstätige auch ein Mensch ist, mit einem Familienleben außerhalb seines Berufs und mit einem Seelenleben mit Instinkten und Emotionen, bleibt unberücksichtigt. Dabei ist diese unbewußte Welt für ihn von ebenso vitaler Bedeutung wie die der äußeren Realität. Wenn sie ihm unbewußt ist – und das heißt wirklich *nicht bewußt* –, sind die damit verbundenen Gefahren sogar noch ungleich größer. Die Fragen, die üblicherweise nicht gestellt werden, sind: Warum diese Krankheit? Warum die Hände? Und warum zu dieser Zeit?

Ein Maschinist bekommt ein irritatives Handekzem. Als alleinige Ursache betrachtet man ein neues Schmieröl oder eine neue Kühlflüssigkeit, die vor kurzem in der betreffenden Fabrik eingeführt worden ist. Der Kranke kommt nicht auf den Gedanken, daß das Leiden in Zusammenhang mit der Tatsache stehen könnte, daß er kurz vor einer Ehescheidung steht; oder damit, daß er gerade entdeckt hat, daß seine Geliebte ihm untreu ist; oder damit, daß, wie er eben erfahren hat, sein Sohn hoffnungslos rauschgiftsüchtig ist; oder damit, daß seine Mutter gestorben ist. Wenn er sich der damit verbundenen seelischen Belastungen überhaupt bewußt ist, bringt er sie meist nicht spontan mit seinem Arbeitsleben und dem Handekzem, das ja eindeutig nach Berufskrankheit aussieht, in Verbindung. Das Leiden zieht sich hin, wird chronisch, bis irgendwann ein psychischer Umbruch eintritt und die innere Emotion entweder erkannt wird oder – häufiger – wieder tiefer ins Unbewußte zurückrutscht, um vielleicht Jahre später in anderer Gestalt wieder aufzutauchen. Bewußtmachung des inneren emotionalen Lebens scheint jedoch eine Bedingung zu sein, die uns das Selbst stellt.

Ein anderes Beispiel: Ein Mann arbeitet seit vierzig Jahren in einem Gummiwerk, zusammen mit Tausenden Beschäftigten. Eines Morgens wacht er auf mit einem Handekzem. Hauttests ergeben, daß er ganz eindeutig gegen Gummichemikalien allergisch ist. Fragen nach dem Zeitfaktor ergeben, daß dem Ausbruch der Krankheit ein schwerer seelischer Schlag vorausgegangen ist. Am Vortag hat der Mann erfahren, daß seine geliebte Frau an einer unheilbaren Krankheit leidet und in wenigen Wochen sterben wird.

Eine Hausfrau bekommt ein irritatives Handekzem, und man vermutet als Ursache Spül- oder Reinigungsmittel. Bei näherer Untersuchung tritt begleitend eine unbewußte Angst zutage, ausgelöst durch eine negative Gefühlsreaktion auf ein als belastend empfundenes neues Kind oder darauf, daß ein hilfloser älterer Verwandter plötzlich in die Familie aufgenommen und versorgt werden muß. Ein Schuljunge entwickelt eine Allergie gegen das Lederfutter seiner Schulschuhe, wodurch er ein schweres Ekzem an den Fußsohlen bekommt. (Die Fußsohlen sind derjenige Körperteil, der in engstem Kontakt mit der Außenwelt steht.) Genauer gesagt ist er überempfindlich gegen Chrom geworden, das bei der Lederverarbeitung verwendete Metall. Erst später fällt auf, daß die plötzliche Allergie zeitlich zusammenfiel mit seiner Versetzung in eine höhere Schulklasse, in der er nun mit einem tyrannischen Lehrer zu kämpfen hat.

Eine Frau in den mittleren Jahren benutzt erstmals ein teures Parfüm und erleidet ungefähr einen Tag später eine allergische Reaktion. Darauf fällt ihr ein, daß es sich um das Geschenk eines Liebhabers handelte, der sie vor sechs Monaten unter schockierenden Umständen sitzengelassen hatte. Das Parfüm war sein Abschiedsgeschenk gewesen. Mochte die Frau die Schmähung auch «vergessen» haben, die Haut «dachte» daran.

Eine andere Frau, die ursprünglich einen anspruchsvollen Beruf gehabt hat, erleidet Schicksalsschläge und muß schließlich als Kassiererin in einer Nachtkneipe mit schäbiger Klientel arbeiten. Sie bekommt ein Handekzem, und es erweist sich, daß sie eine Allergie gegen Nickel hat, das Metall des Geldes, das sie ständig «handhabt» und das sie als schmutzig empfindet. Ihre Hände lehnen den Job ab, weil sie sich der Gewalt ihres psychischen Widerstands gegen diese Arbeit unbewußt ist.

Sämtliche aufgeführten Erkrankungen wurden als Kontaktekzem (also rein äußerlich bedingt) diagnostiziert, dabei spielten die zeitlich damit zusammenfallenden seelischen inneren Faktoren in Wirklichkeit ganz ausschlaggebend mit.

Eine kleine Fünfjährige bekam ein Ekzem auf ihrer rechten Handfläche. Die Diagnose war: Neurodermitis constitutionalis, keine sichtbare Ursache. Es setzte am Tag nach ihrer Einschulung ein. Sie hatte die schützende Hand ihrer Mutter, die sie fest umklammert hatte, loslassen müssen. In so zartem Alter konnte das Kind Kummer und Angst noch nicht angemessen ausdrücken, also blieb es stumm, als das Unbekannte auf es einstürmte. Einige Zeit später stellte sich heraus, daß es an jenem Tag die Mutter selbst gewesen war, die ihre Angst verdrängt und sie unbewußt auf das Kind übertragen hatte, mit dem sie sich identifiziert hatte.

Beim Mann repräsentiert die Hand vor allem die Fähigkeit zu arbeiten und in geringerem Maße zu helfen und zu stützen, während bei der Frau häufiger das weibliche Erosprinzip der Bezogenheit ins Spiel kommt und die Hände die Fähigkeit zu fassen und zu halten symbolisieren. In allen beschriebenen Fällen stand das Ichbewußtsein vor einem schier unüberwindlichen Hindernis, «die Hände waren gebunden», psychisch war eine Blockade im Fluß der Libido eingetreten. Es ist daher sehr wichtig, die allgegenwärtigen Ekzeme nicht nur unter körperlichen, sondern stets auch unter seelischen Gesichtspunkten zu betrachten.

Beim ekzematösen Prozeß spielt sich im kleinen etwas ganz Ähnliches ab wie bei einem Vulkanausbruch. Auch der Schaden für den Kranken ist vergleichbar. Beim Vulkanausbruch entlädt sich Überdruck aus dem Erdinnern, entlädt sich Spannung. Auch beim Menschen kann man von einer Zunahme der inneren psychischen Spannung sprechen, wenn ein Archetyp im Unbewußten konstelliert wird.

Jung definiert den Archetyp als einen Kerndynamismus der Psyche, an eine Masse dynamischer Energie erinnernd. Die menschliche Haut dient, wie die Erdkruste, als Sicherheitsventil und läßt durch die Dynamik des ekzematösen Prozesses, dem Vulkanismus vergleichbar, eine Entladung zu.

Bei jedem der oben geschilderten Fälle stand mit dem Hautleiden ein unbewußter psychischer Faktor nicht kausal, aber zeitlich im Zusammenhang. Es handelt sich um sogenannte «synchronistische» Ereignisse. In seiner grundlegenden Arbeit über Synchronizität sagt Jung:

> «Kausalität ist die Art, wie wir uns die Brücke zwischen zwei aufeinanderfolgenden Ereignissen vorstellen. Synchronizität aber bezeichnet den zeitlichen und sinngemäßen Parallelismus von psy-

chischen und psychophysischen Ereignissen, welche unsere bisherige Erkenntnis nicht auf ein gemeinsames Prinzip reduzieren konnte» (GW 8, §985). Er fährt fort: «Die Parallelereignisse lassen nämlich im Prinzip keinen gegenseitigen Kausalzusammenhang erkennen, weshalb sie eben einen Zufallscharakter tragen» (§985).

Solche Ereignisse lassen sich, weil irregulär, nicht vorhersagen und nicht vorhersehen. Jung betrachtet synchronistische Ereignisse als Manifestationen eines akausalen Geordnetseins, das bis zu einem gewissen Grad in der Natur vorhanden ist. Nach Marie-Louise von Franz zeigen sich darin «gewisse Ordnungen, die die physikalische oder psychische Natur erhalten und durch diese beständigen Ereignisse eine konstante Ordnung schaffen»[27].

Synchronistische Ereignisse sind einmalige Schöpfungsakte in der Zeit. Dies sei an der folgenden bemerkenswerten Fallgeschichte dargestellt.

Die Frau mit den mumifizierten Händen

Eines Nachmittags, gegen zwei, kam eine junge Frau von zweiundzwanzig Jahren mit einem chronischen Handausschlag in meine Praxis. Ihr Arzt hatte sie zu mir überwiesen. Sie machte einen außerordentlich sympathischen und intelligenten Eindruck; voll Bangen erkundigte sie sich, ob ich ihr helfen könnte. Zweifellos hatte sie ein Handleiden, aber es war Teil eines ekzematösen Prozesses, einer atopischen Dermatitits beziehungsweise Neurodermitis constitutionalis, die häufig für anlagebedingt gehalten wird und in diesem Fall schon den ganzen Körper ergriffen hatte. Bereits zwei Tage nach ihrer Geburt hatte die Krankheit bei ihr eingesetzt. Sie hatte Rat gesucht, weil sie Kassiererin in einem Supermarkt war und sich ihrer Hände schämte, die trocken, runzlig und schuppig waren. Sie erinnerten mich an die Hände einer Mumie.

Ihre Anamnese war nicht bemerkenswert, und die Familiensituation schien in Ordnung. Sie war Einzelkind und hatte eine außerordentlich enge Bindung an ihre Mutter, die sie sehr liebte. Da sie der Meinung war, daß wenig getan werden könne, hielt sie sich nicht lange mit Reden oder Klagen auf, als ich ihr sagte, in Sachen Therapie könne ich ihr nichts durchschlagend Neues bieten. Ein paar Minuten lang stellte sie Fragen nach der Ursache ihres lebenslangen Leidens. Ihr war gesagt worden, es sei vererbt. Als sie sich zum Gehen anschickte, kam ich intuitiv darauf, ihr den psychischen Hintergrund dieser Erkrankung zu erklären, wie ich ihn in meiner Praxis über die Jahre erlebt hatte. Eine Zeitlang redeten wir über ihren Mangel an Freundschaften und über die enge Beziehung zu ihrer Mutter. Vorsichtig ließ ich durchblicken, daß – so sehr sie ihre Mutter auch liebte – eine so enge Bindung schädigend sein könne, da sie für beide Beteiligten, Mutter und Tochter, immer mehr oder weniger einengend sei, speziell aber für die Tochter. Sie ging, und ich hatte das Gefühl, daß ich ihr den Mutterarchetyp nicht unbedingt auf eine glückliche Weise erklärt hatte. Ich glaubte, sie habe meine kleine Homilie nicht ganz verstanden. Aber – einige Wochen später kam sie zurück, ihr Zustand war im wesentlichen unverändert, nur zeigte sie eine gewisse Lebhaftigkeit, die ich vorher bei ihr nicht bemerkt hatte.

Sie eröffnete das Gespräch mit der Bemerkung, sie wisse nun – obwohl sich ihr Zustand faktisch nicht gebessert hat –, daß sie ganz gesund werden würde. Etwas Wunderbares sei eingetreten, etwas, das ihr Heilungsgewißheit gab.

Nach ihrem ersten Besuch war sie direkt nach Hause gegangen und war etwa viertel vor fünf angekommen. Sie zog den Mantel aus und ging in die Küche, um Tee aufzusetzen. Während sie in der Küche stand und wartete, daß das Wasser kochte, merkte sie plötzlich, wie eine bleierne Müdigkeit sie überkam, eine so schwere Müdigkeit, daß sie nicht mehr stehen konnte und sich auf einen Stuhl am Küchentisch niedersetzen mußte. Dabei blickte sie auf die Uhr, es war fünf vor fünf. Sie schlief ein und hatte einen außergewöhnlichen und sehr lebhaften Traum, der sie aufweckte. Als sie wieder auf die Uhr sah, war es eine Minute vor fünf, also hatten der tiefe Schlaf, der Traum und das Aufwachen zusammen nur vier Minuten gedauert. Im Traum hatte es sie irgendwo unter die Erde verschlagen, an einen Ort mit vielen unterirdischen Gängen. An einem solchen Ort war sie noch nie gewesen, aber sie erkannte ihn trotzdem, weil sie nämlich – im Traum dorthin versetzt – gleichzeitig vor ihrem geistigen Auge eine Vision davon hatte. Als sie aufstand, fühlte sie sich erfrischt und beschloß, den Traum in Form einer Zeichnung festzuhalten, die sie mir brachte. Dies an sich war schon bemerkenswert, weil das Thema «Träume» zwischen uns noch nicht angesprochen worden war. Die Traumzeichnung war klein, aber sehr detailliert. Ausgeführt war sie auf einem kleinen Blatt rauhem, liniertem, nicht ganz weißem Papier. Zu meiner Verblüffung handelte es sich um ein kompliziertes kreisförmiges Labyrinth, im Mittelpunkt lag eine kleine nackte Frauengestalt. Das war der Traum. Als wir die Zeichnung zusammen betrachteten, fragte ich sie, was das denn wohl bedeute; sie sagte, ein Labyrinth, und die Frau sei nicht sie selbst, habe aber irgendwie mit ihr zu tun; außerdem lebe die Frau in dem Labyrinth. Ich gab ihr das Bild zurück, weil es ein Zeugnis der Wahrheit aus dem Unbewußten war. Als ich in ihr strahlendes Antlitz sah, sagte sie: «Ich bin geheilt, es ist ein Wunder.» Ich konnte ihr nur aus ganzem Herzen zustimmen. In diesem Augenblick wußten wir beide: Die Neurose wird sich lösen, ihre Haut würde gesunden. Ich habe sie nie wieder gesehen.

Ein Labyrinth besteht im wesentlichen aus unzähligen sich kreuzenden Pfaden, viele sind Sackgassen, und es kommt darauf an, den Weg zu finden, der in den Mittelpunkt führt. Dies war die Aufgabe für Theseus, der dem Minotaurus entkam, der im großen Labyrinth von Knossos hauste. In Fußböden, Wänden und Decken prähistorischer Gräber sind oft Labyrinthe eingemeißelt. In Cumae trug die Tür des Heiligtums der Sibylle eine Labyrinthdarstellung. Man findet Labyrinthe auf der ganzen Welt von Europa bis China. Der Weg vom Eingang zum Mittelpunkt stellt eine Initiation dar, eine Entdeckungsreise, die nur mit besonderer Erlaubnis angetreten werden darf. Das Labyrinth hat Verwandtschaft mit dem Mandala; beide haben das «versteckte» Zentrum. In der Natur finden sich des öfteren Labyrinthstrukturen, etwa beim Tanz der Bienen und beim Tanz gewisser Vögel, besonders in China vorkommender Störche. Es spiegeln sich natürliche Grundmuster darin, es ist ein archetypisches Bild. Ferner ist das Labyrinth ein Verteidigungssystem; es verkündet: Hier befindet sich etwas Unbekanntes, Geheimes, bisher nicht Erkanntes und daher Heiliges. Deshalb durfte es nur von Initianten betreten werden. Das Geheimnis lag im Zentrum, das Mysterium öffnete sich nur dem Eingeweihten, der es nimandem offenbaren durfte.

Das Labyrinth auf der Zeichnung meiner Patientin war kreisförmig, es war ein Mandala.

> «Mandala (Sanskrit) heißt Kreis, auch Zauberkreis. Seine Symbolik umfaßt alle konzentrisch angeordneten Figuren, Kreisläufe um ein Zentrum, rund oder im Quadrat, und alle radiären oder kugelförmigen Anordnungen» (Jung, GW 12, §46 Anm.).

Jung bezeichnet Mandalas als «Einheitssymbole», die als «Kompensation zur Gegensätzlichkeit und Konflikthaftigkeit der bewußten Situation» fungieren (GW 12, §32). Als höchste Einheit aller Archetypen ist es eine geheime Einheit; die zentrale Figur in der Zeichnung symbolisiert sowohl den Mittelpunkt des Labyrinths als auch den Mittelpunkt des Mandalas. Daher verkörpern sich darin sowohl Einheit als auch Ganzheit. Jung sagt:

> «Einheit und Ganzheit stehen auf der höchsten Stufe der objektiven Wertskala, denn ihre Symbole lassen sich von der imago Dei nicht

mehr unterscheiden.» Die Erfahrung zeige, «daß die individuellen Mandalas Ordnungssymbole sind, weshalb sie bei Patienten hauptsächlich in Zeiten psychischer Desorientierung beziehungsweise der Neuorientierung auftreten (GW 9 II, §60).

So schlief und träumte meine junge Patientin, und einen kurzen ganzheitlichen Augenblick lang schaute sie die Ewigkeit und das unaussprechliche und unendliche Mysterium des Selbst. Die lebenslange Hautkrankheit war physische Manifestation des gestörten Verhältnisses zu ihrer Mutter. Hinter dem Mutterarchetyp, aber ewig präsent, stand der Archetyp der Ordnung und Ganzheit, der Archetyp des Selbst. Das archetypische Bild im Traum stand für die Wandlung, und die Frau verstand. Unbewußt begriff sie die Harmonie und das Gleichgewicht, die ihr im äußeren Leben fehlten.

Der Nachmittag war ein synchronistisches Ereignis: Es war die Zeit, da sie Heilung suchte, und es war auch die Zeit, da sie vom Selbst gesucht wurde. Die vertrockneten, wie mumifizierten Hände symbolisierten die tödliche Umklammerung durch den Mutterarchetyp in ihrem Leben. Das Erlebnis bewirkte, daß sie gleichsam neubelebt wurde und wie in einem Gnadenakt schließlich zur Reintegration ihrer eigenen weiblichen Ganzheit gelangte.

Atopische Dermatitis. – Die junge Frau im eben geschilderten Fallbeispiel litt bereits ihr ganzes Leben lang an der Krankheit, die von manchen Autoren lieber atopische Dermatitis oder Neurodermitis constitutionalis als Ekzem genannt wird, weil echte ekzematöse Veränderungen nicht immer vorhanden sind. Unter Atopie versteht man eine anlagebedingte Allergie, bei der bestimmte Antikörper, sogenannte Reagine (Immunglobulin E, IgE), im Blut vermehrt gebildet werden; diese Antigen-Antikörper-Reaktion führt zu Überempfindlichkeit gegen bestimmte Krankheiten, namentlich Heuschnupfen, Asthma und atopische Dermatitis. Letztere «allergisches Ekzem zu nennen, ist irreführend, konstitutionelles Ekzem ist ungenau, und disseminierte Neurodermatitis betont nur einen Aspekt ihrer Ätiologie»[28].

Die genaue Pathogenese ist bis heute noch unklar. Die Kranken haben eine leicht reizbare Haut, fühlen sich nicht wohl in ihrer Haut. Meist setzt die Krankheit früh ein, zwischen dem zweiten und sechsten Lebensmonat; extrem frühes Einsetzen wie im vorhergehenden Fall, also zwei Tage nach der Geburt, ist selten, kommt aber vor. Es ist eine chronische, fluktuierende Erkrankung, starker Juckreiz ist ihr Hauptsymptom. Sie bringt für das Kind immer schwere Qualen mit sich. Früher wurde sie manchmal eine «Meilenstein»-Krankheit genannt. Ärzten ist aufgefallen, daß Heilung oder zumindest eine langdauernde Remission häufig bei Lebenseinschnitten auftritt: Einschulung, Versetzung in höhere Klassen, Beginn des Studiums, Berufsbeginn, Eintritt in den Militärdienst – mit anderen Worten, bei Abnabelungen vom Elternhaus. Andererseits fiel auf, daß Heilungs- oder Remissionsphasen in Risikozeiten wieder abbrechen können und die Krankheit erneut aufflammt, beispielsweise bei Verlobung, Heirat, Ankunft eines Kindes, Scheidung.

Die Krankheit kann in jedem Alter einsetzen, auch noch jenseits der fünfzig, neigt aber dazu, in fortgeschrittenem Alter zu verschwinden. Die Haut wird ledrigtrocken und wund (exkoriiert) durch dauerndes Zerkratzen. Sie zeigt ein charakteristisches, in der Kindheit sehr beunruhigendes Bild. Der Säugling beziehungsweise das Kind ist unglücklich, schreit viel, kratzt sich dauernd, ist eine elende und verheulte kleine Kreatur – kurz, ein Kind, das liebzuhaben vielleicht Mühe macht. Der Zustand des Kindes kann zweifellos die Haltung der Mutter beeinflussen. Wenn man dies anspricht, wird es aber oft geleugnet. Ein weiterer in der Kindheit oft zu beobachtender Faktor ist eine unkontrollierte besessene Neugier, die manchmal manische Ausmaße annimmt. Oft wird sie begleitet von einem ausgeprägten Willen zum Zerstörerischen, der sich hinter einer Fassade von Ängstlichkeit versteckt. Ferner zeigt sich – häufig übersehen – beim Kind eine Tendenz, sich an die Mutter zu klammern und nicht von ihr weg zu wollen. Nachdem die Mutter ihm Zärtlichkeit gezeigt hat, wird sie dann häufig vom Kind quasi geschockt und weggestoßen, nämlich durch einen urplötzlichen Wutanfall des Kindes. Solche Ambivalenz ist ausgeprägt und wird durchaus nicht selten beobachtet.

Atopische Dermatitis ist eine sehr verbreitete Krankheit und stellt ein großes Problem in der hautärztlichen Praxis dar. Bei Einlieferung in Kliniken tritt bei atopischen Kindern jedoch ein merkwürdiges Faktum auf: Ihre Haut bessert sich sofort und kehrt binnen Tagen zu einem relativen Normalzustand zurück. Wenn sie wieder nach Hause kommen, kehrt dann auch fast immer die Krankheit wieder. Dieser – unbestrittene! – Sachverhalt ist mir immer von allergrößter Tragweite erschienen.

Diese Beobachtung war es, die mich schließlich darauf brachte, der Psychologie der Eltern mein Augenmerk zu widmen, besonders der Psychologie der Mütter solcher Kinder. Dabei stellte sich heraus, daß ein unbewußter Ablehnungsfaktor seitens der Mütter vorhanden war. Das paßt gut zu den beobachteten Krankheitsverläufen und zu der «Meilenstein»-Theorie der frühen Jahre. Es scheint, daß sich das Kind der Mutter nicht sicher ist, weil die Mutter eine ambivalente Haltung zum Kind hat. In späteren Jahren entwickelt sich eine Lebenseinstellung, wobei der Erwachsene das mütterliche Ablehnungsmuster verinnerlicht hat und die negative Wirkung des Mutterarchetyps alle Lebensbereiche beherrscht. Er akzeptiert sich und lehnt sich zugleich ab. Sehr zukunftsfreudig ist er nie, er blickt lieber in die Vergangenheit zurück. Unbewußt sucht er Billigung, Unterstützung und Ermutigung durch die «Mutter». Dies erklärt einen gewissen unschlüssigen Grundzug bei ihm und das Aufflammen der Krankheit, wenn in reifen Jahren irgendwelche größeren Lebensveränderungen auf ihn zukommen.

Der Clownsjunge

Dieser Junge kam im Alter von fünf Jahren zu mir. Seine Mutter erklärte, das atopische Ekzem sei zwei Wochen nach der Geburt bei ihm ausgebrochen. Er war schwer befallen und war ungewöhnlich in sich gekehrt und schweigsam. Er wirkte auf mich, auch später, stets sehr unglücklich. Bei einem Erwachsenen würde man das schwere Depression nennen. Seine Haut war ekzematös und infiziert durch das dauernde Kratzen und Aufreißen mit den Fingern. Besonders auffallend war ein perioraler Ausschlag, ein dicker entzündeter Krankheitsring um den ganzen Mund herum, rot, rissig und blutend. Es erinnerte an den grell bemalten akzentuierten Mund eines Zirkusclowns. Tatsächlich sah er wie ein trauriger kleiner Clown aus. Wegen des Mundekzems hatte er die Gewohnheit, ständig die Lippen zu lecken, was ihn heimlichtuerisch und ängstlich wirken ließ.

Seine Mutter verhielt sich zu ihm distanziert, sprach nicht mit ihm, sah ihn nicht an, es war, als existiere er überhaupt nicht. Allerdings war er gut ernährt und gekleidet und körperlich nicht vernachlässigt. Unbestreitbar hatte er ein äußerst abstoßendes Aussehen, und ich selbst verspürte keine Lust, mehr als ein Minimum an Energie auf ihn zu verwenden. Er bekam etwas verschrieben und kam nach ein paar Wochen wieder, ohne Besserung. In Hautkliniken ist das nichts Ungewöhnliches.

Bei seinem zweiten Besuch beschloß ich, mit der Mutter allein zu sprechen, und ließ den Jungen deshalb zunächst draußen warten und bestellte ein Glas Milch und einen Keks für ihn. Sofort sprang die Mutter auf und erklärte kategorisch, er bekomme keinen Keks. Ich war erschrocken über ihre jähe Heftigkeit. Nach den Gründen für das Verbot befragt, sagte sie, es sei nicht gut für seine Zähne. Es kam ans Licht, daß der Junge noch nie im Leben irgendetwas Süßes bekommen hatte, kein Bonbon, keine Schokolade, keinen Pudding. Dies war der Moment, in dem mir klar wurde, daß die Mutter von einem starken Animus besessen war, einer mächtigen Kraft, mit der man rechnen mußte. Der Animus – der männliche Teil des weiblichen Unbewußten – «äußert meistens scheinbar vernünftige Ansichten, die jedoch leicht ‹daneben› treffen»[29]. In diesem Fall – so lobenswert es auch war, sich um die Zahngesundheit des Kindes zu kümmern – war Vorsicht geboten und ein gewisses Maß an Freiheit gestattet. Der Junge bekam an diesem Tage den ersten Schokoladenkeks seines Lebens, zu seiner Überraschung und Freude.

Die einzige Hoffnung auf Besserung lag hier in einer Änderung der Haltung der Mutter. Glücklicherweise gab sie in unseren Gesprächen offen zu, das Kind sei unerwünscht gewesen und sei für sie ein unwillkommener Inkubus. Bis das Kind kam, waren sie und ihr Mann schon mehrere Jahre verheiratet gewesen. Der Mann war ein bekannter Sportler, und das Paar führte ein extravertiertes Sozialleben mit häufigen Auslandsreisen. Ihr Mann, so die Frau, habe eine Schwäche für das andere Geschlecht, und sie habe immer Angst, wenn sie nicht bei ihm sei, könne er untreu werden und vielleicht eine Rivalin finden, die er bevorzuge. Deshalb habe sie ihn immer so oft wie möglich begleitet. Außerdem habe sie immer gewußt, daß ihr Mann keinen Familiensinn besitze. Die «drohende» Ankunft des Kindes unterbrach dieses Leben, und der Mann begann allein zu reisen, die Frau blieb zu Hause. Von Anfang an ärgerte sie sich über das werdende Kind. Zwei Wochen nach der Geburt setzte das Ekzem ein und breitete sich rasch über den ganzen Körper aus. Schubweise an- und abflauend verlief die Krankheit in den folgenden fünf Jahren, ohne daß es je zu einer vollständigen Abheilung kam. Der Mundausschlag war erst einige Wochen zuvor, zur Zeit der Einschulung, entstanden. Mit Nachdruck erklärte die Mutter, der Vater zeige keinerlei Interesse an dem Kind. Diese Bemerkung schien mir damals von Animus herzukommen. Eine Vermutung, die sich später bestätigte, als ich entdeckte, daß der Junge und der Vater sich ausgezeichnet verstanden, obwohl der Vater oft von zu Hause fort war.

Bald zeigte sich, daß der Junge schwere Alpträume hatte; wir sprachen darüber, und er erklärte sich einverstanden, die Dinge, die ihn nachts ängstigten, in Zeichnungen festzuhalten. Seine Mutter steuerte die Informationen bei, daß sein Kratzen immer nachts, wenn er schlief, am schlimmsten war. Bei ihrem nächsten Besuch nach diesem Gespräch betraten er und die Mutter mein Sprechzimmer gutgelaunt, und es war klar, daß die Mutter endlich einmal amüsiert war. Sie sagte sofort: «Er hat Ihnen ein Bild mitgebracht, das er gezeichnet hat, es ist eine Hexe, und er hat gesagt, das sei ich!» Das Bild: ein Kochtopf, darüber gebeut eine Hexe mit hoher Mütze und langer Nase, in der rechten Hand einen Stock, mit dem sie im Topf herumrührte. Im Topf war aber kein Essen, sondern der kleine Junge saß darin. Ernst erklärte er mir im Beisein seiner Mutter, die Hexe stelle seine Mutter dar, und das «gekochte» Kind sei er selbst. Dieser Traum hatte ihn am meisten geängstigt. Staunendes Schweigen – Lächeln bei der Mutter, ernste Miene beim Jungen. Beide hatten das ungeheuer schwerwiegende, prophetische «Statement» in seinem Sinn überhaupt nicht erfaßt.

Dann umarmte ich den Jungen spontan, etwas anderes gab es nicht zu tun. Von diesem Augenblick an erblühte unsere Beziehung geradezu. In den folgenden Wochen lieferte er Unmengen von Zeichnungen ab, meist von Träumen, aber auch von anderen Dingen, die ihn interessierten. Die Therapie bestand einfach darin, die Bilder anzuschauen und hin und wieder ein Wort dazu zu sagen. Inhaltliche Erklärungen wurden dem Kind nicht gegeben. Die Mutter saß dabei und schien diese Sitzungen für Zeitvergeudung zu halten (sie oder ihr Animus). Doch sie brachte das Kind regelmäßig und sorgte dafür, daß es sein Zeichenbuch nie vergaß.

Nach etwa drei Jahren war der Junge gesund. Zu dieser Zeit acht Jahre alt, war er quasi hinausgewachsen über seine Ängste, hinausgewachsen auch über seine Mutter.

Er hatte das Pech, eine Frau zur Mutter zu haben, die ihn von Anbeginn ablehnte und ihn auch nach der Geburt nie akzeptierte. Der starke Animus sorgte jedoch dafür, daß er mit äußerlicher Korrektheit großgezogen und angemessen versorgt wurde. Mit Argusaugen wachte die Mutter über die Gesundheit seiner Zähne und pflegte die geschundene Haut des Kindes – idealtypisches Bild einer von Animusmeinungen beherrschten Mütterlichkeit. Es war freilich eine mechanische Fürsorge, dargeboten ohne Wärme, ohne Zärtlichkeit, gleichsam gedankenlos und ohne sichtbare Zeichen einer Bindung. Sie hatte ein äußerst distanziertes Gebaren, man gewann den Eindruck, als lebe sie in einem Kokon. Erst viel später, nach der Behandlung, erkannte ich das ganze Ausmaß ihrer Animusbesessenheit. Geboren und großgeworden war das Kind in einer Atmosphäre unbewußter Ablehnung und Feindschaft seitens der Mutter. Es war für die Mutter eine Quelle ständiger Irritation, weil es störend in ihr Leben getreten war, ihr Lebensgleichgewicht durcheinandergebracht hatte. Tiefinnerlich hatte sie panische Angst, ihr Mann könne einer anderen Frau den Vorzug geben, eine angesichts ihres Wesens nicht unbegründete Befürchtung. Der Junge hatte überhaupt keinen festen Stand in der Realität, weil ihn das Leben immerfort strafte, ohne daß er sich eines Verbrechens bewußt war. Hilflos saß er in dieser Falle gefangen, und daraus erklärte sich seine merkwürdig ängstliche und heimlichtuerische Art. Nachts stiegen aus seinem Unbewußten Bilder seiner Mutter als Lamia auf, und seine Tage waren erfüllt von Schrecken und einer verständlichen Todesangst vor dem Leben, die er niemandem gegenüber zum Ausdruck bringen konnte.

Die positive weibliche Unterstützung, die er in der Therapie empfing, und das Betrachten seiner Bilder ohne Deutung waren alles, dessen es bedurfte, um ihm einen festen Stand in der Realität, um ihm Boden unter den Füßen zu geben. Dank seiner guten Beziehung zum Vater war er imstande, ein differenziertes, objektives Bild von seiner Mutter zu gewinnen und sie zu akzeptieren. Bei Abschluß der Therapie war klar, daß er zu normaler männlicher Selbständigkeit gelangen würde. Seine letzte Zeichnung zeigte ein Vogelnest, in dem ein Vögelchen gerade geschlüpft war, mit weit offenem, großem Schnabel. Er war frischgeboren.

Dabei fiel mir sein – mittlerweile längst verschwundenes – Initialsymptom wieder ein, das periorale Ekzem. Ständiges Lippensaugen hatte es verschlimmert. Der Mund symbolisiert das Hineingehen von Nahrung und das Hinausgehen von Wörtern. Nichs tröstend Süßes war in das Kind hineingegangen, die warme Milch des Mitmenschlichen hatte ihm seine Mutter verweigert. Und umgekehrt hatte es sich aufgrund seiner Angst nicht ausdrücken können. Das Unbewußte lieferte dafür ein treffendes Sinnbild, den ekzematösen Ring um den Mund, diese grelle Betonung der Mundöffnung. Die Clownslippen symbolisierten die Notwendigkeit, die dahinterstehende emotionale Not in Worte zu fassen. Dies besorgten die Zeichnungen für ihn. Meinen tiefsitzenden Zweifeln zum Trotz hoffte ich wohl auch, daß der Animus der Mutter etwas beeindruckt worden war von den Fortschritten, die der Junge bei der Überwindung der Ängste machte, die vom Animus bei ihm ausgelöst waren.

Das Kind, gewissermaßen als Bild gesehen, repräsentierte exakt die chronische Feindseligkeit, Irritation, Angst und Einkesselungsempfindung, die ihm aus der unbewußten Persönlichkeit seiner Mutter entgegenschlugen. Hätte sie genug Verstand gehabt, hätte sie in dem unglücklichen hilflosen Menschenkind sich selbst erkannt.

Viele Jahre später hatte ich mit einer Serie von Epidemien psychischer Besessenheit bei Fabrikarbeitern zu tun[30]. In jedem einzelnen Fall stellte sich heraus, daß es eine zentrale dominierende Persönlichkeit gab, von der die Krankheit ausging und die sie unterhielt. Bei einer der kleineren (und unpublizierten) Epidemien war die zentrale Figur eine Frau. Bei ihr hatte es mit einem Ausschlag auf den Händen angefangen, und sie hatte dafür dem Fabrikprodukt, einer Textilie, die Schuld gegeben. Sie saß in der Fabrik an einem Tisch in der Saalmitte, und binnen Wochen bekamen die Arbeiterinnen und Arbeiter an den benachbarten Tischen auch alle Handekzeme. Alle wurden getestet, Ergebnis negativ, doch die Zentralfigur der Epidemie erschien nicht zum Testen. Nach eingehender Suche wurde sie gefunden und getestet. Sie allein von allen hatte ein echtes Handekzem, das allerdings auf das Metall Nickel, nicht auf die Textilie zurückging, die sie bei der Arbeit handhabte. Schon seit mehreren Jahren wußte sie, daß sie ein echtes Nickelekzem hatte, sie hatte es schon bei ihrer Einstellung gewußt und es dem Arbeitgeber verschwiegen. Als ich sie schließlich zu Gesicht bekam, entdeckte ich zu meiner Überraschung, daß ich sie schon kannte: sie war die Mutter des Clownsjungen. Offensichtlich hatte sie wieder geheiratet, sie hatte jetzt einen anderen Namen, aber ich erkannte sie sofort wieder.

Vor vielen Jahren hatte sich in ihrem kleinen Sohn ihre wahre Persönlichkeit gespiegelt. Ganz ohne Zweifel war sie eine zutiefst unbewußte Frau.

Das Mädchen mit den Schuhen aus schwarzem Schlangenleder

Ein Augenarzt überwies an mich zur Untersuchung ein elfjähriges Mädchen, das an einer schweren Augeninfektion und an einer generalisierten atopischen Dermatitis litt. Sie hatte eine echte atopische Krankheitsbereitschaft (Diathese) und litt seit ihrer Geburt an Ekzemen und Asthma. Die beiden Krankheiten wechselten sich normalerweise ab, zur Zeit der Augeninfektion waren sie aber beide vorhanden. Das schwere Asthma ließ hochdosierte Steroide angezeigt erscheinen, die aber die Krankheit nicht einzudämmen vermochten.

Die linksseitige Augenentzündung hatte plötzlich begonnen, kurz nachdem die Mutter des Mädchens mit einem neugeborenen Schwesterchen aus dem Krankenhaus heimgekehrt war. Meine kleine Patientin gestand, die Eltern seien sehr glücklich über das neue Baby, weil es eine «reine Haut» hatte. Sie sagte, sie liebe das Baby sehr, und setzte hinzu, sie wolle «ganz unbedingt» Krankenschwester werden. Zu der Zeit lag sie im Krankenhaus. Im folgenden Jahr brachte die Mutter das Mädchen zu einer dermatologischen Konsultation. Dies war das einzige Mal, daß ich die Mutter selbst sah. Als beste Lösung wurde Psychotherapie vorgeschlagen, und die Mutter willigte ein.

Die Eltern schienen jedoch eine gewisse zigeunerische Ader zu haben und zogen dauernd um, daher fiel dieser Vorschlag ins Wasser. Schließlich übernahm ein fähiger Kindertherapeut den Fall, und einige Zeit machte das Mädchen wohl Fortschritte. Ich verlor es anschließend ein paar Jahre aus den Augen.

Als Sechzehnjährige kam sie wieder zu mir, überwiesen von ihrem Hausarzt wegen des kritischen Zustandes ihrer Haut. Zu dieser Zeit entdeckt ich, wie traurig sie, deren Psychotherapie vor Jahren abgebrochen worden war, von ihren Eltern vernachlässigt wurde. Die Eltern hatten einen lukrativen Beruf, der es mit sich brachte, daß sie lange Zeitspannen von zu Hause abwesend waren. In diesen Zeiten mußte sich die Halbwüchsige ganz allein um ihre jüngere Schwester und um sich selbst kümmern. Nach diesem Besuch konsultierte sie mich zwei Jahre lang regelmäßig. In unseren Gesprächen wollte sie den Eindruck erwecken, daß sie ihre Eltern hochschätzte: Sie pries ihre Tugenden und guten Seiten, ihre Großherzigkeit beim Bezahlen ihrer Therapien, ihre Güte und Liebe zu den Kindern, besonders, wie es schien, zu der kleinen Schwester. Die Mutter hatte ich, wie gesagt, nur ein einziges Mal zu Gesicht bekommen (die Patientin kam entweder in Begleitung eines Dienstmädchens oder allein), den Vater kannte ich überhaupt nicht. Es war klar, daß die Eltern eine zentrale Rolle im Leben meiner Patientin spielten. Ich fragte nach Träumen, aber sie hatte keine, und in den zwei Jahren, die sie zu mir kam, konnte sie sich nicht an einen einzigen Traum erinnern.

Nach sechs Monaten, in denen kaum Fortschritte zu verzeichnen waren, bekam ich einen Brief von ihr. Es war ein Ausbruch an Emotionen, wie ich ihn selten von einem Patienten erlebt habe: Ihre Eltern seien ganz anders, als sie schienen; sie stritten sich dauernd, führten regelrecht Krieg; manchmal griffen sie einander körperlich an und verletzten einander. Das gehe schon so lange, wie sie zurückdenken könne. Für ihre Mutter drückte sie noch eine gewisse Zuneigung aus, aber für den Vater nur Haß. Sie schrieb: «Als Kind habe ich nachts wachgelegen, ihnen zugehört und vor Grauen gezittert.» Nach diesem Eingeständnis wendeten sich die Dinge zum Besseren, wahrscheinlich weil ich den Brief und seinen Inhalt kommentarlos angenommen und damit die Patientin akzeptiert hatte. Von diesem Zeitpunkt an konnten wir offen über die allem Anschein nach schrecklichen Verhältnisse zu Hause reden. Sie betonte, daß hier zwischen Schein und Sein eine gewaltige Lücke klaffe.

Mit Erreichen des achtzehnten Lebensjahes hatte sich ihr Zustand stark gebessert. Die Haut hatte sich bemerkenswert erholt, das Asthma war gut unter Kontrolle. Sie begann eine Ausbildung als Krankenschwester. Als sie von zu Hause fort- und in ein Schwesternwohnheim zog, vollzog sich schlagartig ein verblüffender Wandel. Die Atembeschwerden legten sich, die psychische Grundstimmung hellte sich auf, und sie begann, an ihrer Arbeit und an der Freundschaft mit ihren Berufskolleginnen Freude zu haben.

Rund drei Jahre später sah ich sie wieder – stark verändert. Sie erzählte mir, sie wolle demnächst einen indischen Arzt heiraten, den sie vor kurzem kennengelernt habe. Nach der Hochzeit wollten sie im Ausland leben, und sie freute sich sehr darauf. Ihre Eltern waren anscheinend von alledem entzückt, und ihr Vater mochte den Mann (dies hätte ein Warnzeichen sein sollen). Auffallend bei diesem Besuch – es war ihr letzter bei mir – war ihr Kleidung: schwarzes Leder von Kopf bis Fuß, an den Füßen schwarze Schlangenlederschuhe. Ein elektrisierendes Erscheinungsbild, das mich zutiefst beunruhigte. Mich beschlich dabei ein unheimliches Vorgefühl, das ich nicht abzuschütteln vermochte.

Sie ging, nachdem sie einen weiteren Termin erhalten hatte: Vor ihrer Hochzeit sollte sie noch einmal wiederkommen. Sie ließ den Termin verfallen, weil sie stürzte und sich einen Fuß brach, und ich sah sie nicht wieder. Zwei Jahre später erkundigte ich mich nach ihrem Ergehen bei einem Kollegen, der ihr Asthma behandelt hatte, aber er konnte mir nichts über sie sagen. Kurz darauf rief mich die Mutter, die von meiner Nachfrage erfahren hatte, an und erzählte mir, ihre Tochter habe ein Jahr zuvor – das heißt ein Jahr nach ihrem letzten Besuch bei mir – Selbstmord begangen. Im Jahr davor barbituratsüchtig geworden, hatte sie eine Überdosis genommen. Der Arzt hatte sie nicht geheiratet, und sie hatte bei einem indischen Ingenieurstudenten als seine Verlobte gelebt. Die Mutter äußerte kein Bedauern über den Tod ihrer Tochter, sondern pries den Liebhaber der Tochter und ließ durchblicken, wie schrecklich die ganze Affäre für ihn gewesen war. Sie sprach über das Mädchen wie über eine Fremde – womit ihr Verhältnis ja auch richtig gekennzeichnet war. In den zehn Jahren, in denen ich das Mädchen, mit Unterbrechungen, behandelt hatte, hatte ich die Mutter nur ein einziges Mal gesehen und den Vater überhaupt nie. Darin zeigt sich ein hohes Maß an Unbezogenheit und Vernachlässigung des Mädchens, als Kind wie auch als Mensch. Kein Interesse, keine Nachfrage, nur die Honorare wurden regelmässig bezahlt. Wenn die häuslichen Verhältnisse wirklich so waren, wie das Mädchen sie mir schilderte, dann zeigten die unmenschlichen Streitereien und Gewalttätigkeiten der Eltern eine grobe Unbewußtheit und Unangepaßtheit. Ein Kind, das in ein psychisches Klima solcher Brutalität, solchen Mißtrauens und Hasses hineingeboren wird, kann kaum gedeihen. Daß sie mit ihren schweren Krankheiten so lange gelebt hatte, war fast ein kleines Wunder.

Signifikant aus der Rückschau war die Entstehung der schweren linksseitigen Augeninfektion im Alter von elf Jahren, als ihre Schwester geboren wurde. Plotin sagt, das Auge könnte die Sonne nicht sehen, wenn es nicht in gewissem Sinn selbst eine Sonne wäre. Sehen bedeutet Erleuchtung, Erkenntnis. Jung: «Das Auge ist, wie die Sonne, ein Symbol als auch eine Allegorie des Bewußtseins» (Jung, GW 14 I, §62). Der «Blinde Stein» von Malekula[31] bedeutete, daß die Augen gegenüber der Außenwelt geschlossen werden sollten, um die innere Welt um so deutlicher zu sehen. Das linke Auge als Mond symbolisiert Mondbewußtsein, weibliches Bewußtsein. Die Gleichzeitigkeiten im Falle des Mädchens – Augenkrankheit, Verschlimmerung des Hautleidens, Asthma, Geburt des Schwesterchens – waren synchronistische Ereignisse. Das Mädchen hatte nicht «gesehen» und war sich daher der Bedeutung der Freude der Mutter über das neue Kind mit der «reinen Haut» nicht bewußt. Das kranke linke Auge, das sich gegen die äußere Realität geschlossen hatte, sollte gewissermaßen als Schaufenster nach innen dienen, sollte die eigene, persönliche Realität des Mädchens in der kalten, beziehungslosen Familiensituation zu Bewußtsein bringen. Es war eine Chance, zu erkennen, daß ihr Hautleiden (und auch das Asthma) davon herrührten, daß ihre Mutter sie als Mensch unbewußt ablehnte. Aus diesem unbewußten Wissen resultierte wohl der «unbedingte» Wunsch, Krankenschwester zu werden. Das Mädchen hatte selber «unbedingt» Pflege und Fürsorge nötig.

Die außerordentliche Veränderung, die eintrat, als sie den indischen Liebhaber kennenlernte, spiegelte sich in der dunklen Kleidung mit den schwarzen Schlangenlederschuhen. Mein unheimliches Vorgefühl erwies sich als richtig: Sie war in die Finsternis des unbewußten Schattens gefallen. Als sie in der Außenwelt den indischen Studenten kennenlernte, hatte sie aller Wahrscheinlichkeit nach ihren unbewußten Animus getroffen, der sich als negativ und zerstörerisch erwies. Bei ihrem letzten Besuch bei mir hatte sie ihre Fröhlichkeit verloren und wirkte kalt, distanziert, irgendwie auch stolz. Ihr Lebensstandpunkt hatte sich von der Realität gelöst. Sie hatte ihre Wärme und Bezogenheit verloren, was sich symbolisch in den schwarzen Schlangenlederschuhen andeutete. Wenn man berücksichtigt, daß damals die Heirat mit dem indischen Arzt anstand, scheint es, als habe ihr äußeres Kennenlernen dieses Mannes den Abstieg in die dunkle Mutter eingeleitet.

Sie war eine einfache, relativ ungebildete junge Invalidin, die sich durch Fleiß einen, wenn auch unsicheren, Halt in der Realität erworben hatte. Eine Konstellation von Ereignissen – Erfolg bei ihrer Berufsausbildung, die schmeichelhafte Zuwendung eines weltgewandten Mannes – hatte eine Hybris oder Inflation bewirkt. Die Fußverletzung deutet auf einen Verlust des Gleichgewichts. Hybris ist von einer Steigerung der Unbewußtheit begleitet – immer ein Risiko, aber bei dieser jungen Frau eine schwere Gefahr.

Ohne nähere konkrete Einzelheiten zu kennen, würde ich den vorsichtigen Schluß wagen, daß sie sich erneut in der bösen Lage wiederfand, in der sie sich in ihrem Elternhaus befunden hatte. Überwältigt von ihrer kalten unbezogenen Schattenseite, dem Reich der verinnerlichten Eltern, erlosch ihr zerbrechliches Ichbewußtsein, und damit tragischerweise ihr Leben.

Der Puer aeternus

Zu den Gefahren der atopischen Dermatitis zählen Augenleiden. Mehrere Spielarten treten auf, vor allem – namentlich bei Kindern – Infektionen, selbstinduziert durch Kratzen. Das Reiben der juckenden Augen kann zu Keratokonus (Vorbauchung der Hornhaut) und Katarakt (Linsentrübung) führen.

Ein Man Anfang der Vierzig, Drucker von Beruf, litt seit dem sechsten Lebensmonat an atopischer Dermatitis. Seine Haut war stark befallen, der gesamte Körper wund, so daß er wie ein Flagellant aussah. Etwa ein Jahr, ehe er in Therapie ging, hatte er im linken Auge eine Netzhautablösung gehabt, die eine Erblindung zur Folge hatte. Er war unverheiratet und lebte bei seiner Mutter (sein Vater war schon in seiner Jugend gestorben). Er erklärte, er habe nie geheiratet, weil er nie die rechte Frau habe finden können. Außerdem müsse er sowieso zu Hause bleiben, um für seine Mutter zu sorgen (die im übrigen gesund und fit war). Er war Einzelkind.

Für sein Alter sah er jung aus, war sehr sympathisch und zeigte stets eine souverän wirkende Ausgeglichenheit. Dazu im krassen Widerspruch stand seine Haut, deren Feuerröte an ein flammendes Inferno denken ließ. Der plötzliche Sehverlust vor einem Jahr wurde ernstgenommen, und es wurde nach Begleitumständen gefragt. Der Patient konnte sich an nichts Besonderes erinnern, nur daran, daß etwa gleichzeitig mit der Retinaablösung sich auch der Hautzustand stark verschlechtert und sich seither nicht mehr gebessert hatte.

Das Auge ist rund, eine Mandala, Ganzheit symbolisierend. Als Organ der optischen Wahrnehmung ist es ein fast universal verbreitetes Symbol für intellektuelle Erkenntnis. In der *«Bhagavadgita»* werden die beiden Augen mit Sonne und Mond gleichgesetzt. Traditionsgemäß ist das rechte Auge die Sonne und assoziiert Tag, Aktivität und Zukunft, das linke Auge ist der Mond und assoziiert Nacht, Finsternis, Passivität und Vergangenheit. Schamanen haben sich stets die Augen verbunden und tun es zum Teil heute noch. Dies soll Blindheit für die äußere Welt und Konzentration auf ihre inneren Visionen symbolisieren. Wotan, der zornige Gott, verpfändete Mimir ein Auge für die Gabe der Weisheit.

Der Zustand dieses Mannes rechtfertigte eine Krankenhauseinweisung; unter stationärer Behandlung wendete sich sein Zustand langsam zum Besseren. Es wurde klar, daß die Mutter-Sohn-Beziehung in seinem Fall von höchster Bedeutung war, um nicht zu sagen dringend behandlungsbedürftig. Er gab selbst zu, daß er einen schwachen Charakter besaß und von seiner Mutter dominiert wurde und daß er regelrecht Angst vor ihrem Zorn und ihren kalten Distanzierungen hatte. Kurz, er fand sie selbstsüchtig und grausam, fand, daß sie nicht die leiseste Rücksicht auf ihn nahm. Gefragt, warum er nicht von ihr wegginge, sagte er, er könne die Schuld nicht ertragen, wenn sie krank würde oder stürbe. Es wurde ihm erklärt, daß seine äußere Gelassenheit Fassade sei und daß sich in seiner Haut eine seit Jahrzehnten unterdrückte, kochende Wut offenbare. Dies wurde ihm am Symbol «Vulkan» verdeutlicht, was ihm gefühls- wie verstandesmäßig sofort einleuchtete.

Seine Mutter besuchte ihn während seines Krankenhausaufenthaltes nie, allerdings war er dazu «verdonnert», jeden Abend mit ihr zu telefonieren. Nach diesen Anrufen zeigte er Temperatur-, Puls- und Blutdruckerhöhungen. Trotz mehrfacher Warnung brachte er es nicht fertig, diesem Telefonierzwang zu widerstehen. Als die Haut sich hinreichend gebessert hatte, wurde er – mit seiner vollen und begeisterten Zustimmung – an einen Psychotherapeuten überwiesen.

Kurz nach seiner Heimkehr traten Herzsymptome auf, und während der folgenden Untersuchungen ist er dann plötzlich und unerklärlicherweise gestorben.

Puer aeternus – das heißt «ewiger Jüngling». Es ist eine Bezeichnung für den griechischen Gott Jakchos. Ovid spricht in den *«Metamorphosen»* von diesem jugendlichen Gott, preist ihn für seine Rolle in den Eleusinischen Mysterien und nennt ihn *puer aeternus*[32], ein Begriff, den wir heute gebrauchen, «um einen bestimmten Typ junger Männer zu bezeichnen, die einen ausgeprägten Mutterkomplex haben»[33]. Ein Mann, der mit diesem Archetyp identifiziert ist, bleibt, wenn er älter wird, psychisch gewissermaßen ewig der Heranwachsende. Damit verbunden ist eine zu starke Abhängigkeit von der Mutter. Das Mutter-Sohn-Verhältnis ist meist sehr ambivalent.

Der Mann gab die Schwierigkeiten mit seiner Mutter zu; er meinte auch, es sei ihm eben nie gelungen, eine Frau zu finden. Keine war ihm je recht. Unbewußt sehnte er sich nach einer Muttergöttin, einer Idealmutter, die ihn hätschelte, umsorgte, ihm jeden Wunsch von den Augen ablas. Die größte Angst des Puer aeternus ist, in eine Falle zu tappen, da er ja bereits im Mutterkomplex «gefangen» sitzt. In einengenden Situationen befällt ihn panisches Fluchtstreben. Diese Neurosenform ist als «provisorisches Leben» beschrieben worden, ein unerfülltes, eigentlich vorläufiges Leben, das hingeordnet scheint auf eine in der Zukunft winkende Erfüllung. Ein Leben in einem chronischen, passiven Wartezustand.

Die durch die Netzhautablösung bewirkte Erblindung, die mit der Verschlimmerung des Hautleidens zusammenfiel, war für ihn eine ernste Warnung. Die archetypische Kraft gewann explosive Stärke. Seit Jahren offenbarte die Haut einen «furor dermaticus», eine innere Wut von ungeheuren Ausmaßen. Die mit dem linken Auge verknüpften Aspekte – Innenwelt, Passivität und Vergangenheit – sollten in Augen-Schein genommen und verstanden werden. «Sehen» und verstehen sollte er die Welt seiner Emotionalität, den kalten und brutalen Schatten, mit der fernen inneren Animafigur. Die schleppende Art seiner Lebensreaktionen, die Not seiner neurotischen Kerkerhaft sollte bewußtgemacht und akzeptiert werden.

Eine Chance auf Freiheit eröffnete sich – durch Einsicht in sich selbst dem Würgegriff der Mutterbindung zu entrinnen. Vielleicht lockte wieder die Verheißung des «provisorischen Lebens», aber das Unbewußte wartete nicht länger. Ehe er die Chance wahrnehmen konnte, versagte sein Herz, und er wurde auf einen anderen Fluchtweg gezwungen. In Gestalt des Todes holte ihn die «Mutter» zu sich.

Der Psychotherapeut, der mit ihm arbeiten sollte, bekam von der leiblichen Mutter einen Anruf mit dem Wortlaut: «Mein Sohn wird den Termin nicht wahrnehmen, er ist plötzlich gestorben. So ist es auch am besten.»

Der Pferdejunge

Eine Frau brachte ihren Sohn zur Behandlung wegen einer «Pferdeallergie». Er war acht Jahre alt, und jedesmal, wenn er in Kontakt mit Pferden kam, fing er an zu niesen. Dies hatte zu einer ekzematösen Reaktion der gesamten unteren Gesichtshälfte geführt. Die Mutter des Jungen war ein Mensch, der anscheinend auf alles eine Antwort wußte. Sie war Krankenschwester von Beruf und vertrat die Ansicht, die Allergie sei auf Hautschuppen von den Pferden zurückzuführen. Hauttests hatten dies nicht bestätigt; doch die Mutter glaubte den Resultaten nicht und meinte, es müsse ein Fehler passiert sein. Sie war ganz sicher, daß Pferde die Allergie auslösten.

Kompliziert wurde die Lage dadurch, daß es sich bei der Familie, wie die Mutter sich ausdrückte, um «Pferdenarren» handelte. Seit Ausbruch der Allergie waren die Aktivitäten der Familie eingeschränkt worden. Sorgen machte sich die Frau hauptsächlich wegen ihrer älteren Tochter, die eine exzellente Reiterin war und an vielen Pferdewettkämpfen teilnahm. Sie war auf diesen Veranstaltungen der Star, und daher war es unbedingt geboten, daß die Familie sie unterstützte. Kein Zweifel, daß die Mutter auf ihre talentierte Tochter über alle Maßen stolz war.

Während des mütterlichen Monologs sagten der Junge und ich kein einziges Wort. Mir schwante, daß der Junge keine Allergie, sondern eher eine Antipathie hatte. Man konnte ihm weiß Gott keinen Vorwurf daraus machen. Ich fragte ihn, ob er Angst vor Pferden habe. Er gestand, daß er Angst habe, sie könnten ihn treten, aber die Mutter fuhr sofort dazwischen und erklärte das kategorisch für «Quatsch». Die einzige Lösung, soweit ich es überblicken konnte, war, die Tests zu wiederholen und die Ergebnisse, wenn negativ, der Mutter vor Augen zu halten. Tatsächlich waren sie negativ, also mußte man nun die Mutter überzeugen, daß die Ursache wahrscheinlich woanders lag, nicht bei den Pferden.

Ich fragte, ob der Junge vielleicht Lust hätte, für mich zu malen. Sofort stimmte er zu (die Mutter auch, aber ohne Begeisterung). Mit Schwung und außerordentlichem Eifer ging er an die Arbeit und stellte eine Zeichnung fertig. Die Mutter sagte, sie habe keine Zeit, ihn jedesmal selbst herzubringen, werde aber dafür sorgen, daß er begleitet würde. Dies erledigte – auf unübertroffen nette Art – die Oma.

Ein wahrer Berg von Bildern brach in den nächsten Wochen über mich herein, Tierdarstellungen aller Art, Wild- und Haustiere, seltene und alltägliche, Reptilien und Säuger, Fische und Vögel, mit exzellenten Einzelheiten und in lebhaften Farben. Interessanterweise – und das war überraschend – stellten die ersten Bilder vorgeschichtliche Tiere dar. Zweifellos waren sie aus einem Buch abgemalt, aufschlußreich aber immerhin, daß das Unbewußte gerade die Periode vorgeschichtlicher Höhlentiere als Initiation ausgewählt hatte.

Schließlich erreichte er seine Pferdeperiode, und zwar etwa zwei Monate nach unserer ersten Begegnung. Es waren buchstäblich Hunderte von Pferden: Pferde einzeln, gruppenweise, sitzend, liegend, stehend, laufend, springend. Allen, auch den früheren, Bildern war ein durchgehendes Motiv eigen: In der rechten oberen Ecke, manchmal auch oben in der Mitte, strahlte immer eine Sonne, die teilweise von einer Wolke verdeckt war. Manchmal lugten nur die Strahlen der Sonne wie eine Art Nimbus (auf ihre Bedeutung hinweisend) hinter der Wolke hervor. Als die Pferde auftauchten, wurde die Sonne stärker sichtbar, als sei die Wolke nach unten gerutscht. Dann folgte der gesamte Prozeß noch einmal in einer gerafften Darstellung.

Er produzierte nämlich einen kleinen Zyklus von insgesamt fünf Bildern. Auf dem ersten ein Drache, den er als Brontosaurus bezeichnete, ein prähistorisches Tier (Brontosaurus = Donnerechse). Der Himmel war blauschwarz, ohne Sonne. Es folgte ein Pferd mit Fohlen. Er erklärte, das sei eine Stute mit ihrem Sohn. Rechts oben in der Ecke war die Sonne mit ihrer Wolke. Dann zeigte er mir mit freudestrahlendem Gesicht ein wunderschönes Bild. Er sagte: «Das wird Ihnen gefallen!» Es war ein groß gezeichnetes Pferdeskelett. Für einen Achtjährigen eine Superleistung. An jeden Knochen, jede Sehne, jeden Muskel und jedes Organ hatte er sorgfältig den Namen darangeschrieben. Es war wie ein Bild aus einem Anatomieatlas.

Gefragt, warum er es gezeichnet habe, erwiderte er, er hätte seiner Großmutter gesagt, eines Tages würde er es tun. Dann borgte er sich ein Pferdebuch von seiner Schwester und machte seinen Vorsatz wahr. Das letzte Bild aus der Serie hatte ebenfalls wieder ein Pferdethema, ein Mutter-und-Sohn-Motiv: eine Stute und ihr Fohlen, auf einer Wiese stehend. Über ihnen am blauen Himmel der runde strahlende Ball der Sonne – ohne Wolke.

Der Junge und ich kamen prima zurecht. Er war lebhaft, intelligent und ein hervorragender Zeichner. Ich stellte nur wenige Fragen, im Prinzip nur solche zu bestimmten Punkten auf den Bildern. Auf die umwölkte Sonne ging ich nicht ein, ich ließ das Unbewußte ohne Lenkung und Behinderung frei aus den Bildern sprechen.

Es überraschte mich nicht, daß die Mutter zu mir kam und mich informierte, daß es dem Jungen nun viel besser gehe und er mit Pferden offenbar keine Schwierigkeiten mehr habe. Der Junge und ich wußten es schon vorher. Indem er das Skelett des Pferdes zeichnete, war er zum «harten Kern» des Problems vorgedrungen, hatte es gewissermaßen anatomisch seziert.

Das Ekzem hatte ohne Zweifel eine atopische Ätiologie. Der Junge hatte eine atopische Diathese und hatte bereits als Säugling kurze Zeit an Dermatitis gelitten. Das Niesen wurde zunächst auf die Pferde zurückgeführt, war jedoch ein psychisches Problem.

Niesen ist ein explosionsartiges reflektorisches Ausstoßen von Luft durch Nase oder Mund. Es wird immer von einem charakteristischen Geräusch begleitet. In der Heian-Zeit glaubten Höflinge in Japan, ein Niesen zeige eine Lüge an. Die Griechen schrieben ihm prophetische Eigenschaften zu und sahen darin eine nach Ausdruck drängende Stimme der Seele.

In der langen Serie von Kinderzeichnungen trat ein Strom von Bildern zutage, in denen sich ein bemerkenswerter Wandel der psychischen Energie spiegelte. Der Junge hatte in der Tat eine Pferdeangst, die jedoch unbewußt war, verdrängt durch die größere Angst vor dem Spott seiner Mutter. Seinen Ausgang nahm der Wandel in tiefen, archaischen Schichten des

Unbewußten, symbolisiert durch die prähistorischen Höhlentiere. Die Tiere selbst bezeichneten Instinktenergien. Es erfolgte dann ein Aufstieg, bis das Zeitalter der Säuger erreicht wurde. Im Motiv «wolkenverdunkelte Sonne» zeigte sich, daß sein männliches Bewußtsein, symbolisiert in der Sonne, noch von unbewußten Inhalten verdunkelt war. Die letzte Serie von Zeichnungen faßte den Prozeß noch einmal zeitrafferartig zusammen, gipfelnd in der anatomischen Zeichnung. Er gab mir die Bilder in der Reihenfolge, in der er sie gemacht hatte. Mit dieser Zeichnung wurde seine Pferdeangst geopfert, «durchschaut». Am Schluß dann noch einmal Stute und Fohlen, die Wolke war verschwunden, die Sonne konnte ungehindert scheinen. Das Bewußtsein hatte das unbewußte Problem verarbeitet, und Ekzem und Niesen verschwanden und kamen nie wieder.

Das Pferd ist ein vieldeutiges Symbol; wegen seiner Geschwindigkeit steht es unter anderem für Licht, Feuer und Wind. Es gab die feurigen Rosse des Helios, und Hektors Pferde trugen die Namen Podargos, der Schnellfüßige, Lampos, der Leuchtende, Xanthos, der Gelbe (man denke an die gelbe Sonne der Zeichnungen), und Aithon, der Brennende. Das Pferd wird oft symbolisiert durch den Schaum wellenschlagenden Seewassers. Es ist daher ein Symbol für energetische Kräfte. Als warmblütiges Säugetier versinnbildlicht es Instinkt. Jung zur Pferdesymbolik:

> «Indem das Pferd Reit- und Arbeitstier des Menschen ist [...] bedeutet das Roß einen dem Menschen zur Verfügung stehenden Energiebetrag» (GW 5, §658). Und: «Wir sahen bereits, daß die Libido, welche auf die Mutter zielt, diese selber als Pferd symbolisiert. Das Mutterbild ist ein Libidosymbol, und ebenso ist das Pferd ein solches» (GW 5, §421).

Gemeinsamer Faktor in beiden ist die Libido, die, nach Jung, als Mutterlibido geopfert werden muß, um die Welt zu erschaffen.

Die Mutter war eine bemerkenswert eigen- und starkwillige, bevormundende Frau. Ihre einzige Sorge galt der Tochter, die auf den Pferdeveranstaltungen glänzen sollte. Die persönliche Eigenart ihres Sohnes bedachte sie nicht. Erstens hatte er Angst vor Pferden, und zweitens gab es da ein Element der Eifersucht auf die Schwester. Eine gute Beziehung hatte er zu seiner Oma, die ihm den Halt und die Unterstützung gab, die ihm die Mutter versagte. Die Angst vor letzterer war das Hauptproblem: an der Oberfläche vor ihrer bösen Zunge, drinnen aber vor der Anziehungskraft der Mutterlibido. Letzterer Faktor war es, der überwunden werden mußte – die Inzestangst.

Weil der Junge eifrig war und gern zeichnete, war er zu genügender Introversion fähig, so daß seine Libido sich in die Bilder ergießen konnte. Das Niesen und das Gesichtsekzem repräsentierten von außen her seine Unfähigkeit, sich gegen seine Mutter zu wehren, und von innen her die Stimme seiner Seele. Schließlich konnte er das mütterliche Unbewußte, das ihn behinderte (in Gestalt der negativen Haltung der Mutter zu ihm), gewissermaßen abschütteln. Auf positive, differenzierte, männliche Art behauptete sich endlich das Ichbewußtsein. Der Junge sah das Ziel und strebte es entschlossen an – Quintessenz des Männlichen.

Diese vier Fallbeispiele sind aus Hunderten von Fällen atopischer Dermatitis ausgewählt worden. Sie sollen die machtvolle Präsenz des Mutterarchetyps veranschaulichen. Kernproblem ist das gestörte Verhältnis zwischen Mutter und Kind. Das Kind ist Opfer der mütterlichen Neurose. Das Eintreten des Kindes in das Leben der Mutter scheint die negativen Aspekte des Mutterarchetyps zu aktivieren und in den Brennpunkt zu rücken. Alle Ängste, Bangigkeiten und neurotischen Züge der eigenen Kindheit der Mutter werden wiederbelebt und üben – da unbewußt – destruktive Wirkung aus. Solange nicht die Psychologie der Mutter ernsthaft unter die Lupe genommen wird, pflanzt sich die Störung von einer Generation zur nächsten immer weiter fort. Die Beziehung zwischen der Mutter und dem ungeborenen sowie später dem geborenen Kind ist von äußerster Wichtigkeit. Die unbewußte mütterliche Reaktion ist der Schlüssel, von dem die künftige Entwicklung des Kindes abhängt. Wenn der Mutter das klargemacht werden kann und sie dadurch in die Lage versetzt wird, etwaige Abneigungen und Vorbehalte gegen das Kind offen auszusprechen und ihre Mängel anzunehmen, besteht begründete Hoffnung, daß die Hautkrankheit des Nachwuchses geheilt werden kann.

Die unbewußte seelische Größe in der Mutter-Kind-Beziehung ist der Archetyp. Ein Ekzem ist eine oberflächliche Hauterkrankung (der Epidermis), und die Haut ist das «oberflächlichste» Körperorgan. Das Ekzembläschen erinnert an einen Vulkan en miniature. Als Symbol für unbewußte Vorgänge betrachtet, spiegelt das Ekzem die immense drängende Kraft des Archetyps; intuitiv läßt sich erahnen, wie stark das Potential zur Assimilation ist.

Es ist bemerkenswert, wie rasch die Haut eines Kindes gesunden kann, wenn die Mutter «erlöst wird» durch einen Sinnes- und Einstellungswandel, bewirkt durch Einsicht in die unbewußte Negativität, die sie dem Kind entgegenbringt.

Urtikaria oder Nesselsucht

Für Urtikaria oder Nesselsucht werden die verschiedensten Auslöser angegeben: Nahrungmittel, Hautkontakte, Inhalationsstoffe, Medikamente, Infektionen, andere Krankheiten, auch psychische Faktoren (Urticaria nervosa). Das klinische Bild und der Verlauf sind ebenso variantenreich und unberechenbar wie die Ätiologie. «Leider bleibt in einer großen Zahl der Fälle die Ursache der Urtikaria unklar [...] Bei den meisten Patienten mit chronischer Urtikaria läßt sich ein auslösendes Agens nicht entdecken», heißt es in einem dermatologischen Standardwerk[34].

Das habe ich vor vielen Jahren, während meiner Ausbildung als Hautärztin, am eigenen Leibe erfahren müssen. Eine Zeitlang arbeitete ich damals in einer Urtikariaklinik, die schon seit mehreren Jahrzehnten bestand. Dort bekam ich mit Tausenden von Fällen zu tun. Aufgrund meiner traditionellen medizinischen Schulung glaubte ich felsenfest, bei gründlicher wissenschaftlicher Untersuchung seitens des Arztes und gutem Willen seitens des Patienten müsse für die Urtikaria stets eine Ursache feststellbar sein. Manche der Patienten hatten Krankengeschichten, die sich über mehrere Dekaden erstreckten. In einer angesehenen Klinik, voll Enthusiasmus, war es für mich nicht schwierig, medizinisch volles Geschütz aufzufahren. Jeder Patient, der zu uns kam, wurde auf das umfassendste, wirklich auf Herz und Nieren, untersucht. Trauriges Fazit dreijähriger Tätigkeit: Die individuellen körperlichen Ursachen blieben trotzdem häufig im dunkeln. Und schlimmerweise erwischte es mich gegen Ende meiner Klinikzeit selbst: Ich bekam eine akute Urtikaria auf den Händen. Überflüssig zu sagen, daß ich entsetzt war. Es ist keine anheimelnde Aussicht, mehrere Jahre lang krank zu sein. Gerade wollte ich an eine Selbstuntersuchung gehen, da kam mir ein intuitiver Gedanke. Ich erkannte, daß in meinem Fall die Krankheit daher kam, daß ich mir nicht eingestehen wollte, wie sehr ich seit Wochen von einer bestimmten schwelenden Abneigung besessen war. In dem Augenblick, in dem ich meine Emotion bewußt akzeptierte und verarbeitete, verschwand die Urtikaria.

Ich war gewissermaßen kurz in die Urtikaria hineingetaucht worden, eine Offenbarung, die nur als göttlicher Gnadenakt beschrieben werden kann. Von dem Augenblick an ließ ich alle rein medizinischen Untersuchungsziele fahren und begann mit den Patienten über ihr emotionales Leben zu sprechen. Dabei erkundigte ich mich stets nach dem genauen Zeitpunkt und den Begleitumständen des Einsetzens der Krankheit. Zunächst war das schwierig, aber hartnäckiges Nachgraben erbrachte, daß die emotionale Befindlichkeit des Patienten zum Zeitpunkt des Krankheitsbeginns von ausschlaggebender Bedeutung war. Das Ziel bestand nun darin, diese gleichsam archäologisch zu heben und den Kranken zu ermutigen, sich die damaligen Emotionen bewußtzumachen und im Bewußtsein zu behalten.

Die Symptome der Urtikaria sind Quaddeln (Ödeme, das heißt Flüssigkeitsansammlungen, in der oberen Dermis) und Juckreiz. Vor allem letzterer ist es, der die Patienten zum Arzt treibt. Das Jucken wird manchmal als «brennend» und «stechend» beschrieben. Meist ist der Juckreiz von quälender Stärke, ein regelrechter «furor dermaticus». Die weißlichen oder rötlichen Quaddeln treten in wechselnder Anordnung mal an diesem, mal an jenem Ort auf. Die Diagnose dieser charakteristisch sprunghaften Erscheinungen ist relativ einfach. Der Kratzzwang führt zu einer Entzündungsreaktion, die recht rasch ihren Höhepunkt erreicht, dann langsam abklingt, spurlos verschwindet und an einem anderen Ort wieder auftaucht. Man wird erinnert an einen Heidebrand, der unter der Grasnarbe schwelt, an einzelnen Stellen intensiv ausbricht, verlischt und an anderer Stelle erneut ausbricht.

Es wird, wie gesagt, stark gekratzt, manchmal tritt eine fast besinnungslose Kratzwut auf, bei der sich der Patient mit den Fingernägeln fast zerreißt. Elend und Niedergeschlagenheit sind ständige Begleiterscheinung. In merkwürdigem Kontrast zu diesen «heftigen» Symptomen zeigt der Patient häufig eine auffallende Distanziertheit, einen kühlen Gleichmut, der so gar nicht zur feuerroten Haut passen will.

Psychologisch handelt es sich bei Urtikariapatienten gewöhnlich um Helfertypen. Sie scheuen vor keiner Mühe zurück, um anderen dienstbar zu sein und zu helfen. Sie neigen dazu, sich Mühen und Pflichten aufzuhalsen – bis hin zum Martyrium. In den meisten Fällen wird dabei der inneren instinktmäßigen Natur sträflich zuwidergehandelt, und durch den brennenden Hautausschlag zeigt der Körper sein Mißfallen. Gerade bei der Urtikaria, mehr als bei allen anderen Hautkrankheiten, wird die Haut zum sensiblen Spiegel des Gefühlslebens. Sie wird geradezu zum Fenster, durch das man in die Innenwelt hineinschauen kann und durch das Verstimmungen, schwelender Ärger, mörderische Wut, verzehrender Zorn sichtbar werden. Im verborgenen Dunkel einer Persönlichkeit, die sich selbst für zu licht oder zu rein hält, spielt sich ein Konflikt ab, der sich nur durch bewußtes Akzeptieren bestimmter unbewußter Inhalte auflösen läßt. Der veränderliche und flüchtige Charakter der Urtikariareaktion, die durch Gefäßveränderungen bewirkt wird, offenbart die relative Oberflächlichkeit eben jener Inhalte und verweist auf die Möglichkeit, sie ins Bewußtsein zu integrieren.

Die Nesselsucht ist, abschließend gesagt, eine Manifestation des Schattens. Diesen Namen hat Jung jenem Archetyp gegeben, der das eigene Geschlecht eines Menschen repräsentiert und dessen Beziehung zu anderen Menschen des eigenen Geschlechts beeinflußt. Da der Schatten, historisch betrachtet, sehr tiefe Wurzeln hat, ist er äußerst mächtig und möglicherweise (als Potenz) der gefährlichste aller Archetypen. Der Schatten enthält viel von der ursprünglichen tierhaften Natur des Menschen, die im Verlauf des Zivilisationsvorgangs unterdrückt wird. Dabei entfernt sich der Mensch immer mehr von seiner inneren instinkthaften Natur und verliert den Kontakt zu ihrer Weisheit. Ein Mensch ohne Schatten ist oberflächlich und ohne Geistestiefe, da er das Reich der Einsichten, des spontan Schöpferischen und der tiefen, starken Emotionen verloren hat. Allenby sagt, Jung zitierend:

> «Unsere unbewußten Energien geben unserer Lebensreise Schwungkraft, und wenn wir ihnen den richtigen Kurs geben, wird unser Handeln kraftvoll sein, vielleicht spüren wir dann sogar, daß Gott hinter uns steht».[35]

Wenn wir dies allerdings nicht tun, unterliegen die ständig aktiven Energien in unserem Bewußtsein keiner Formung und keiner Ausrichtung. Dann laufen wir Gefahr, von unbewußten Trieben und Begierden drangsaliert zu werden.

Oft scheint es, daß hinter der Nesselsucht handfeste Auslöser stehen: Allergie gegen Muscheln, Rosen, Parfüms, Penicillin, Muttermilch usw., auch Kontakt mit den Elementen, etwa Hitze, Kälte, Wasser, Sonne. Es rät sich jedoch immer, auch die psychische Situation mitzubeachten, um den «Sinn» der Reaktion enträtseln zu können. Dazu ein Beispiel:

Eine Frau kam mit einer schweren Sonnenurtikaria. Sie war von außerordentlicher Schönheit, stammte aber aus bescheidenen Verhältnissen. Sie war verzweifelt, weil ihr Leben unerträglich geworden war. Wenn sie sich Sonnenlicht aussetzte, kam es bei ihr jedesmal zu heftigen Urtikariareaktionen. Sie wurde in verschiedenen Fachkliniken untersucht, und es wurde ihr schließlich gesagt, die einzige Lösung sei, Sonnenlicht zu meiden.

Ihr Fall schien klar zu liegen, eine simple Sonnenallergie, oder besser gesagt -antipathie. «Bewußt» hatte sie jedoch nichts gegen Sonne. Aus ihrer Leidensgeschichte ging hervor, daß sie die Geliebte eines steinreichen Mannes geworden war.

Dieser pflegte zum Zeitvertreib mit seiner Hochseejacht in die Südsee zu fahren und legte Wert darauf, daß sie ihn begleitete; das war ziemlich häufig der Fall. Unter diesen Umständen war sie intensiver ultravioletter Sonnenstrahlung plus widergespiegeltem Licht von den Wellen ausgesetzt – starke Strahlenexposition also. Die Frau hatte einen Ehemann und ein drei- bis vierjähriges Kind; um bei ihrem Geliebten zu sein, verließ sie die beiden oft für längere Zeit. Ihren Aufgaben als Ehefrau und Mutter kam sie immer weniger, am Schluß gar nicht mehr nach. Sie wollte sich unbedingt von ihrem Mann scheiden lassen und den Geliebten heiraten, aber letzterer, ebenfalls verheiratet, weigerte sich. Unschlüssig schwankte sie – da faßte, wie es aussah, ihr Unbewußtes für sie einen Entschluß. Es handelte sich um eine vom Materialismus verführte, ihrer Instinktnatur entfremdete Frau. Sie war sich ihrer selbst zutiefst unbewußt und hatte keinen Begriff von ihrem selbstsüchtigen, arglistigen, kalt-grausamen Schatten, auch nicht von dem Leid, das sie Mann und Kind antat. Auch des wahren Wesens ihres Liebhabers war sie sich nicht bewußt. Aus dem blendenden, brennenden Sonnenlicht zwang sie ihr Leiden schließlich ins Finstere, damit sie – so sah es aus – endlich Einsicht gewann in ihre eigene dunkle Natur. Diesen «Sinn» hatte die Sonnenurtikaria. Ganz zweifellos war die Frau allergisch gegen das Licht des Tages.

An den folgenden Fällen von Nesselsucht soll demonstriert werden, wie das Unbewußte dabei jeweils mitgespielt hat: wie es ins Leben eines Menschen eingreift, ihn zum Opfer macht und ihn auf eine höhere Ebene der bewußten Reflexion zwingt.

Das Schlangenmädchen

Vor vielen Jahren rief mich ein Allgemeinarzt an und bat mich um Mithilfe in einem dringenden Fall. Es ging um eine junge Frau, die einige Wochen zuvor an schwerer progressiver cholinergischer Nesselsucht erkrankt war, wozu noch ein anfallsweise auftretendes angioneurotisches Ödem kam. Der Arzt war der Meinung, daß diese Anfälle lebensbedrohlich waren. Die Frau hatte vorher nicht zu Krankheiten geneigt und hatte nie eine Hautallergie gehabt, hatte sich allerdings vor kurzem eine Schlange gekauft, und der Arzt vermutete, daß sie gegen die Schlange allergisch sei; er war sogar fest davon überzeugt, daß die Schlange der Auslöser war, denn das Mädchen hatte die Schlange am Vortage des Krankheitsausbruchs erworben.

Die junge, recht stattliche Frau war fünfundzwanzig Jahre alt, Lehrerin von Beruf. Sie lebte bei ihren Eltern und war nur einmal, während ihrer Ausbildung auf dem Lehrerseminar, zwei Jahre von zu Hause fort gewesen. Nach dem Examen war sie nach Hause zurückgekehrt und bekam eine Anstellung als Lehrerin in ihrer Heimatstadt, in der sie geboren und aufgewachsen war.

Ausgebrochen war die Urtikaria vor sechs Wochen, exakt einen Tag nach dem Kauf der Schlange, wie der Arzt mir mitgeteilt hatte. Hoffentlich, so die Patientin, sei es keine Allergie, denn sie liebe die Schlange und wolle sie behalten (es war eine ungiftige grüne Grasschlange). Sie halte sie unter dem Bett und füttere sie jeden Tag mit warmer Milch.

Auffallend an der Anamnese war für mich zunächst einmal das Faktum, daß sich eine erwachsene Fünfundzwanzigjährige ein so exotisches Haustier zulegt. Nach den Gründen befragt, sagte sie: Die Schlange «ist sauber, still und macht zu Hause keinen Ärger». Eine sehr vielsagende Beschreibung, denn damit beschrieb sich die Patientin selbst, beschrieb in wenigen Worten ihr ganzes Leben.

In dem Gespräch, das wir anschließend führten, kam ans Licht, daß sie eine Woche vor dem Kauf der Schlange eine seelische Notlage durchgemacht hatte. Eines Abends war sie mit ihrem Verlobten – den sie seit zwei Jahren kannte und mit dem sie seit einem Jahr verlobt war – ausgegangen. Am Ende des Abends hatte er ganz aus heiterem Himmel und ohne Streit die

Verlobung für gelöst erklärt. Entsetzen bei der jungen Frau, aber da der Mann jede inhaltliche Auseinandersetzung ablehnte, hatte die Verlobung mit diesem quälenden Gespräch ihr Ende gefunden. Zu Hause berichtete sie ihrer Mutter von ihrem Kummer, worauf die Mutter gleichgültig die Achseln zuckte und zunächst kein Wort sagte, später dann äußerte, der Abbruch der Verlobung sei eine gute Sache, sie werde einen Besseren finden, mit besserem Beruf und mehr Geld.

Danach war meine Patientin, wie sie mir schilderte, in ihr Schlafzimmer gegangen und dort eine volle Woche geblieben. Sie sprach mit niemandem außer mit ihren Eltern, lag nur auf dem Bett, schlief oder starrte die Wände an. Am Ende der Woche stand sie auf und machte einen Spaziergang, auf dem sie an einer Tierhandlung vorbeikam. Dort schaute sie ins Schaufenster, und ihr Blick fiel auf eine grüne Schlange. Sie ging in das Geschäft und kaufte das Tier. Dann ging sie zurück in ihr Schlafzimmer, setzte es unters Bett und fütterte es mit Schälchen voll Milch.

Gefragt, warum sie sich nicht einen Hund oder eine Katze gekauft habe, erwiderte sie, das habe sie sich nicht getraut; ihre Mutter habe ein «schönes Haus» und erlaube keine Haustiere, weil sie die Möbel ruinieren könnten. Wegen dieses mütterlichen Verbots hatte sie nie im Leben ein Tier halten dürfen.

Ich fragte sie, ob sie keinen Zorn auf den jungen Mann empfinde, weil er die Verlobung so mir nichts dir nichts, und auf so selbstherrliche Weise, abgebrochen habe. Sie schaute überrascht drein und antwortete: Nein. Ihre Mutter habe ihr nach dem Platzen der Verlobung gesagt, sie werde nie eine gute Ehefrau abgeben, und sie glaube, die Mutter habe recht. Ob sie dann vielleicht Zorn auf die Mutter empfinde, fragte ich. Wieder schüttelte sie den Kopf, regte sich dann aber plötzlich sehr auf und meinte, diese Frage sei ja wohl eine Zumutung. Kurz darauf äußerte sie, sie wolle gehen, und ich beendete die Untersuchung, worauf sie sich verabschiedete. Ich rechnete nicht damit, sie wiederzusehen, weil meine letzte Frage sie offensichtlich zutiefst schockiert hatte. Kalte Wut – auf mich – hatte ihr im Gesicht gestanden, als sie ging.

Sechs Wochen später kam sie jedoch wieder – gesund, munter und geheilt, die Urtikaria war verschwunden, ohne jegliche Therapie von mir. Sie erzählte, eigentlich habe sie nicht mehr wiederkommen wollen, weil meine Frage über ihre Mutter sie geschockt und tief verärgert habe. Sie war zornig auf mich, weil ich sie mit einer ungebetenen Intimfrage in Verwirrung gestürzt hatte. Seinerzeit, als sie nach Hause kam, war sie wieder von Depressionen befallen worden. Sie hatte sich aber nicht ins Bett zurückgezogen wie beim ersten Mal, nach dem Bruch der Verlobung. Langsam war sie zu der Erkenntnis gekommen, daß sie ihren Verlobten haßte, aber auch ihre Mutter, die sich über ihr Unglück zu freuen schien. Allmählich kam ihr zu Bewußtsein, daß ihre Mutter sie nie hatte tun lassen, was sie wollte, daß sie sogar ihre Berufswahl aufgrund mütterlicher Planung getroffen hatte. Der Verlobte, glaubte sie, hatte sie genau wie die Mutter behandelt, indem nämlich allein er bestimmte, wohin sie gingen und was sie unternahmen. Sie hatte seinen Plänen immer ohne Mucken lächelnd zugestimmt.

Plötzlich, mitten in der Rede, sagte sie zu mir: «Wissen Sie, warum ich die Schlange gekauft habe? ... Weil sie genau wie Mutter aussieht.»

Die Geschichte der jungen Frau enthüllt, wie das Unbewußte die kalte abstoßende Haltung der Mutter konkretisierte. Die Patientin hatte die Kälte der Mutter und das Ausmaß ihrer Machtausübung nie bewußt erfaßt. Die Patientin selbst hatte eine extravertierte Haltung, Fühlen war ihre superiore Funktion. Fast zwanzig Jahre lang hatte diese junge Frau ihre Mutter für bezogen und liebevoll gehalten; zwar wußte sie, daß die Mutter sehr stolz auf ihr Haus war und es mit fast fanatischer Besessenheit pflegte, aber sie hatte nicht erkannt, daß das Haus in Wirklichkeit wichtiger war als sie. Gewiß glaubte diese junge Frau – oder zwang sich zu glauben –, daß sie ihre Mutter bedingungslos liebte. Sie war sich nicht bewußt – oder durfte sich nicht bewußt sein –, daß sie gegen die Mutter wegen ihrer zwanghaften Haltungen, Beziehungsarmut und Kälte einen unbewußten Groll hegte.

Interessant ist, daß es gerade eine Grasschlange war, die heilende Schlange des Gottes Apoll, des Göttlichen Arztes und seines Sohnes Asklepios, des Gottes der Ärzte. Daß in den Augen der Frau die Schlange der Mutter ähnlich sah, lag daran, daß die Schlange das unbezogene Gefühl symbolisierte. Sicherlich war seitens der Mutter beziehungsloser Eros im Spiel, aber seitens der Tochter auch Projektion.

> «Die Projektion», so Jung, «beruht auf der archaischen *Identität* von Subjekt und Objekt, ist aber erst dann als Projektion zu bezeichnen, wenn die Notwendigkeit der Auflösung der Identität mit dem Objekt eingetreten ist» (Jung, GW 6, §870).

Der Begriff Projektion wurde zuerst von Sigmund Freud verwendet, der darin einen Abwehrmechanismus sah, durch den sich ein neurotischer Mensch von einem Gefühl oder einem Konflikt befreit. Das vom Subjekt empfundene Gefühl wird in einen anderen Menschen oder ein Objekt hinausverlegt. Auch Jung gebraucht den Begriff Projektion, jedoch in einem neuen Sinn, seiner andersartigen Auffassung vom Unbewußten entsprechend. Projektion sieht er als einen «unbewußten, automatischen Vorgang» an, das heißt als einen Vorgang, der vom Subjekt nicht wahrgenommen und nicht beabsichtigt ist; seelische Inhalte oder ein bestimmter Inhalt übertragen sich auf ein Objekt und scheinen zu diesem zu gehören. «Die Projektion hört [...] in dem Augenblick auf, in welchem sie bewußt wird, das heißt wenn der Inhalt als dem Subjekt zugehörig gesehen wird» (Jung, GW 9 I, §121). Projektion sei «nie bewußt», Projektionen fänden sich «immer vor und werden erst nachträglich erkannt» (§122).

Die Schlange symbolisierte die Realität des unbezogenen Fühlens auf seiten der Mutter und die Unbezogenheit des Mutterkomplexes selbst wie auch die unausgedrückte Feindseligkeit auf seiten der Tochter. Zugleich war es für letztere aber auch ein Symbol der Heilung.

In den sechs Wochen nach ihrem ersten Besuch in meiner Praxis war sie sich der Tatsache bewußt geworden, daß sie wütend auf ihren Verlobten und – wichtiger – auf die Mutter war. Dies brachte Linderung und Heilung des Hautleidens. Anschließend konnte sie den Entschluß fassen, von zu Hause fortzuziehen und sich selbst eine Wohnung zu suchen; sie schaffte sich einen Hund an, die Schlange ließ sie frei. Der Kauf der Schlange war der erste Akt des Ungehorsams in fünfundzwanzig Jahren gewesen.

Der destruktive Animus der Mutter, der in der schicksalhaften Nacht, als das Verlöbnis in die Brüche ging, so klar gesprochen hatte, trug gleichsam schlangenhafte Züge, wie man an dem kalten, inhumanen, unprovozierten Angriff auf die Tochter sehen konnte. Auch in den kategorischen (unbegründeten) Meinungen der Mutter über die Eheuntauglichkeit der Tochter kam seine Animosität zum Ausdruck. Der Animus war es, den die Tochter einen flüchtigen Augenblick lang im hypnotischen Auge der Schlange gesehen hatte, eines archaischen, entwicklungsgeschichtlich vom menschlichen Bewußtsein äonenweit entfernten Reptils. Die Hautkrankheit Urtikaria symbolisierte für die Tochter die Notwendigkeit einer Häutung, war Vorbote einer Erneuerung und einer neuen höheren Bewußtheit und eines ihrem Wesen entsprechenden Lebens.

Urtikaria ist eine außerordentlich häufige Krankheit; die meisten Menschen bekommen irgendwann einmal mit ihr zu tun. Wie bereits gesagt, wird sie im allgemeinen als Allergie auf diesen oder jenen Stoff angesehen, jedoch fehlt häufig ein eindeutig feststellbares äusseres Allergen. Aus meiner Erfahrung als Hautärztin und Analytikerin kann ich konstatieren, daß sie als Manifestation unausgedrückter Emotionalität zu betrachten ist, und zwar vor allem als Manifestation unbewußter Ärger- und Zornesgefühle.

Das Auffallendste an diesem Fall war, daß die junge Frau nach einer Periode der Depression nach dem Zerbrechen einer Liebesbeziehung plötzlich hingeht und sich eine grüne Grasschlange kauft. Man muß sich unter solchen Umständen fragen: Was bedeutet dieser Akt? Was will die Psyche, wenn sie einen durch und durch modernen Stadtmenschen zu einer solchen Handlung bringt? Die meisten Menschen haben einen gesunden Respekt, um nicht zu sagen einen Horror vor Schlangen; wohl nahezu niemand bleibt einer Schlange gegenüber ganz ohne Angst, sei sie bewußt oder unbewußt.

Der Erwerb einer harmlosen grünen Grasschlange deutete auf etwas ganz Gewaltiges und Unsichtbares. Denn in das Leben dieser jungen Frau war der Archetyp Schlange getreten. Konstelliert hatte er sich wahrscheinlich in der eine Woche dauernden Inkubationszeit in ihrem Schlafzimmer. Die Hautkrankheit – Symbol für die anstehende Wiedergeburt zu einer neuen Haltung – war genau in dem Augenblick ausgebrochen, in dem die Frau die Schlange kaufte. Die inneren und äußeren Ereignisse sind hier als synchronistisch zu betrachten und zeigen die Präsenz des Archetyps. In seiner grundlegenden Arbeit über *«Synchronizität als ein Prinzip akausaler Zusammenhänge»* (GW 8, §816–958) sagt Jung, synchronistische Ereignisse seien gekennzeichnet durch «sinngemäße Koinzidenz» und «Zeitkoinzidenz»:

> «Ich gebrauche hier also den allgemeinen Begriff der Synchronizität in dem speziellen Sinne von zeitlicher Koinzidenz zweier oder mehrerer nicht kausal aufeinander bezogener Ereignisse, welche von gleichem oder ähnlichem Sinngehalt sind. Dies ist im Gegensatz zu ‹Synchronismus›, welcher die bloße Gleichzeitigkeit zweier Ereignisse darstellt» (GW 8, §849). Am Schluß dieser Arbeit sagt er: «Die Synchronizität ist nicht rätselhafter oder geheimnisvoller als die Diskontinuitäten der Physik. Es ist nur die eingefleischte Überzeugung von der Allmacht der Kausalität, welche dem Verständnis Schwierigkeiten bereitet» (§956).

Akausal-synchronistische Ereignisse müsse man «als *Schöpfungsakte* ansprechen im Sinne einer creatio continua» (§956).

In der Depression, die nach dem Abbruch der Beziehung bei der jungen Frau verständlicherweise eintrat, spiegelte sich unbewußter unausgedrückter Zorn. Die während der Zeit tiefer Introversion in ihrem Schlafzimmer ins Unbewußte zurückfließende Beziehungsenergie hat offenbar den Schlangenarchetyp aktiviert, den Archetyp der Krankheit und Heilung. Durch den Zusammenbruch der Beziehung war Libido freigeworden, Libido, die das Mädchen in die Bindung zu ihrem Freund investiert hatte. Diese Libido hatte der Verlobte dem Mutterkomplex gewissermaßen «entwendet» und durch seine grausame Zurückweisung nun «fortgeworfen», wodurch sie frei wurde für den nächsten Schritt. Die Heilung der Kranken begann in der Klausur ihres Zimmers, und durch die Introversion konnte die Heilung auf so tiefer archetypischer Ebene vor sich gehen. Obschon der starke Mutterkomplex bestehen blieb, lockerte sich sein Würgegriff in dieser schicksalhaften Woche, weil die Kranke dabei war, auf eine höhere Bewußtseinsebene zu gelangen, und ihre eigenen Aggressionen erkannt hatte.

Bleiben wir noch einen Augenblick beim Schlangenarchetyp. Wir rufen uns in Erinnerung, daß, rein physisch gesehen, der Schlangenkörper die Fähigkeit des Tieres zu freier Bewegung und Ortswechsel mit der Spiralbewegung des pflanzlichen Lebens verbindet, das sich in Muskelreflexen äußert. Diese seltsame Kombination ist es, die packt und fasziniert, diese Verbindung von Gegensätzlichkeiten aus der Tier- und Pflanzenwelt, die völlige Reglosigkeit, dann das blitzschnelle Zuschlagen. Quintessenz des Hypnotischen ist wohl der starre glitzernde Blick der Schlange und ihr ständiges rasches Züngeln.

In der hellenistischen Mythologie war der Heilaspekt der Schlange mit dem Orakel von Delphi und mit allen Hermes-, Asklepios- und später Mithrastempeln verknüpft. In diesen Tempeln gab es stets eine Höhle, eine Grotte oder einen Brunnen, und der chthonische Gott, der dort wohnte und der, da er als eine verschlingende Mutter die Erde selbst repräsentierte, mit Geschenken besänftigt werden mußte, war meist eine Schlange.

Daß die Schlange eigentlich ein Todessymbol ist, erweist sich aus dem Faktum, daß die Seelen der Toten, wie die chthonischen Götter, als Schlangen und Bewohner des Reichs der Todesmutter auftreten. Aus Griechenland stammt der Äskulapstab, der mit einer Schlange umwundene Symbolstab des Asklepios, des Gottes der Ärzte. Fünf Jahrhunderte vor Christus wurden diesem weithin verehrten Gott auf Kos, in Epidauros, Pergamon und Athen Tempel gebaut. Jede dieser Kultstätten (Asklepieion genannt) enthielt einen zentralen Ort, der die Tempelschlange beherbergte, die mit Milch und Honig gefüttert wurde und gleichzeitig der Gott selber war, Asklepios in Schlangengestalt; er war beides, die Schlange und der Gott. In den Temenos des Tempels, das Allerheiligste, kamen Pilger, die den Gott verehrten, durch Baden und Gebet; dann legten sie sich zum Tempelschlaf nieder, um auf Träume zu warten, in denen der Gott ihnen in Menschen- oder Schlangengestalt erscheinen und sie heilen sollte. Diese Vorbereitungs- und Wartezeit hieß *incubatio*; und eine Inkubation stellte auch die Zeit dar, die unsere junge Lehrerin durchmachte, ehe sie vom Bett aufstand, hinging und sich eine Schlange kaufte. Es besteht kaum Zweifel, daß in dieser Zeit der Dunkelheit und Depression der Gott des Heilens selber zu ihr kam; und das Bild, das sie unbewußt in sich trug, zeigte sich ihr dann in Wirklichkeit in der Schlangengestalt des Gottes, als sie zu genesen begann.

Der Schlangenarchetyp, der Archetyp der ständigen Erneuerung und Wiedergeburt, verkörpert sich im Reptil, das seine Haut abwirft und als verjüngtes und leuchtendes Wesen wiedergeboren wird; als solches symbolisiert es einen Wandel von Krankheit zu Gesundheit und neuem Leben. Psychologisch gesehen, wird das Licht des Bewußtseins geboren, Bewußtheit dämmert, und diese Erkenntnis bringt Symptomlinderung und am Ende Heilung. So war es bei der Schullehrerin.

Ich habe wenig für diese Frau getan, ich habe nur eine Frage gestellt, nachdem der Heilungsprozeß bei ihr eingesetzt hatte. Diese Patientin ist – davon bin ich seither überzeugt – für mich geradezu ein Gottesgeschenk gewesen. Ich durfte bei ihr eine Veränderung der Krankheit zur Gesundheit beobachten, und ich lernte aus dieser Erfahrung, daß die Urtikariareaktion eintritt, wenn das Ichbewußtsein endlich reif dafür ist, bestimmte unbewußte Inhalte oder Sachverhalte zu akzeptieren, Inhalte, die emporgestiegen sind und die Grenzzone zwischen dem persönlichen Unbewußten und dem Bewußtsein erreicht haben – Inhalte also, die angenommen werden *können*. Ob sie tatsächlich akzeptiert werden oder nicht, hängt von vielerlei Umständen ab, vor allem aber davon, ob der Patient in der inneren oder äußeren Welt einen Seelenführer, einen Psychopompos, hat. Meine Patientin stand unter der Führung eines solchen, und zu den vom Archetyp herbeigeführten Synchronizitäten zählten auch meine eigenen Beobachtungen.

Der Erdbeermann

Vor rund einem Vierteljahrhundert, zur Zeit der Kubakrise, wurde ein Mann, Mitte fünfzig, mit chronischer Nesselsucht an mich überwiesen.

Seit mehreren Monaten litt er an schweren quälenden Anfällen, und er war zu dem Schluß gekommen, er sei gegen Erdbeeren allergisch. Bewiesen wurde dies nach seinen Beobachtungen durch die Tatsache, daß der Genuß dieser leckeren Früchte meistens – jedoch nicht immer – einen Anfall nach sich zog. Er war Journalist, als Auslandskorrespondent und politischer Experte eine bekannte Figur in der Pressewelt. Aufgrund der Kubakrise war er in Mexiko stationiert worden und mußte nun monatlich mehrfach über den Atlantik fliegen, um mit der Redaktion seines Blattes zu konferieren. Auf diesen Transatlantikflügen – stets erster Klasse – hatte er reichlich Gelegenheit, Erdbeeren zu essen, die offensichtlich eine seiner Lieblingsspeisen waren.

Es wurde Urtikaria diagnostiziert, und alle Untersuchungen ergaben, daß er kerngesund war, ohne irgendwelchen organischen Befund. Bei den Konsultationen stellte sich heraus, daß die Urtikaria nur auftrat, wenn er auf dem Flug von Mexiko-City nach Europa Erdbeeren aß, erstaunlicherweise nie auf dem Flug in umgekehrter Richtung. Dieser Sachverhalt trat zutage, nachdem er gefragt worden war, weshalb er denn die Früchte immer weiter esse, obwohl er wisse, daß sie so scharfe Reaktionen auslösen könnten. Mit eigenen Augen hatte ich, als er erstmals zu mir kam, eine solche Attacke beobachten können: gedunsenes Gesicht, Augen halb zugeschwollen, heftiger generalisierter Juckreiz und entsprechend starkes Kratzen.

Er erzählte, daß sein Leben durch die Krise ziemlich durcheinandergeraten sei; obwohl er seinen Wohnsitz noch in Europa habe, lebe er praktisch in Zentralamerika, und zu den Transatlantikflügen kämen noch viele Flüge nach Südamerika hinzu. Auf seinen Europatrips besuche er «seinen Schriftleiter und dann seine Frau». So sagte er es, in dieser Reihenfolge. Nach eigener Auskunft führte er eine entwurzelte Existenz, und er fragte sich, ob seine Krankheit nicht streßbedingt sei.

Er kam mehrere Male, und jedesmal bot sich dem Auge des Arztes eine klassische Urtikariareaktion. Auf Erdbeeren verzichtete er schließlich ganz; zu seiner großen Enttäuschung trat jedoch die Nesselsucht trotzdem jedesmal wieder auf, wenn er nach Europa kam. Nach dem Privatleben befragt, sagte er, er sei seit dreißig Jahren verheiratet, zu Hause lebe nur noch seine Frau, die Kinder seien flügge und aus dem Nest. Es wurde angedeutet, wie seltsam es doch sei, daß die Krankheit jedesmal im Zusammenhang mit seiner Heimkehr auftrete. Er griff den Hinweis nicht auf.

Etwa zu dieser Zeit, als er sein Familienleben zur Sprache gebracht und erzählt hatte, wie gut es ihm in Mexiko-City gefalle, sah ich nach einer Konsultation mit ihm eines Abends im Kino Ingmar Bergmans Film *«Wilde Erdbeeren»*. Ein quälender Film voll fragiler blonder Frauen, alle von scheinbar ewiger Jugend und Schönheit, zweifellos sämtlich Animafiguren. Beeindruckend und beunruhigend fand ich die Traumsequenzen des alten Professors, und es fiel mir die «Défendu»-Qualität des Sammelns wilder Walderdbeeren auf, mit seinen Assoziationen von Jugend und flüchtiger romantischer Sommerliebe, von Vergänglichkeit und Tod. Ein erotisches Beziehungsspiel von äußerster Zartheit und Zerbrechlichkeit.

Die Erdbeere ist das Attribut bestimmter Liebesgöttinnen: Kühl, trocken, grünlich-weiß im unreifen Zustand, reift sie zu tiefroter feuchter Süße. Zuweilen wird sie als medizinischer Talisman gebraucht, und in Bayern war es Brauch, im Frühsommer für die Elfen Erdbeeren im Freien auszulegen, damit die Familie fruchtbar sei und gedeihe. Im Christentum ist die Erdbeere ein Emblem Johannes des Täufers und der Jungfrau Maria, in viel früheren, heidnischen Zeiten war sie das Zeichen der nordischen Göttin Frija oder Frigg, der Schutzgöttin der Ehe. Es hieß, daß Frija an Johanni Geburt, dem 22. Juni, dem Tag der Sommersonnenwende, mit ihren Kindern wilde Erdbeeren suchen ging, wie später die Jungfrau. Man glaubte auch, daß eine Mutter, die ein kleines Kind verloren hatte, an dem Tag keine Erdbeeren essen durfte: Es war für sie eine verbotene Frucht. Aß sie trotzdem davon, bekam ihr Kind im Himmel nichts mehr, denn dann sagte die Jungfrau: «Du mußt zurückstehen, weil deine Mutter schon deinen Anteil aufgegessen hat, für dich ist nichts mehr übrig.»[36] (Ganz offensichtlich verdrängt hier christliche Moral heidnische Vorstellungen.)

In der Neuen Welt hatte die Erdbeere besondere Bedeutung bei den Odjibwaindianern[37] im südwestlichen Ontario. Wenn ein Odjibwa starb, traf seine Seele (die bewußt blieb) auf ihrer Reise ins Land der Toten am Ende auf eine riesige Erdbeere. Für die Indianer war die Erdbeere Sommernahrung und symbolisierte die gute Jahreszeit. Kostete die Seele des Toten von der Erdbeere, dann vergaß sie die Welt der Lebendigen, und jede Rückkehr ins Leben und ins Land der Lebendigen war ausgeschlossen. Rührte sie die Erdbeere aber nicht an, dann hatte sie die Möglichkeit, zur Erde zurückzukehren. Irdische Nahrung ist, wie bei Persephone, den Bewohnern der Unterwelt nicht gestattet.

In der folgenden Woche kam der Patient wieder zu mir, und im Augenblick, als er hereinkam, trat plötzlich wieder der Film vor mein Auge. Die Erdbeeren, die er gegessen hatte, waren keine wilden Erdbeeren und waren ganz sicher keine «Saisonfrüchte». Mit dem Wort «keine Saisonfrüchte» hatte er sie mir übrigens bei seinem ersten Besuch beschrieben.

Er war ein lebhafter, intelligenter und attraktiver Mann in den besten Jahren, im sicheren Hafen einer nun schon drei Jahrzehnte währenden Ehe, einer festen und Halt gebenden Ehe. Durch seine Versetzung nach Zentralamerika hatte er nicht nur einen neuen Aktionskreis erhalten, sondern war auch aus seinem alten Leben, wenn auch nur vorübergehend, hinausversetzt worden.

Von Mexiko-City sprach er in höchster Begeisterung, das Bild einer Stadt von immenser Vitalität und Schönheit heraufbeschwörend, ein sicher nicht unberechtigtes Bild. Sein Hymnus auf die Stadt hatte jedoch etwas Überschwengliches, insgesamt am Ziel Vorbeischießendes, und es wurde klar, daß sich hinter Mexiko-City etwas anderes verbarg. Die Attraktion der Stadt begann die Gestalt einer Frau anzunehmen. Ich fragte ihn geradeheraus nach seiner Ehe und ob es jemand anderen gebe. Er sah mich an, lange, zögernd und nachdenklich, schlug eine volle Minute die Augen nieder, blickte mich dann direkt an und versicherte mir, mit seiner Ehe sei alles in Ordnung. Durch diesen Blick verriet er: Er wußte sofort, daß hinter der Entwicklung der Urtikaria ganz handfest der durch die Liebe zu zwei Frauen verursachte Konflikt stand.

Indem er seine neue Liebe fand, hatte er sich selbst verloren, so stark hatte sie von ihm Besitz ergriffen; unbewußt waren ihm seine Frau und seine dreißigjährige Ehe lästig geworden, und Ärger staute sich auf. All dies, wie gesagt, unbewußt, doch die regelmäßigen Anfälle von Nesselsucht auf der Heimreise sprachen beredt vom ebenso regelmäßigen Aufbrodeln des Ärgers. Oberflächlich schien die Erdbeere schuld zu sein, als Auslöser war sie jedoch eher nebensächlich: In dem, was sie in seiner unbewußten Psyche symbolisierte, lag das Problem.

Tiefsitzender Groll also gegen die Fesseln der Ehe, aber beim Gespräch darüber keine Spur, kein Wort. Zwischen den beiden Teilbereichen seines Lebens – der maskulinen Welt seiner Zeitung, die, wenn auch am Rande, sein Heim und seine Frau einschloß, und der neuen, aufregenden, vordergründig christlichen, aber von Background und Vergangenheit her überwältigend heidnischen Welt von Mexiko-City – hatte er eine strikte Scheidewand errichtet.

Auf dem Zócalo-Platz vor der heutigen Kathedrale in Mexiko-Stadt wurde 1824 eine monströse Figur der Coatlicue, der Erdgöttin der Azteken, ausgegraben. Hier in Tenochtitlán, der Aztekenhauptstadt, auf deren Ruinen Mexiko-Stadt errichtet ist, wurde sie verehrt. Für europäische, die Sanftheit von Marienstatuen gewöhnte Augen ist sie schrecklich anzuschauen, für die Azteken aber verkörperte sie die Erde selbst; das Standbild ist eine poetische Danksagung für ihren Schmerz und ihre Großherzigkeit als Lebens- und Nahrungsspenderin des Menschen. Mehr als alles andere verkörpert sie die Dynamik und Fülle des Weiblichen und vor allem des Mütterlichen in dieser Region.

Diese Stadt wurde zur Wiege einer neuen Frauenbeziehung für unseren Journalisten; diese Liebe war geheim, sogar vor ihm selbst. Er mußte sich dem Konflikt mit seinen Wonnen und Leiden bewußt stellen, mußte die Gegensätze in sich selbst erkennen und sich seinem inneren Wesen stellen. In Form der ordinären Hautkrankheit Nesselsucht sandte ihm das Selbst gewissermaßen einen Fallschirm zur Rückkehr auf den Boden seiner Realität, ein Mittel zur Bewußtmachung seiner Situation und der Situation der beiden Frauen, die nichts voneinander wußten und beide gewichtige Rollen im Konflikt spielten. Die Hauterkrankung sollte ihn «erden».

Das Geheimnis mußte aufgedeckt und ins Bewußtsein integriert werden, wobei sich die Erdbeere als sinnfälliges Symbol erwies, denn der Juckreiz und das Leid, erzeugt von der Urtikaria, waren ein Schritt voran im Individuationsprozeß, im Prozeß der Bewußtwerdung seiner selbst.

Die Erdbeere mit all ihren Nebenbedeutungen von Erotik, Jugend und flüchtiger Schönheit, Süße, Reife, Ehe und auch ihren Caché- und Défendu-Qualitäten (Versteck und Verbot) war das perfekte Symbol, das seinen «Sturz in die Nesseln» ankündigte. Nesselsucht, der allgemein übliche Name für Urtikaria, leitet sich von der Pflanzengattung *Urtica* her. Bekannt sind *Urtica diocia*, die große Brennessel, und *Urtica urens*, die kleine Brennessel, die auf Brachland und an Wegesrändern, vor allem an unbetretenen Stellen, üppig wachsen. Ihre Blätter tragen Brennhaare, die durch Toxinabgabe beim Menschen Histamin freisetzen, wodurch der typische Nesselausschlag mit Quaddeln entsteht. Mit beschreibenden Zusatzwörtern verkoppelt, werden als Nessel auch andere, nicht zur Gattung *Urtica* gehörige Pflanzen bezeichnet (Waldnessel, Hanfnessel, Zimmernessel, Taubnessel usw.).

Der Archetyp der Anima ist es, der einen Mann in Beziehungen und ins Leben einführt. Der Archetyp stellt sich in einem Frauenbild dar, das für einen Mann sein Schicksal ist. So führte die Anima selbst unseren Patienten in einen Konflikt en miniature, den nur er lösen konnte, ein Konflikt, der sich auf dem Hintergrund großer weltpolitischer Ereignisse abspielte. Für diesen Mann manifestierte sich in der Urtikaria die in ihm brodelnde Wut und Auflehnung gegen die Ehebindung. Die Heilung lag in der bewußten Erkenntnis, daß nicht die Hautkrankheit, sondern ein seelischer Konflikt das wahre Problem bildete. Die Erdbeerenurtikaria und der untergründige Liebeskonflikt waren synchronistische Ereignisse: die feurige äußere Eruption als Ausdruck des inneren Seelendrucks.

Der Mann mit der dominanten Mutter

Folgender Fall wurde ausgewählt wegen der überraschenden Plötzlichkeit, mit der sich die Symptome nach nur einer einzigen Konsultation legten. Der Patient war ein dünner, bekümmerter Mann, ziemlich hochgewachsen, aber mit einer Rückgratverkrümmung (Kyphose), die ihn kleiner erscheinen ließ, als er tatsächlich war. Er hatte ein freundliches Gesicht und einen wachen Gesichtsausdruck, wirkte jedoch insgesamt geduckt, gedrückt, schwer sorgenbeladen. Von seinem Hausarzt war er überwiesen worden wegen Urticaria gigantea, einer Extremform der Nesselsucht mit sehr starken Schwellungen. Die Attacke hatte zwei Wochen zuvor eingesetzt und hatte zwei, drei Tage vor der Konsultation ein Crescendo erreicht. Der Mann war in Panik. Vor vierzig Jahren, als er siebenundzwanzig war, hatte ihn die Krankheit nämlich schon einmal überfallen, und sie hatte ohne Unterbrechung zwanzig Jahre lang angehalten – zwei Jahrzehnte, in denen er unsäglich gelitten hatte und die sich ihm unauslöschlich eingeprägt hatten. Psychologisch ist es erlaubt zu sagen, daß er einen Urtikariakomplex hatte.

Als Junge hatte er seinen Vater verloren und war von seiner Mutter großgezogen worden. Mit siebenundzwanzig verlobte er sich – er lebte zu dieser Zeit immer noch bei seiner Mutter. Vor der Verlobung hatte er bei zwei verschiedenen Gelegenheiten versucht, England zu verlassen und im kirchlichen Dienst im Fernen Osten zu arbeiten. Jedesmal hatte die Mutter ihm alle möglichen Steine in den Weg gelegt, bis er am Ende kapitulierte und seinen Traum von der Auslandsarbeit fallen ließ. Eines Nachmittags dann, kurz nach der Verlobung, war bei einem Tennisspiel die Urtikaria ausgebrochen. Es war ein heißer Nachmittag, und zuerst dachte er, er hätte «Hitzepusteln», wie beginnende Hautausschläge volkstümlich oft genannt werden. Interessant ist, daß er sich ganz kurz zuvor, unterstützt von seiner Verlobten, noch einmal um eine Stelle in

Fernost beworben und – ohne Wissen und folglich ohne Einwendungen von seiner Mutter – eine Zusage bekommen hatte.

Mit dieser Zusage in der Tasche, unterrichtete er seine Mutter von seinen Plänen, und ein böser Streit entspann sich. Zwölf Tage sprach die Mutter danach kein Wort mit ihm. Er wurde in dieser Zeit immer unglücklicher und beschloß nach einer Aussprache mit seiner Verlobten, nun doch nicht nach Fernost zu gehen. Nach dieser Entscheidung überlegte er sich, was er tun könne, um seine Mutter wieder zu versöhnen.

Durch Abendarbeit hatte er sich ein bißchen Extrageld verdient und gespart. Eigentlich war es als Reserve für seine künftige Ehe gedacht. Nun aber ging er zur Bank, hob es ab und kaufte seiner Mutter ein Geschenk damit: einen Kerzenleuchter aus gewundenem Kunstglas. Er sagte, er habe sie damit umstimmen und sie um Vergebung bitten wollen, daß er ungehorsam gewesen sei!

Nach diesem Streit starb der zukünftige Schwiegervater des Patienten, und er wurde gebeten, die Familienfirma zu übernehmen. Dies tat er und wurde ein einigermaßen wohlhabender Mann. Für den Rest seines Lebens blieb er nun in seiner Heimatstadt.

Der Tag, an dem er das Beschwichtigungsgeschenk für seine Mutter kaufte, war auch der Tag des Tennisspiels. Die Nesselsucht begann auf dem Rücken. Sie hielt – wie gesagt – ununterbrochen zwanzig Jahre an und verschwand dann von einem Tag auf den anderen, «ganz ohne Grund», so mein Patient. In den zwei Jahrzehnten, in denen er an der Krankheit litt, hatte er geheiratet, hatte mit seiner Frau die Kinder großgezogen. Bei «Hunderten von Ärzten» sei er gewesen, sagte er, und es seien Allergien gegen Hausstaub, Milben, Pollen, Pilzsporen, Holzsporen, Katzenschuppen usw. usw. diagnostiziert worden. Heilung fand er nirgendwo, bis die Krankheit schließlich von selbst verschwand. Dann vergaß er sie, bis sie nach genau zwanzig Jahren in sehr schwerer Form wiederkam. Er hatte drei Kinder, einen Sohn, der Architekt geworden war, und zwei Töchter, die er «Zigeunerinnen» nannte. Um nähere Erklärung gebeten, sagte er, sie seien «herumtreiberisch», eine reise in Südamerika herum, die andere ebenso ruhelos in Europa. Zu ihren Berufen konnte er nur spärliche Angaben machen, «Hotelbranche» schien für ihre Arbeit der passende Oberbegriff zu sein.

Nach Gründen und Begleitumständen des zweiten Krankheitsausbruchs befragt, erwiderte er ohne Zögern, es sei auf der Feier zum neunzigsten Geburtstag seiner Mutter passiert. Die Feier war offenbar von seiner Frau arrangiert worden, und sie hatte eine alte Freundin, eine Dame von achtzig Jahren, eingeladen, um der Jubilarin – die keine Altersgenossen mehr als Freunde hatte – Gesellschaft zu leisten. Dagegen protestierte die Mutter energisch: Sie wolle eine reine Familienfeier, Außenseiter dulde sie nicht. Während der Feier begann der Patient sich unwohl zu fühlen und merkte schließlich, daß auf Händen und Armen ein stark juckender Urtikaria-Ausschlag aufgetaucht war. Dieser dehnte sich – noch vor Ende der Party – auf den ganzen Körper aus, zum äußersten Entsetzen des Kranken, der dachte, nun vielleicht wieder zwanzig Jahre damit geschlagen zu sein.

Nach Schilderung seiner Geschichte, wie sie hier geschrieben steht, fragte er mich nach meiner Meinung zur Ursache der Allergie. Ohne Umschweife erklärte ich ihm: Er habe nur eine einzige echte Allergie – gegen seine Mutter. Da stand er plötzlich auf – bisher hatte er vornübergebeugt und zusammengesunken auf dem Stuhl gesessen – und rief: «Ja, genau, das ist es – ich habe es immer gewußt!» Intensives Leiden stand auf seinem Gesicht. Seit jeher hatte er gewußt, daß seine Mutter das große Problem seines Lebens war, hatte aber nie gewagt, es sich einzugestehen. Im Augenblick der schonungslosen Konfrontation konnte er es akzeptieren, im Alter von siebenundsechzig Jahren.

Einige Wochen später kam er noch einmal, um mir zu sagen, daß der Ausschlag sich sofort gelegt hatte und nicht wiedergekommen war. Als Nachtrag lieferte er noch eine interessante Beobachtung. Er sagte, das Gespräch auf der Geburtstagsfeier habe sich um die Frage gedreht, ob England Mitglied der Europäischen Gemeinschaft bleiben solle oder nicht. Da habe plötzlich seine Mutter gesagt, sie hoffe inständig, England werde austreten, denn seit dem EG-Beitritt habe sie keine anständige Orange mehr zu essen bekommen. In *dem* Augenblick, so mein Patient, habe der Ausschlag begonnen. Er hatte begriffen, daß seine Mutter eine engstirnige, eingebildete alte Frau war und immer gewesen war. Zur bewußten Erkenntnis war ihm dies allerdings erst nachträglich, nach unserem ersten Gespräch, gekommen.

Dieser Fall ist ein Paradebeispiel für einen äußerst destruktiven Mutterkomplex, der einen Mann bis in sein siebentes Lebensjahrzehnt hinein in seiner Gewalt gehalten hatte. Mochte es bei seiner Verlobung vorübergehend den Anschein gehabt haben, daß er sich ihm entziehen konnte, so hatte der Komplex ihn in Wirklichkeit fest in seinen Fängen. Dies wurde deutlich, als bei dem dritten Fluchtversuch in den Fernen Osten die erste Mißfallensäußerung der Mutter seine kraftlose Kapitulation zur Folge hatte. Er war der Gefangene nicht nur der äußeren, sondern auch der inneren, verinnerlichten Mutter. Es ist interessant, daß nach einer Leidenszeit von zwei Jahrzehnten, als die Kinder aus dem Haus gingen und sich damit auch der Jurisdiktion der Großmutter entzogen, die Urtikaria schlagartig aufhörte. Das war zugleich die Zeit, in der er und seine Frau zum erstenmal das Gefühl hatten, jetzt ein Eigenleben führen zu können. Dann plötzlich, nach zwanzig Jahren Beschwerdefreiheit, kam die Krankheit wie ein Blitz aus heiterem Himmel zurück, als seine Mutter von Orangen sprach.

Die Orange wird als Himmelsfrucht angesehen: Ihre Farbe ist die der Sonne, sie ist ein Sinnbild des weiblichen Prinzips, Fruchtbarkeit symbolisierend. Im Fernen Osten wird sie bei Eheanbahnungen dem jungen Mädchen gegeben, weil sie als Frucht des «zeitlosen Baumes» und daher als Glücks- und Unsterblichkeitsbringer gilt. In der alten englischen Folklore spielte sie eine unheilvolle Rolle bei Zauberritualen: Sie symbolisierte das Herz des Opfers, dessen Name auf ein Stück Papier geschrieben, dann an die Orange gespießt und hoch oben im Kamin befestigt wurde, wo sie blieb, bis das Opfer gestorben war. Daß in unserem Fall die Mutter eine starke Neigung hatte zu verwunden, zu isolieren und, um zu strafen, sich ins Schweigen zurückzuziehen, zeigt ihren hexenartigen Charakter. Die Unterhaltung über die Orange offenbarte dem Sohn ihre ganze bösherzige Engstirnigkeit, und in diesem Augenblick kehrte die Urtikaria zurück. In der Rückschau war dies die lebensnotwendige Erfahrung, die seine Genesung einleitete; nach all den Jahren erkannte er zum ersten Mal und wie mit einem Schlag den blindwütigen Animus der Mutter, eine Erleuchtung, die ihn erlöste.

Vierzig Jahre zuvor hatte die Krankheit bei einem Tennisspiel begonnen. Wichtig die Symbolik des Tennisspiels. Ein Spiel ist wesensmäßig ein Kampf, entweder gegen die eigenen Schwächen, Zweifel und Ängste oder vielleicht gegen die Elemente, gegen feindliche Kräfte, gegen den Tod. Man denke an die Ballspiele der Sioux-Dakota, der nordamerikanischen Prärieindianer, die auch Westliche oder Teton-Sioux heißen. Einer der sieben heiligen Riten der Teton (= Schlange) bestand im Werfen des Balles; der Ritus wurde *Tapa Wankayeyapi* genannt, das heißt «den Ball nach oben werfen». Der von einem jungen Mädchen geworfene Ball wurde aufgefangen, und der Sieger schätzte sich glücklich, weil der Ball symbolisch mit Wissen gleichgesetzt wurde.

In der analytischen Psychologie bedeutet der Ball ein Energiequantum. Beim Tennisspiel litt unser Patient an dem inneren Konflikt, erzeugt durch das Mißfallen seiner Mutter. Die Frage war: Wie sie besänftigen? Es war eine Frage, die unbeantwortet blieb, bis vier Jahrzehnte später die Wahrheit erkannt wurde, und dann bestand keine Notwendigkeit zum Besänftigen mehr, denn die Neurose war endlich vorbei.

Die zigeunerische Ader, die er bei sich selbst nicht zugelassen hatte, wurde stellvertretend von seinen beiden «zigeunerischen» Töchtern gelebt.

Psoriasis oder Schuppenflechte

Bei Psoriasis (Schuppenflechte) handelt es sich um ein häufig vorkommendes Hautleiden, das gewöhnlich unbemerkt oder unbeachtet bleibt. Gelegentlich ist es von Juckreiz, manchmal von Schmerzen begleitet. Die wesentliche Hautveränderung zeigt sich als flache bis leicht erhabene rote Flecken bzw. Plaques, die mit silbergrauen Schuppen bedeckt sind und überall am Körper vorkommen können. Vor allem Stellen, die wiederholt Verletzungen ausgesetzt sind, werden befallen. Sehr oft findet sich Psoriasis auf der Kopfhaut, wo sie, normale Kopfschuppen vortäuschend, jahrelang unerkannt bestehen kann. Auch in der Aftergegend kann sie vorhanden sein, ohne daß der Kranke das weiß. Sie kann sich über den ganzen Körper ausbreiten, unter Einschluß der Finger- und Zehennägel. Durch ihre Natur und durch die ständige Schuppung gibt sie dem Kranken ein Gefühl der Unreinlichkeit und des Sich-Schämen-Müssens.

Hautveränderungen bei Schuppenflechte

Durch das Elektronenmikroskop haben wir uns neue Erkenntnisse über die Zellstruktur der Embryonalhaut verschafft. Einige Parallelen zwischen Embryonalhaut und Reptilhaut seien hier im Psoriasiskapitel aufgezeigt. Wenn in der dritten Woche nach der Zeugung das Herz des menschlichen Embryos anfängt zu schlagen, besteht die Epidermis noch aus einer einzigen Zellschicht. Drei Wochen später hat sie zwei Schichten, das Haarhäutchen und die innere Keim- oder Basalschicht. In der sechzehnten Woche haben sich zusätzlich eine oder mehrere Zwischenschichten entwickelt, in der sechsundzwanzigsten Woche trennen sich die Haarhäutchenzellen ab, und die reife Epidermis mit ihren vier oder fünf Schichten bildet sich aus. In der innersten, der Basalschicht, entstehen ständig neue Zellen, Nachschub für die darüberliegenden Schichten. Sie steigen unter fortschreitender Verhornung nach oben und enden in der Hornschicht (Stratum corneum), der äußersten Lage der Haut, die gesehen und angefaßt werden kann.

Mit der Ausbildung der Hornschicht hat der menschliche Fetus die Entwicklungsstufe des Reptils erreicht[38]. Die Hornschicht beginnt ihre lange Entwicklungsgeschichte bei den Amphibien als durchgehende Wand, beim Menschen besteht sie aus einzelnen aneinanderstoßenden plättchenartigen Keratinzellen (Hornzellen).

In der Welt der Reptilien ist diese Schicht von höchster Bedeutung: Hier hat sie sich zum Panzer aus dicken, hornigen epidermalen Schuppen ausgewachsen, die einander häufig überlappen. Beim Krokodil und von der weichen Haut der Schildkröte schuppt sich ständig Keratin in kleinen Flöckchen ab (der normalen ständigen Schuppung beim Menschen vergleichbar). Bei Echsen und Schlangen verlaufen das Wachstum und die Verhornung der Oberhaut dagegen in Schüben, was dazu führt, daß in periodischen Abständen die ganze Hornschicht abgeworfen wird (Häutung). Eine Trennschicht aus unverhornten Zellen schiebt sich zwischen den alten und den neuen Hautpanzer. Normalerweise sind nicht mehr als zwei Generationen Hornschichtzellen gleichzeitig vorhanden. Schuppen, die denjenigen der Reptile ähneln, finden sich auch an den Füßen von Vögeln und am Schwanz mancher Säugetiere, doch hierbei handelt es sich um Zellen, die noch Kerne aufweisen. Damit ähneln sie der parakeratotischen Schicht des menschlichen Psoriasisherdes.

Die Psoriasisflecken mit ihren silbrigen Schuppen sind die Folge einer krankhaften Beschleunigung des Wachstums und der Abschuppung der Haut. Eine normale Hautzelle reift in einundzwanzig bis vierzig Tagen; in dieser Zeit steigt sie von der unteren lebenden Schicht der Haut an die Oberfläche der Hornschicht, wo sie abgestoßen wird. Fortwährend und unsichtbar werden hier draußen tote Zellen abgeworfen. Bei der Psoriasis, so glaubt man, ist die Zellreifung auf zwei bis sieben Tage beschleunigt und verläuft so unregelmäßig, daß gleichzeitig sowohl kernlose (also tote) als auch Kerne enthaltende (parakeratotische) Zellen die Hautoberfläche erreichen, wo sie als psoriatische Hautveränderung aufscheinen. Da die parakeratotischen Zellen noch leben, können sie nicht natürlich abschuppen; das Vorhandensein des Psoriasisherdes ist daher gewissermaßen ein Zeichen für unvollständige Häutung. Bei einem Reptil würde das bedeuten, daß es sich nicht ganz aus der alten Haut lösen, sie nicht abwerfen kann. Beim Menschen scheint die starke Beschleunigung des Hautwachstums ein Versuch des Körpers zu sein, die abgenutzte Haut «mit Gewalt» abzustoßen und durch eine neue zu ersetzen. Dadurch wird jedoch die Harmonie des normalen Geburts- und Absterbeprozesses der Zellen gestört. Die menschliche psoriatische Wunde symbolisiert gleichsam eine Zwischenstufe der Verhornung (Keratinisierung), eine Stufe zwischen Reptil und Säugetier, und ist die Folge des Vorhandenseins parakeratotischer Zellen in der Hornschicht.

Anfällig für Psoriasis, weil häufigen Verletzungen ausgesetzt, sind Ellenbogen und Knie. Hier tritt die Psoriasis mit Vorliebe auf, sie kann aber auch alle anderen Hautpartien befallen.

Eine genaue organische Ursache war bisher medizinisch nicht feststellbar. Manchmal scheint das Leiden durch Schock oder Verletzung, in anderen Fällen durch Halsinfekte und Streß in Gang zu kommen. Trotz großer Fortschritte in dermatologischen Therapiestudien in den letzten Jahren bleibt Psoriasis eine äußerst schwierig zu behandelnde Krankheit; eine zuverlässige Heilmethode gibt es bisher nicht.

Aus dem oben Ausgeführten geht hervor, daß der Psoriatiker «seine Haut nicht abwerfen kann». Der Häutung schreiben die

Primitiven ein immenses Mana zu; sie glauben, daß bestimmte Tiere – namentlich die Schlange – sich durch Häuten immer wieder verjüngen und daher nie sterben. Zahllose Mythen ranken sich um das Motiv, daß Tiere Unsterblichkeit und ewiges Leben erlangen, was der Mensch nie erreicht und daher sterben muß.

Symbolik der Häutung

Als Beispiel ein Mythos aus Melanesien[39], der weite Verbreitung gefunden hat. Er veranschaulicht, wie der Tod in die Welt kam.

> «Der gute und der böse Gott berieten sich nach der Erschaffung des Menschen. Der gute Gott bemerkte erste Falten an der Haut der Menschen. Er sprach von ihrem äußeren Aussehen und fügte hinzu, jetzt seien sie noch jung, doch im Alter würden sie sehr häßlich werden. Dann, so beschloß er, werde er sie abhäuten wie einen Aal, und eine neue Haut werde wachsen, und so würden die Menschen ihre Jugend erneuern wie die Schlangen und würden unsterblich werden. Doch der böse Gott sprach: ‹Nein, so soll es nicht sein. Wenn ein Mensch alt und häßlich ist, werden wir ein Loch ausheben und den Leichnam hineinlegen, und so soll es auch bei seinen Nachkommen sein.› Weil derjenige, der das letzte Wort hat, recht behält, kam der Tod in die Welt.»

Nach einem ähnlichen Mythos der Dusun aus Nord-Borneo[40] verlor der Mensch seine Unsterblichkeit durch einen Irrtum. Als der Schöpfergott Kenharingan alles Lebendige schuf, sprach er: «Wer ist imstande, die Haut abzuwerfen? Wer das kann, soll nicht sterben.» Allein die Schlange meldete sich und sagte: «Ich». Aus diesem Grund sterben Schlangen nicht, außer wenn der Mensch sie tötet. Die Busun überhörten die Frage des Schöpfers, denn sonst hätten sie die Haut abgeworfen, und es hätte den Tod nie gegeben. So verschloß der Mensch schon ganz früh sein Ohr vor der Stimme seines Schöpfers.

Dem Primitiven – und auch dem Primitiven im modernen Menschen – erscheint es faszinierend und geheimnisvoll: das außerordentliche Phänomen, daß eine Schlange die alte tote Haut abstreift, sich mit einiger Mühe daraus hervorwindet und dann wie neugeboren wirkt, glänzend, geschmeidig, verjüngt. Unsterblichkeit durch Häuten ist daher eine weitverbreitete Vorstellung, ein Wandlungssymbol, verknüpft mit einer Vielzahl von Mutmaßungen über Tod und Wiedergeburt.

Ein herrlicher Mythos von den Banks-Inseln[41] (Neue Hebriden) hat einen thematischen Kern, der auch in zahllosen anderen ähnlichen Mythen zu finden ist. Ursprünglich starben die Menschen nicht, sie streiften einfach wie Schlangen die Haut ab und verjüngten sich so immer wieder. Eine Frau, die alt wurde, ging zu einem Bach, um die Haut zu wechseln. Nach Ansicht mancher Experten handelte es sich um die Mutter des Helden Qat, nach anderer Meinung um Ul-ta-marama, «Häuterin der Welt». Sie warf die alte Haut in den Bach, und als sie fortgeschwemmt wurde, sah sie, wie sie an einem Stock hängenblieb. Sie ging nach Hause, doch ihr Kind erkannte sie nicht wieder, weil sie ja eine alte Frau gewesen war, und jetzt stand eine junge vor der Tür. Um das Kind zu beschwichtigen, ging sie deshalb zum Fluß zurück, holte die abgestreifte Haut, zog sie wieder an und kehrte als alte Frau zu ihrem Kind zurück. Von da an hörten die Menschen auf, sich zu häuten, und von da an starben sie. In dieser Gruppe von Mythen – zu zahlreich, um sie alle zu erzählen – stellt die alte Frau (in manchen Fällen die alte Großmutter) das Unbewußte dar, denjenigen Bereich der Psyche, der die Wandlung einleitet und letztlich bewerkstelligt.

Die psychologische Bedeutung dieser Mythen ist profund und geht an den Kern alles Menschlichen. Versinnbildlicht wird hier die Entwicklung der Fähigkeit, zwischen Gegensätzen zu unterscheiden. Die vorbewußte Ganzheit des archaischen

Menschen, in der alle Gegensätze gleichzeitig und nebeneinander existierten, wurde durch neue differenzierende Anschauungen allmählich aufgesprengt. Hier in diesen Mythen veranschaulicht sich ja extrem Gegensätzliches: einerseits das scheinbar nutzlose Alter und der Tod, andererseits Jugend in ihrer Frische, Fülle und Lebensverheißung. Der energetische Wandel in der kollektiven Psyche, der diese universalen Mythen lebendig hielt, bewirkte, daß überholte Anschauungen abgestreift wurden und neuen Platz machten. Langsam gingen dem Menschen quasi die Augen auf über die Gegensätzlichkeiten des Seins; langsam, über Jahrtausende, kam ihm sein Wesen zu Bewußtsein – ein Wandlungsprozeß ohne Ende. Solche Mythen sind in der Psyche des Menschen auch heute noch aktiv, wie jeder merkt, der das Glück hat, das mittlere Lebensalter zu erreichen. Dann nämlich bekommt das Unsterblichkeitsgefühl den ersten Riß, dann tritt die Erkenntnis der Sterblichkeit und der Absolutheit des Todes vors Ichbewußtsein. Eine ständig fortschreitende Weiterentwicklung des psychischen Lebens ist wesentlich, denn ohne das Abstreifen alter Haltungen, überholter Ideen und sinnlos gewordener Anpassung tritt Stagnation, vielleicht sogar der Tod ein. Die Häutung ist ein Symbol für seelischen Wandel oder psychische Adaption.

Wie bereits gesagt, enthält bei Psoriatikern die obere Schicht der befallenen Haut sowohl lebende als auch tote Zellen; durch Nichtdifferenzierung ist der normale Häutungs-, sprich Abschuppungsprozeß gestört. Man kann sich des Eindrucks nicht erwehren, daß die Situation des Psoriatikers exakt der einer Schlange entspricht, die bei der Häutung in der alten toten Haut hängenbleibt und davon zusehends eingeschnürt wird. Schafft sie es nicht, sich herauszuwinden, wird sie vielleicht sterben. Sie muß sich befreien, um zu leben. So auch beim Menschen, dessen Psoriatikerhaut auf eine a priori mangelhafte seelische Anpassung deutet. Der Fluß der Libido ist ins Stocken geraten durch ein psychisches Problem, einen Komplex oder einen Archtetyp, und Stagnation oder Regression ist eingetreten. Oberflächlich, von außen, mag es so aussehen, als sei ein wichtiger Schritt unterblieben, vielleicht lediglich durch Zögern, durch Trägheit, durch Angst oder einfach durch mangelnde Einsicht in die Notwendigkeit einer Veränderung. Auf tieferer Ebene aber, im Unbewußten, zeigt sich Morbidität: Bestimmte Lebensaspekte sind ungelebt geblieben, sei es in der geistigen, seelischen, ideellen oder sexuellen Sphäre – ein Tod im Leben.

Folgende Fallstudien geben einen kleinen Einblick in psychische Situationen, die dem Ausbruch der Psoriasis vorausgingen. Jedesmal erwies sich diese Hauterkrankung als Durchgangsstation zu einer neuen Stufe im Individuationsprozeß des Menschen.

Der Fleischermeister

Viele Jahre vor meiner Bekanntschaft mit der Jungschen Psychologie behandelte ich einen Mann mittleren Alters, der an Psoriasis litt. Von all den Tausenden Patienten, die ich als Arzt kennengelernt habe, war er der unvergeßlichste. In der Begegnung mit ihm offenbarte sich mir erstmals die eindrucksvolle Kraft der Psyche.

Ich hatte gerade angefangen, als Fachärztin zu praktizieren, und er stellte sich mir in der ersten Woche vor, einer Woche, in der ich mit neuen Patienten geradezu überschwemmt wurde. Dies ist recht häufig der Fall, weil chronisch Hautkranke immer gern neuen Rat suchen. Die meisten chronischen Hautleiden sind behandlungsresistent.

Am Ende eines langen anstrengenden Tages wurde der letzte Patient ins Ordinationszimmer gebeten. Geduldig hatte der Mann gewartet, bis er an die Reihe kam. Er war achtundfünfzig, von ruhiger, freundlicher Art. Er erzählte mir, daß er seit vielen Jahren an Psoriasis leide. Bei zahllosen Ärzten war er gewesen, ohne Erfolg. Ich untersuchte ihn und stellte fest, daß die Psoriasis die gesamte Körperoberfläche, auch die Kopf- und Gesichtshaut, befallen hatte. Die gesamte Körperhaut war intensiv gerötet und mit silbrigen Schuppen bedeckt. Da es sich um eine sehr häufige Krankheit handelt, für die es keine durchgreifende Heilmethode gibt, kann es den Hautarzt verzagen lassen, wenn ein so schwerer Fall sich vorstellt. So war die Lage damals, vor mehr als einem Vierteljahrhundert; wesentliche Therapiefortschritte sind auch bis heute nicht gemacht worden.

Der Patient erzählte, die Dermatose habe in seinem achtzehnten Lebensjahr eingesetzt und seither nie mehr aufgehört. In den folgenden vier Jahrzehnten hatte er immer eine stark psoriatische Haut gehabt.

Eine Stille trat zwischen uns ein, und ich fühlte mich sehr müde. Plötzlich fragt er: «Glauben Sie, daß es je besser wird, Frau Doktor?» Aus irgendeiner sehr merkwürdigen, mir damals völlig unverständlichen Motivation heraus antwortete ich ihm: «Sie stecken in der falschen Haut, zur falschen Zeit und am falschen Platz.» Die Worte stürzten aus mir heraus, sie schockierten mich selbst, und den Patienten, wie man sich denken kann, erst recht. Er blickte mich an und nickte schweigend mit dem Kopf. Stille – wir starrten einander an. Dann stand er langsam auf und ging. Ich weiß nicht, ob er noch etwas sagte, jedenfalls kann ich mich an nichts mehr erinnern. Als ich die Worte ausstieß, hatte ich ein seltsames kurzes Gefühl der Heiterkeit, nur einen Augenblick lang, dann verging es wieder, gefolgt von maßloser Verblüffung. Ich konnte mir überhaupt nicht denken, warum ich etwas derartiges gesagt hatte. In meine Verwirrung mischte sich Scham über meinen unverzeihlichen Lapsus, im Vordergrund blieb aber nach wie vor Staunen über den bizarren Inhalt der Aussage selbst. Zudem wußte ich, daß ich den Mann bis in die tiefsten Tiefen getroffen hatte; etwas so Unbarmherziges sagen Ärzte sonst normalerweise nicht.

Eine Woche später kam er wieder, ohne vorherige Terminabsprache. Nur auf die Chance hin, vielleicht so daranzukommen. Als die Sprechstundenhilfe mich von seiner Anwesenheit unterrichtete, ließ ich ihn sofort vor. Er trat ein und streckte mir die Hände hin: makellos die Haut. Die roten, schuppigen Herde waren verschwunden, allerdings waren die psoriatisch befallenen Fingernägel noch so wie vorher. Kopf- und Gesichtshaut waren normal, und als genesen stellte sich später bei der Untersuchung auch die gesamte sonstige Körperhaut heraus. Ich war wie vom Donner gerührt, einen Augenblick lang zweifelte ich, ob es sich tatsächlich um denselben Mann handelte. Wir setzten uns, und er erzählte mir die folgende Geschichte.

Nach seiner ersten Konsultation beschloß er, langsam zu Fuß nach Hause zu gehen, um Zeit zum Nachdenken über das zu haben, was ich ihm gesagt hatte. Auf diesem einsamen Spaziergang kam er zu der Erkenntnis, daß meine Bemerkung voll ins Schwarze getroffen hatte. Zu Hause erzählte er seiner Frau, was geschehen war. Sie machte einige herabsetzende Bemerkungen über meine Art, das Problem anzugehen, aber der Patient versicherte ihr, ich habe recht. Am nächsten Tag, nach dieser Offenbarung (denn eine solche war es), änderte er sein Leben von Grund auf.

Er war Fleischermeister, alle seine Vorfahren bis zum Urgroßvater hatten diesen Beruf ausgeübt. Mit achtzehn hatte er im väterlichen Betrieb seine Lehre begonnen, in getreulicher Fortsetzung der langen Familientradition. Er führte das Geschäft erfolgreich fort, eröffnete im Lauf der Zeit sogar mehrere Filialen. Aber, wie er erklärte, er habe mit achtzehn eigentlich gar nicht Fleischer werden wollen; er mochte das Gewerbe nicht, hatte es nie gemocht. Wogegen er sich am meisten sträubte, war das Abschlachten junger Tiere. Er sagte darüber wörtlich: «Es widerstrebt mir in der Seele.» Einen Tag nach unserer Konsultation sagte er zu seiner Frau: «Bei Gott, die Ärztin hat recht.» Er beschloß sofort, seine Ladenkette zu verkaufen, binnen vierundzwanzig Stunden war sie auf dem Markt. In den darauffolgenden vierundzwanzig Stunden begann er, nach einer Farm zu suchen. Seine Erklärung war:

«Jetzt kann ich Tiere großziehen, statt sie zu töten.» Er gab an, von dem Augenblick, da ihm klargeworden sei, daß er gegen seine innere Natur arbeitet, habe sich seine Haut gebessert, und binnen einer Woche, bis zu seinem nächsten Besuch in der Praxis, war die Psoriasis völlig verschwunden.

Ohne Zweifel war meine spontane Bemerkung direkt aus dem Unbewußten gekommen, und damals verstand ich ihren Sinn noch nicht bewußt. Daß sie einen schlagartigen Heilungsprozeß ausgelöst hatte, bewies die «Wahrheit des Unbewußten» im Falle dieses Mannes. Heute, aus langer analytischer Erfahrung heraus, ist sie mir vollkommen verständlich, damals aber beunruhigte mich meine Äußerung und ihre Wirkung zutiefst. Da sie keinem bewußten Wollen entsprungen war, blieb ich Gott sei Dank vor Eigenlob gefeit. Der Patient und ich betrachteten es als Wunder (was es auch war). «In der falschen Haut, zur falschen Zeit, am falschen Platz» – es traf den Sachverhalt genau.

Wie wir gesehen haben, glich die Lage des Patienten der einer Schlange, die nicht die Kraft hat, die alte Haut abzustreifen. Das frisch aus der Haut geschlüpfte, wie aus einem Jungbrunnen erstandene Reptil ist ein Symbol für Langlebigkeit, Unsterblichkeit und Wiedergeburt.

Histologisch ist das Bild vom Patienten, der «nicht aus seiner Haut kann», äußerst zutreffend. Die Haut als Kleid des Körpers versinnbildlicht eine Haltung oder Einstellung, die geändert, die abgestreift werden muß, weil sie dem Wohlergehen ihres Trägers nicht mehr förderlich ist.

Der Fleischer hatte – wie sein Vater und Großvater vor ihm – geheiratet, eine Familie gegründet, eine erfolgreiche Anpassung auf der materiellen Lebensseite. Die andere Seite war chronische Unzufriedenheit; er vermochte sich mit der Arbeit nicht anzufreunden, besonders nicht mit dem Töten, es «widerstrebte ihm im Innersten». Seine Anima reagierte negativ auf diesen Aspekt seines Lebens und hatte dies zweifellos immer schon getan. Sie war es, die ihn gewissermaßen zu mir in die

Sprechstunde getrieben hatte; er erklärte mir bei seinem ersten Besuch, er sei gekommen, weil ich «eine Ärzt*in*» sei. Er hatte gedacht, eine Frau werde die Sache vielleicht aus neuem Blickwinkel sehen. Sein Besuch war mithin ein Schritt der Sühne für die Anima und war der erste Schritt zur Besserung.

Die Anima als Archetyp des Lebens und des Schicksals sucht den Mann ins Leben zu involvieren. Langsam und unmerklich, über Jahre hinweg, hatte im Unbewußten eine Veränderung eingesetzt, bis er schließlich in der Lage war, die Stimme der inneren Frau zu hören, zu er-hören. Bemerkbar gemacht hatte sich das als eine intuitive Eingebung, doch wieder zum Arzt zu gehen. Der innere Wandel erzeugte eine neue Haltung, die der äußeren Wiedergeburt den Weg ebnete. Er war empfänglich geworden, und seine Gedanken nach der schicksalhaften Konsultation beweisen das. Aus der langen – vierzigjährigen – Leidensgeschichte des Mannes ist klar: Zwischen seinem Ichbewußtsein und dem Unbewußten bestand lange Zeit eine undurchdringliche Trennwand. Der Mann hatte seine Instinktreaktionen gründlich verdrängt und sich damit vom Unbewußten abgeschnitten.

Jahrzehntelange Erfahrungen mit unzähligen Psoriatikern hat mich zu der Ansicht geführt, daß bei ihnen – anders, als es von außen her oft scheint – im Charakter innerlich fast immer eine Faulheit oder Trägheit verborgen ist, während der sichtbare Charakter gern ein hohes Energiepotential zeigt, hohe Motivation, exzessives Geschäftigsein, Leistungswillen, Durchsetzigkeit, Streben nach Erfüllung selbstauferlegter Idealnormen. Nach außen wird oft eine nachlässige Haltung gegenüber der Krankheit vorgetäuscht, innerlich dagegen ist ein schreiendes Heilungsbedürfnis vorhanden; das wiederum von dem heftigen Drang bekämpft wird, nicht in Therapie zu gehen. Der Kranke weiß über sein Leiden vom Verstand her gut Bescheid, er kennt die schädliche Auswirkung von Streß und Angstzuständen. Andererseits herrscht eine Tendenz, den Körper zu verstecken, teils aus Furcht vor herabsetzenden Bemerkungen, hauptsächlich aber aus einem Gefühl des Unreinseins heraus, das schließlich zu einer psychischen Unterdrückung des Körpers führt. Bei vielen Psoriatikern wird der Körper als verachteter Schatten vernachlässigt, häufig mißhandelt, manchmal total ignoriert. Solche Menschen haben eine starke Neigung, die Psoriasis «schleifen zu lassen», sie durch Vernachlässigung ausufern zu lassen.

Der träge Mann

Ein solcher Psoriatiker besuchte mich, um sich nach Medikamenten für seine Krankheit zu erkundigen. Es handelte sich um einen hochintelligenten Menschen, er war verheiratet, hatte eine hingebungsvolle Frau und mehrere Töchter. An der Schuppenflechte litt er schon während des größten Teils seines Ehelebens, seit mehreren Jahren. In einem ausführlichen Gespräch erklärte ich ihm, daß sich bei konsequenter Therapie die Hauterscheinungen sicherlich beseitigen ließen und daß er mit einer gewissenhaft durchzuführenden Anwendung von Salben, die etwa eine Viertelstunde täglich dauere, seine Haut in einem symptomlosen Zustand erhalten könne. Er hörte genau zu, machte sich Notizen und verabschiedete sich, wobei er ganz begeistert wirkte. Seinen nächsten Besuch, ein paar Wochen später, sagte er jedoch ab und schickte mir statt dessen eine charmant formulierte Nachricht, in der er erklärte, er habe auf die Therapie verzichtet, das Auftragen der Salben und Lotionen sei ihm zu mühsam gewesen, die von mir vorgeschlagene Behandlungsweise zu umständlich. Sein Postskriptum: «Es freut mich zu wissen, daß therapeutische Möglichkeiten bestehen, sollte sich die Notwendigkeit dazu ergeben.» Ich fragte mich: Auf welche Notwendigkeit wartet er denn? Bei einer schweren Psoriasis, die meist die ganze Körperoberfläche ergriffen hat, werden durch die starke Schuppung, die besonders nachts durch die Reibung der Kleidung stattfindet, das

Bett und der Schlafzimmerboden des Patienten mit Schuppen geradezu übersät. Solche Nachlässigkeit wie im Falle dieses Mannes bezüglich der Sorge für seinen Körper fällt unter die Todsünde der Trägheit. Er war sich seines Schattens unbewußt und hatte kaum einen Begriff von der Wirkung auf seine Familie, die zweifellos unter seinen Gefühlen in hohem Maß zu leiden hatte.

Er war ein Mann von unbestrittenem Talent und hatte eine Gabe für geistreich-witziges Formulieren, verbunden mit einer augenzwinkernd-zynischen Betrachtungsweise der menschlichen Existenz. Hinter dieser nicht unangenehmen Persona jedoch spürte man eiskalte Isolation. Offenbar war er der angebetete Sohn einer hingebungsvollen und nachgiebigen Mutter gewesen, deren Tod es ihm erlaubt hatte, eine Frau ähnlicher Wesensart zu finden. Das Schicksal hatte gewollt, daß er nur Töchter bekommen hatte, und in dieser abgeschlossenen femininen Welt hatte er nie «die Notwendigkeit» gespürt, das Problem seiner Anima aufzugreifen. Als Archetyp des Lebens hätte sie ihn nämlich zweifellos gezwungen, aus dem Käfig seines Mutterkomplexes auszubrechen, in dem er tatenlos saß, bewegungslos und gehätschelt wie ein Kind seit mehr als fünf Jahrzehnten seines Lebens. Er konnte sich nicht dazu bringen, seine Haltung zu ändern, er blieb gleichsam eingemauert in seine Neurose, und nur seine Haut zeigte eine Reaktion auf die unbewußte Trägheit seiner Persönlichkeit. Er konnte – symbolisch – nicht aus der Haut, konnte keine höhere Bewußtseinsebene erreichen; deshalb bekam er Angst, als sich die Chance dazu anbot.

Der Handlungsreisende

Bei einem ähnlich schweren Psoriasisfall, allerdings einem weit jüngeren Mann, äußerte sich die innere Trägheit auf ganz andere Weise. Nach außen war eine einzigartige Verzweiflung spürbar, von einer Intensität, die entnervend war. Er war schon in den renommiertesten dermatologischen Instituten gewesen, ohne Erfolg – deshalb hatte er selber die Krankheit zu studieren begonnen, fast wie ein Medizinstudent. Er machte sich in hohem Maße sachkundig über sämtliche körperlichen Aspekte der Erkrankung.

Als er sich mir zur psychologischen Beratung vorstellte, war er zweiunddreißig Jahre alt. Die Psoriasis war fünf Jahre zuvor, als seine Mutter starb, plötzlich aufgetaucht. Er hatte damals als Reisevertreter in der Familienfirma gearbeitet, aber zu Hause bei seinen Eltern gewohnt. Nach dem Tod der Mutter holte der Vater seine langjährige Geliebte zu sich ins Haus, und dem jungen Mann wurde bedeutet, er solle sofort ausziehen. Das tat er ohne Murren und stand zunächst einmal ohne Dach über dem Kopf da. So hatte er zur gleichen Zeit seine Mutter, sein Heim und seine Wurzeln verloren. Genau an diesem Punkt setzte die Psoriasis ein. Aufgrund seiner guten firmeninternen Kenntnisse und eines ausgezeichneten Fachwissens setzte ihn der Vater vermehrt als Reisenden ein, er war ständig weltweit unterwegs, was sein Entwurzeltsein noch verstärkte. Zwar kaufte er sich ein Haus, hatte aber kaum Zeit, es zu besuchen. Seine früheren Freundschaften konnte er nicht fortsetzen und auch keine neuen Beziehungen zu Altersgenossen beiderlei Geschlechts knüpfen. Ein sehr einsamer Mensch, kurz gesagt. Am störendsten in seinem Leben war der Telefonanruf: Jeden zweiten Abend nämlich erkundigte sich der Vater telefonisch bei ihm nach dem Stand der Geschäfte, egal in welchem Weltteil er gerade war. Wenn er nach Hause zurückkehrte, meldete er sich immer sofort beim Vater mit den aktuellen Verkaufszahlen.

Im Lauf der folgenden Analyse wurde ihm klar, daß sein Vater ein skrupelloser Tyrann war, der seinen Sohn als Sklaven behandelte. Diese Tatsache zu akzeptieren fiel ihm sehr schwer, weil er dem Vater Hochachtung entgegenbrachte und sein eigenes gutentwickeltes Gefühl auf ihn projizierte. Es kostete viele

Monate und erheblichen Mut auf seiner Seite, bis er sich der Herrschaft seines Vaters entgegenstellen konnte. Schließlich durchschaute er den Vaterkomplex und begann zu erkennen, daß er seinen Körper genau so behandelte, wie der Vater ihn behandelte. Er lehnte ihn ab, mißbrauchte ihn, ließ nicht zu, daß er «geerdet» wurde. Am Ende schaffte er es dann doch, sich im Ausland an einem halbwegs festen Wohnsitz niederzulassen, und fand eine sympathische Gefährtin. Dies war der Anfang der Befreiung. Zu Beginn der Analyse wirkte der junge Mann merkwürdig verängstigt, wie ein verwundetes Tier, was er ja eigentlich auch war. Er erreichte einen Punkt, wo er die Psychodynamik der Situation so gut verstand, wie er die organischen Seiten der Psoriasis verstand, aber er brachte nicht den Mut auf, mit seinem Vater zu brechen. Er hatte eine enge Mutterbindung gehabt und verfügte nicht über die nötige Härte, um dem Tyrannen die Stirn zu bieten. Jedesmal, wenn eine Krise herannahte, war er gut vorbereitet, konnte aber nicht «aus seiner Haut» und rutschte jedesmal wieder in die Ausgangssituation zurück. Anzumerken bleibt, daß sich bei jedem psychischen Rückfall auch die Psoriasis wieder verschlimmerte.

Der Finanzberater

Ein weiteres klares Beispiel für einen in einer unlösbaren Situation festsitzenden Psoriatiker: ein Mann von ungefähr fünfzig Jahren, der mich Anfang der siebziger Jahre zur Psychotherapie aufsuchte. Als junger Mann war er erkrankt und litt nun schon seit drei Jahrzehnten an einer schweren und ausgedehnten Form der Psoriasis. Mehrere Male war er hospitalisiert und war längere Zeit mit Corticosteroiden behandelt worden. Danach hatte er lange an den Nebenwirkungen dieser Steroide gelitten. Er arbeitete als Finanzberater für ein großes Unternehmen. Mit ungefähr fünfzig Jahren versetzte ihn die Firma in eine andere Region. Dies war erst das zweite Mal in seinem Leben, daß er aus seiner Geburtsstadt herauskam; vorher war er nur ein einziges Mal fortgewesen, als Soldat im Krieg.

Zu Beginn der Psychotherapie war er schwerkrank. Im vorhergehenden dermatologischen Zentrum war ihm nach der Steroidtherapie ein Zytotoxin verabreicht worden, wodurch er einen Leberschaden davongetragen hatte. Es war daher wichtig, sein Hautleiden konservativ zu behandeln. Die Analyse förderte ein kurioses Faktum zutage. Seinerzeit, beim Kriegsdienst im Ausland, hatte sich die Psoriasis völlig gelegt. Er sagte, in Afrika sei es sehr heiß gewesen, und er habe sich, wie seine Kameraden, das Hemd ausgezogen. «Zum erstenmal in meinem Leben fror ich nicht.» Die Sonne, so dachte er, habe das Hautleiden geheilt. Aus der Anamnese ergab sich: Eingesetzt hatte die Psoriasis einen Monat, nachdem er seine künftige Frau kennengelernt hatte. Er hatte sie vor dem Krieg geheiratet; der Krieg brachte dann eine lange Zwangstrennung. Vor seiner Ehe hatte er auf ausdrücklichen Wunsch seiner Eltern – vor allem seiner Mutter, die um seine berufliche Absicherung besorgt war – eine Ausbildung als Revisor begonnen. Nach seinem Abgang von der Schule hatte er zum Militär gewollt, aber die Eltern hatten es nicht gestattet. Im Krieg bekam er dann die Chance dazu. Nach dem Armeedienst befragt, erklärte er, er sei nie glücklicher gewesen. Heimgekehrt, ging er wieder in seinen alten Beruf und erklomm schnell die Karriereleiter bis ganz nach oben. Seine Ehe verlief offenbar glücklich, von seiner Frau sprach er in höchsten Lobestönen, und bessere Kinder konnte er sich kaum wünschen. Ein Hymnus aufs häusliche Glück, bei dem ich mich fragte, warum in aller Welt er mit Psoriasis geschlagen war.

Die Analyse enthüllte dann die innere Lebensgeschichte. Es wurde klar, daß die Anima als Schicksal ihm einen bösen Streich gespielt hatte, indem sie ihn gerade zu der Frau hinführte, die er dann heiratete. Durch seine Träume kam ans Licht, was sich hinter der sanften und lieben Schale seiner Frau verbarg: ein eiserner, harter Willensmensch. Träume beschossen ihn mit Bildern, in denen ihr wahres Wesen zum Ausdruck kam, aber er konnte sich nicht überwinden, zu begreifen oder auch nur zu sehen. Während der Analyse kam er wegen akuter Verschlimmerung der Psoriasis dreimal ins Krankenhaus. Jedesmal, wenn er in der Zuwendung und Fürsorge des Pflegepersonals baden konnte, verschwand die Psoriasis, und er kehrte wie neugeboren heim, wie eine Schlange nach dem Abwerfen der alten Haut. Und jedesmal kam die Psoriasis dann binnen eines Monats wieder. Es wurde ihm unzweideutig erklärt, daß die unbewußte Natur seiner Frau seinem Wohlergehen nicht zuträglich sei, aber auch, daß er selbst ebenfalls eine kaltblütige, innere Natur habe, die ihn schlecht behandle und mißachte, genau wie es seine Frau tat. Leider brachte er es nicht fertig, das zu glauben; ein hartnäckiger und tiefsitzender Widerstand stellte sich dieser Wahrheit entgegen. So blieb die Psoriasis bestehen. Nach ungefähr fünf Jahren wurde mir klar, daß diese zutiefst unbewußte Ehe wohl auch irgendeine Schutzfunktion für ihn hatte und daß es sein Schicksal war, ein schwerer Psoriatiker zu bleiben. Die Spaltung zwischen Bewußtsein und Unbewußtem ließ sich nicht überbrücken.

Der Arzt

Ein Parallelfall dazu – ein Arzt, ein hochgebildeter Mensch, leichter Psoriatiker seit seiner Heirat. Von außen bot er das Bild einer gütigen Vaterfigur, was durch sein Interesse an geistlichen und kirchlichen Fragen noch betont wurde. Er ging regelmäßig zur Kirche, saß verschiedenen kirchlichen Ausschüssen vor und sprach gern und beredt über den Zustand seiner Seele. Kirchenmusik war seine Passion, und seine größte Wonne bestand darin, sich in eine dunkle Ecke irgendeiner mittelalterlichen Kirche zu setzen und sich von Orgelmusik umfließen zu lassen. Seine Tage waren ausgefüllt von seiner ärztlichen Tätigkeit, seine Abende mit Ausschußsitzungen und dem Hören von Kirchenmusik, seine Wochenenden mit gelehrten Aktivitäten und Kirchenangelegenheiten. Über seine Frau sprach er selten, und wenn, dann in einem merkwürdig ehrfürchtigen Ton, wie von einer gottähnlichen Figur. Von seinen erwachsenen Kindern sprach er nicht so ehrfürchtig.

Er war ein introvertierter Mensch, dessen Hauptfunktion das Denken war; mit seiner wohlentwickelten praktischen Ader eignete er sich gut für all seine bürokratischen Ehrenämter. Entschieden unterentwickelt war dagegen seine Gefühlsseite, er war sich ihrer sogar fast unbewußt, doch wie so viele, die ein im Grunde unfreundliches oder kaltes Herz besitzen, war er sehr sentimental. In das mit brillantem Intellekt verkoppelte Bild gütiger Milde mischten sich Töne ganz unpassender leiser Giftigkeit – er hatte eine hintergründig scharfe Zunge, schlangenartig in ihrer jäh zustoßenden Art. Durch ein wohlgewähltes Wort, eine bissige Wendung vermochte er zuzuschlagen, zu verwunden. Dadurch machte er sich leicht Feinde und entfremdete sich Freunden. Sein rhetorisches Geschick befähigte ihn zu Bemerkungen, die dem Opfer wie ein wohlgezieltes Messer mitten ins Herz drangen. Das Unerwartete des Angriffs und besonders seine Blitzesschnelle waren hexenartig. Die Attacke der Hexe, der Förderin des Bösen, kommt immer ohne Vorbereitung, ohne Warnung, und ist deshalb so verheerend. Hier lag das Problem. Unbestreitbar war der Mann ein guter Arzt, und gewiß präsentierte er eine gütige Persona, doch nur allzu leicht schlug diese um und verwandelte sich zur kratzenden Katze. Seine Anima war ein rachsüchtiges und böses Wesen, und da er von ihr besessen war, hatte er keine Kontrolle über sie, wenn sie andere beißen, stechen, verwunden wollte. So wurde er zu einem ungeliebten und einsamen Menschen, der letztlich gar nicht mit dem Leben verbunden war und in seinen gelehrten Aktivitäten wie in einem Wickelverband steckte. In der überstürzten Reifung der Hautzellen und der Unfähigkeit, die kernhaltigen Psoriasiszellen abzustoßen, offenbarte sich seine Lebenssituation. Sein hektisches äußeres Beschäftigtsein kaschierte seine totale Stagnation im Innern, wo sich nie etwas änderte, wo der Status quo ewig der gleiche blieb. Die Psoriasis war der heftig drängende Versuch des Körpers, eine Bewußtseinserweiterung zustande zu bringen.

Zwei besondere Merkmale sind zu erwähnen: Er hatte eine beängstigende Antipathie gegen alles Psychologische; mit jähzornigen Ausbrüchen reagierte er, wenn jemand aus seinem Kreis auch nur andeutete, bei körperlichen Erkrankungen könnten seelische Faktoren mitspielen. Sein großes Interesse für die Seele fand keinen Zugang zu der Tatsache, daß die Seele als innere weibliche Wesenheit im Menschen selbst liegt. Er sah sie als unnahbares, reines, unbeflecktes göttliches Himmelswesen. Diese Haltung deutete auf eine tiefe Kluft in seinem weiblichen Unbewußten und erklärte eine gelegentlich aufschießende heftige Frauenfeindlichkeit, die sich gegen jede beliebige Frau aus seiner Umgebung richten konnte, sei sie alt und kränklich oder jung und gesund. Die zweite ungewöhnliche Eigenschaft: Von Zeit zu Zeit und ohne ersichtliche Ursache pflegte er den golden Ehering, den er an der rechten Hand trug, herumzuwirbeln, manchmal so schnell, daß er vom Finger abglitt und durch das Zimmer flog. Es kam, wie gesagt, immer ganz ohne sichtbaren Anlaß. Ohne Zweifel war die eheliche Situation problematisch, aber da ein solcher Mann sich natürlich niemals einer Analyse unterziehen würde, bleibt man hier ausschließlich auf Mutmaßungen angewiesen.

Einmal erwähnte er, daß er als junger Mann mehrere Monate in einer kontinentaleuropäischen Stadt gewesen sei und dort die schönste Zeit seines Lebens verbracht hatte. Durch einen seltsamen Zufall – der sich später als synchronistisches Ereignis erwies – saß ich Jahre später auf einem Transatlantikflug neben einer älteren kontinentaleuropäischen Frau, die im Lauf des Gesprächs zu erkennen gab, daß sie diesen Mann kannte. Sie sprach sehr herzlich von ihm, und es stellte sich heraus, daß sie enge Freunde gewesen waren, damals, in den fernen Tagen ihrer Jugend. Sie war die Gefährtin gewesen, die diese Stunden so idyllisch gemacht hatte. Einige Monate später erfuhr ich zufällig, daß der Mann gestorben war – und zwar ausgerechnet zu der Zeit, da seine alte Freundin und ich von ihm gesprochen hatten.

Das Animaproblem war in diesem Leben von größter Bedeutung; wahrscheinlich hatte es sich um eine mehr oder weniger arrangierte Zweckehe gehandelt, und seine Frau war für ihn, vom bewußten Bild her, eine unbefleckte Göttin. Die Psoriasis war ein Signal, daß er in einer Falle gefangen saß und nicht herauskonnte, weil er nicht zuzugeben vermochte, daß er sich geirrt hatte, also nicht vollkommen war, und daß auch seine quasi-vergöttlichte Frau viel zu wünschen übrig ließ. Die Unfähigkeit, diese Haltung abzulegen, wird symbolisiert durch die Unfähigkeit der Schlange, aus ihrer Haut herauszukommen. Seine schlangenartigen Giftattacken auf Frauen waren der Preis, den er für seine Unbewußtheit zahlte. Sobald er seine ärztliche Praxis aufgab, wurde er krank und starb binnen Wochen. Die Aussicht, mit der äußeren Göttin und der inneren Hexe zu leben, war zu erschreckend für ihn, und er fand seinen Ausweg im Tod.

Man kann nur Mutmaßungen anstellen, wie sein Leben verlaufen wäre, hätte er an seiner Jugendliebe festgehalten. Zweifellos stellte die Trennung seinerzeit einen schicksalhaften Schritt in seinem Leben dar.

Interessant in diesem Zusammenhang ist vielleicht ein ungewöhnliches Erlebnis, das ich nach dem Zweiten Weltkrieg hatte. Ich arbeitete in der dermatologischen Abteilung eines Lehrkrankenhauses, und dort hatte ich Gelegenheit, zwei miteinander nicht verwandte jüdische Männer kennenzulernen, die in Deutschland im selben Konzentrationslager gesessen hatten. Ein gütiges Geschick hatte beide vor der Gaskammer bewahrt. Sie kannten einander nicht, weder damals noch heute. Unabhängig voneinander stellten sie sich innerhalb weniger

Wochen in meiner Sprechstunde vor. Sie waren beide bereits im höheren Alter und sehr fettleibig. Der eine stammte aus den Niederlanden, der andere aus einem zentraleuropäischen Land.

Wie allgemein bekannt, wurde in den Konzentrationslagern «selektiert», das heißt Verwundete, Kranke, Mißgebildete und Schwerkranke wurden ausgesondert zur sofortigen Vergasung. Dabei kamen, wie man sich vorstellen kann, sehr große Zahlen an Menschen zusammen, und da gegen Kriegsende immer größere Nahrungsknappheit herrschte, wurde beschlossen, die Rationen der Hinrichtungskandidaten zu kürzen. Die Tagesration bestand nur noch aus einer Portion Schwarzbrot und einem Teller Suppe. Da die Wartezeit auf den Tod ungefähr acht Wochen betrug, verloren bei dieser Hungerdiät alle sehr stark an Gewicht. In Einzelheiten unterschieden sich die Geschichten der beiden Männer, folgende Punkte aber berichteten beide übereinstimmend: Kurz vor dem Todestermin wurden alle Opfer noch einmal von Ärzten untersucht; wer in kritischem Zustand verblieben war, wurde in den Tod geschickt. War jedoch die Krankheit oder die Mißbildung aus irgendeinem Grund verschwunden, so gestattete die deutsche Gründlichkeit keine Exekution mehr, und diese Glücklichen blieben verschont.

Die beiden Patienten hatten starkes Übergewicht, und beide litten seit langer Zeit an chronischer Psoriasis. Beide verloren in der rund achtwöchigen Wartezeit viel Gewicht, um die zwanzig Kilo oder mehr, und die Psoriasis verschwand in beiden Fällen völlig. Da sie bei der letzten Untersuchung also gesund waren, mit reiner Haut, wurden sie von der Exekution ausgenommen. Sie erlebten später die Befreiung des Lagers. Beide Männer erzählten mir unabhängig voneinander, daß eine Reihe von Psoriatikern im Lager gesund geworden und ihnen daher der Tod erspart geblieben war. Zweifellos gibt es bei Psoriasis Spontanheilungen, das steht fest, aber eine Spontanheilung in obiger Situation erscheint widersinnig.

Die Männer waren in Therapie gekommen, weil die Psoriasis wieder aufgetreten war. Beide waren, wie gesagt, wieder übergewichtig, und beide zeigten schwere die ganze Haut bedeckende Psoriasis. Die rationale Erklärung dafür lautete, daß die schnelle Abmagerung mit entsprechend abgesunkenem Cholesterinspiegel zur Heilung geführt habe. Daß bei wieder zunehmendem Körpergewicht auch die Krankheit wieder ausbrach, schien diese Hypothese zu bestätigen – eine für den Analytiker jedoch etwas unbefriedigende Erklärung. Da psychologische Faktoren bisher überhaupt nicht berücksichtigt worden waren, waren beide Männer nicht in der Lage, von ihren Gefühlen und Emotionen zur Zeit ihres drohenden Todes und ihrer Begnadigung zu berichten, einer jetzt immerhin schon zwanzig Jahre zurückliegenden Zeit. Sie sprachen beide meine Sprache, Englisch, aber zugegebenermaßen nicht sehr gut; einige Kernsachverhalte konnte ich nur mit Hilfe eines Dolmetschers in Erfahrung bringen.

Beide Männer waren in ihrem Heimatland erfolgreiche Geschäftsleute gewesen, und ihre Familien hatten, wenngleich leicht dezimiert, überlebt. Dadurch konnten sie in ein mehr oder weniger intaktes Familienmilieu zurückkehren. Eine seltsame Tatsache, die zutage trat, daß keiner der Männer seine Rettung als Wunder betrachtete. Beide waren sich der erwiesenen Gnade völlig unbewußt und schienen keine Dankbarkeit empfunden zu haben, daß sie, durch die Hautkrankheit «mit heiler Haut» hatten entrinnen können. Die Spontanheilung in beiden Fällen schien darauf hinzudeuten, daß bei beiden eine neue Haltung dem Leben gegenüber vor dem Durchbruch gestanden hatte, ein Einstellungswandel, der wahrscheinlich damit zu tun hatte, daß der Tod unausweichlich bevorzustehen schien und das Leben kein Problem mehr war. Einer der Männer hatte sein ganzes Leben in einem Getto verbracht, der andere in einer eng zusammenhaltenden jüdischen Gemeinschaft. Nach solch enger kollektiver Eingebundenheit – so darf man vermuten – sahen sich die Männer dem Tod plötzlich als je einzelne gegenüber. Die verhängte Todesstrafe nahmen sie offenbar als individuelle Realität hin und erlangten ein inneres

Gleichgewicht, das sich in einer Gesundung der Haut ausdrückte. Daß bei beiden Männern nach dem Krieg Übergewicht und Psoriasis sich wieder einstellten, deutet darauf hin, wie wenig sie ihre neue Individualität bewußt wahrgenommen hatten, deren Wirklichkeit, als die Gefahr vorüber war und das kollektive Leben erneut an Einfluß gewann, allmählich wieder zurücksank ins Vergessen. In beiden Fällen ist wohl ein wichtiger Schritt im Individuationsprozeß unterblieben.

Wenn die Python – die den Ruf hat, eine gute Mutter zu sein – mit der Eiablage fertig ist, schlingt sie ihren Körper um die Eier und bleibt zwei Monate in dieser Stellung. In dieser Inkubationszeit, bis zum Schlüpfen, bekommt das wechselwarme Tier, dessen Temperatur sich normalerweise der Umgebung anpaßt, Fieber und leidet starken Durst und Appetitmangel. Um bis zu sieben Grad steigt die Temperatur in den Körperschlingen. In dem Reptil scheint eine archaische Gefühlsreaktion abzulaufen, stark genug, um den Temperaturanstieg und die damit einhergehenden Zeichen von Nervosität zu bewirken. Die Emotionalität – wenn man hier davon sprechen kann – gehört der tiefsten instinkthaften Seinsschicht an, wo archaischer mütterlicher Emotionalismus für Lebenserhaltung sorgt und wo der Tod der größte Feind ist.

Vielleicht hat der drohende Tod tief im Unbewußten bei den beiden Männern archaisch-primitive Emotionalität anzurühren und zu wecken vermocht, die von genügender Stärke war, um die Kluft zwischen Ichbewußtsein und innerer emotionaler Welt zu überwinden. Die Überbrückung der Spaltung hatte nicht lange Bestand, aber lange genug, um auf der primitiven Ebene der Haut Veränderungen auszulösen, so daß die parakeratotischen Zellen wieder einer normalen Entwicklung gemäß abgestoßen wurden. Ein riesiger entwicklungsgeschichtlicher Schritt symbolisiert sich hier – die Entwicklung vom Reptil zum Menschen.

Psychologisch hatte keiner der beiden Männer Kontakt zu seiner seelischen Innenwelt.

Lichen ruber planus oder Knötchenausschlag

Lichen ruber planus (Lichen planus, Knötchenausschlag, Knötchenflechte) ist gekennzeichnet durch flache, glatt-glänzende, blaurote Knötchen, die in allen möglichen Figurationen auftreten können, vom einzelnen Knötchen bis hin zu Gruppen von beträchtlicher Größe, die weite Körperareale bedecken.

Ihren Namen Lichen planus (flache Flechte) hat die Krankheit von ihrer Ausbreitungsweise, die an das Wachstum von Flechten auf Steinen erinnert. Flechten sind kleine Einzeller, die, scheinbar ohne Nahrungszufuhr, an der Windseite verwitterter Steine und an Baumrinden haften und der Unterlage eine braungrüne Patina geben. Der Name ist jedoch irreführend – Lichen ruber planus wird nicht von Pilzen oder sonstigen Kleinlebewesen erzeugt; die Ätiologie der Krankheit ist unbekannt.

Das wesentliche Merkmal der Krankheit ist eine leicht erhabene, oben flache Papel von seltsam veilchenartiger, oft «livid» (fahl) genannter Färbung. Von der Seite her gesehen, glänzt sie glasartig; sie hat polyedrische Form. Diese Papel ist für die Diagnose das Leitsymptom. Was den Patienten neben dem Vorhandensein des Ausschlags selbst zum Arzt treibt, ist vor allem der Juckreiz. Lichen ruber planus kann, wie viele hier beschriebene Dermatosen, einen eigenen *furor dermaticus* hervorrufen. Auffallend ist die Lividität der Papel, die genau an die Hautveränderung erinnert, die bei einer Leiche mehrere Stunden nach dem Tod eintritt.

Medizinisch ist die Ursache für die Krankheit bis heute ungeklärt. Die Behandlung bleibt daher problematisch und muß sich auf Symptomlinderung beschränken. Häufig ist es nötig,

Steroide zu geben, besonders bei Mitbefall der Mundschleimhaut, der Kopfhaut und der Genitalregion. In solchen Fällen können schwere Folgeschäden eintreten, wenn nicht zu stark wirkenden Medikamenten gegriffen wird.

Die Frau mit dem Vaterkomplex

Eine charmante Frau, Anfang vierzig, wurde mir von ihrem Hausarzt zur dermatologischen Diagnosestellung überwiesen: In den letzten Monaten hatte sie etwas bekommen, was wie eine verheerende Pilzinfektion aussah, die ihren gesamten Körper überzogen und auch die Mundschleimhaut befallen hatte. Kopfhaut und Genitalregion waren zum Glück unberührt.

Sie war stark verängstigt und durch den heftigen Juckreiz seelisch «fertig» und erschöpft. Die Angst läßt sich leicht verstehen. Das Auftauchen von Lichen ruber planus ist ungewöhnlich, es hat eine schleichende, tödliche Qualität. Die Hauterscheinungen sehen auch sehr «dauerhaft» aus, als würden sie nie wieder verschwinden, so daß man sich fragt, ob eine derart befallene Haut je wieder in den Normalzustand zurückkehren kann. Doch die Haut ist so außerordentlich wandlungsfähig, daß selbst große, Monate und manchmal Jahre vorhandene Felder von Lichen ruber planus am Ende wieder reiner Haut Platz machen. Manchmal bleiben allerdings Narben zurück.

Abgesehen von der durch die Krankheit selbst bewirkten seelischen Krise hegte die Patientin, nach eigenen Angaben, keine Befürchtungen oder Ängste. Sie betonte, ihre langjährige Ehe verlaufe glücklich, über ihre Kinder und die Familie könne sie nicht klagen – eitel Harmonie, so schien es, bis auf ihre Haut eben, die sie bis zur Raserei peinigt und die das Aussehen eines Kadavers hatte.

Mit Steroidtherapie, Pflege und Bettruhe begann sich ihr Leiden zu bessern, erst langsam, dann immer schneller; allmählich schöpfte sie Zuversicht und gewann ein Vertrauensverhältnis zu den Ärzten. Es wurde ihr erklärt, es sei oft schwierig, Lichen ruber planus völlig zum Abheilen zu bringen, es sei eine manchmal hartnäckige Krankheit, und Steroidgaben rieten sich nicht auf längere Zeit aufgrund der schweren Nebenwirkungen. Ob nicht vielleicht doch etwas Problematisches in ihrem Leben vorhanden sei, über das sie ihrem Herzen Luft machen wolle?

Ein paar Wochen dauerte es, dann gab sie zu, daß sie seit einigen Jahren an einer schrecklichen Angst litt. Sie hatte vor zwanzig Jahren geheiratet, und ihre Ehe war sehr glücklich, sie war die Mutter zweier Kinder, die sie sehr liebte, aber sie rangierten hinter ihrem Mann, gewissermaßen ihrem Liebesobjekt Nummer eins. Vor dem Einsetzen der Hautkrankheit hatte sich bei ihr eine Phobie entwickelt. Sie war von der Angst ergriffen worden, ihr Mann werde sterben. Dies geschah immer nachts. Sie fügte hinzu, ohne ihn könne sie nicht leben, er sei «ihr Leben». Wenn sie über die Angst sprach, wurde sie ganz bleich, manchmal versagte ihr sogar die Stimme, wenn sie den Schrecken neu durchlebte. Nie hatte sie vorher darüber geredet, weder mit ihrem Mann noch mit sonst jemandem.

Nach einigen Wochen, als die mit diesem Lebensaspekt verbundene Angst etwas abgeklungen war, rückte ein anderes Problem in den Brennpunkt, ihr Vaterkomplex. Der Vater war zweifellos der dominante Elternteil, die Mutter spielte nur eine schattenhafte Rolle im Hintergrund – so schattenhaft, daß es zuerst schien, sie sei verstorben, so selten wurde von ihr gesprochen. Die Schwestern der Frau waren schon mit weniger als zwanzig Jahren aus dem Haus gegangen, um zu heiraten, und sie beschrieb ihre Ehen als nicht unbedingt ideal, verglichen mit ihrer eigenen.

Der Vater war Geistlicher, Ende fünfzig, äußerlich energisch, gutaussehend, sehr beliebt bei seiner Gemeinde, besonders bei den Frauen. Von außen hatte es den Anschein, daß er seine Frau liebte, aber er gestattete ihr keinerlei wichtige Entscheidungen, auch nicht im Haushalt oder bezüglich der Kinder. Sie war für ihn lediglich Hausmutter und Gemeindehelferin.

In der Anfangszeit der Analyse erzählte mir meine Patientin einen Traum: Als junges Mädchen liegt sie im Bett, und am Fußende des Bettes steht ihr Vater und starrt sie an. Bei der Schilderung des Traumes konnte sie davon berichten, daß die Emotion, die sie beim Aufwachen spürte, genau dem Schrecken glich, der sie packte, wenn sie Angst um ihren Mann bekam. Dieses Traumbild wurde zum Wendepunkt in ihrer Analyse. Vor dem Traum hatte sie ihren Vater immer in Schutz genommen, hatte in verteidigt; nach dem Traum konnte sie der Tatsache ins Gesicht sehen, daß ihr Vater ein hemmungsloser Tyrann war. Es kam ans Licht, daß sie und ihre Schwestern als Kinder jeden Abend vor dem Essen eine einstündige Bibellesung hatten mitmachen müssen. Egal wie hungrig die Kinder waren, egal wie spät der Vater kam, die Lesung fand jeden Abend statt. Später, als sie älter wurden und zu Frauen heranreiften, wurde es seine Angewohnheit, jeden Aspekt ihres Lebens zu bekritteln, und jeden Abend beschwor er sie, nicht mit Männern zu schlafen, ehe sie verheiratet waren. Vor der Hochzeit mußte ihm jede auf die Bibel schwören, daß sie noch Jungfrau war.

Nachdem meine Patientin selber geheiratet hatte, gewöhnte sich der Vater an, sie mindestens einmal wöchentlich anzurufen, und im Lauf der Jahre wurden diese Anrufe häufiger. War sie beim Anruf gerade nicht da, mußte sie zurückrufen; tat sie es nicht, wurde sie vermahnt. Zur Zeit der Krankheit hatten sich diese Telefonanrufe auf einen täglichen Rhythmus verdichtet. Gegen den Ehemann sagte der Vater nie etwas, ließ aber durchblicken, sie werde nicht so versorgt, wie er immer ihre Mutter versorgt habe. Der Vater – verbal ein Ausbund an Tugend – pochte penetrant auf die Heiligkeit der Ehe und auf die Führung und Verantwortung des Mannes. Hinter dieser väterlich-frommen Fassade verbarg sich jedoch eine Kehrseite: Er neigte zu sexuellen Seitensprüngen mit Frauen seiner Gemeinde und hatte dies immer getan. Seine Frau und seine Töchter ertrugen den Klatsch und die Angst und waren durch seine Tyrannei und seine Wutausbrüche so eingeschüchtert, daß sie es nicht wagten, ihn mit seiner dunklen Seite, seinem Schatten, zu konfrontieren.

Viel später, schon auf dem Wege der Besserung, wurde die Patientin erneut nach dem Schrecken gefragt, den sie beim Aufwachen aus dem Vatertraum empfunden hatte. Da gab sie an: Als Kind und als junges Mädchen hatte sie jede Nacht darum gebetet, daß ihr Vater sterben möge. Auch als junge Frau hatte sie ihm oft den Tod gewünscht. Als sie dann heiratete und aus dem Haus ging, hatte sie das Gebet und den geheimen Wunsch langsam vergessen. Kurz vor dem Ausbruch des Lichen ruber planus erfuhr sie von ihrer Mutter, daß der Vater eine besonders widerliche Affäre mit einer Frau gehabt hatte, die ihn nun zu erpressen drohte. Die Familie tat sich wieder einmal zusammen, um beide Eltern zu decken, aber die Patientin sagte, sie verspüre dazu nun keine Lust mehr. Das väterliche Telefonbombardement in jüngster Zeit habe wohl dazu gedient, sicherzustellen, daß sie ihm in seinen Schwierigkeiten auch diesmal wieder beistehen würde. Genau bei Ausbruch des Hautleidens rutschte der Vater um Haaresbreite an einem öffentlichen Skandal vorbei und legte sich sofort wieder seine alte Arroganz zu. Dies, wie gesagt, war der Zeitpunkt, da der Ausschlag erschien.

Der Fall veranschaulicht, wie ein unbewußter Vaterkomplex ein Leben beherrschen und zugrunde richten kann. Kindheit und Adoleszenz waren überschattet gewesen von der Spaltung in der Persönlichkeit des Vaters. Die Flucht in die Ehe bewahrte die Patientin nicht vor den Angriffen des grausamen und quälenden Animus. Meist ist es der Vater, der dem Mädchen das erste Bild des Männlichen vermittelt. In diesem Fall war es deutlich, daß sie unsäglich gelitten hatte unter dem brutalen und sadistischen Schatten dieses zutiefst unbewußten Mannes. Theorie und Praxis klafften beim Vater in höchstem Maße auseinander: hier die gepredigte Heiligkeit der Ehe, dort ihre Zerstörung. Als Familienoberhaupt nahm er auf die Gefühle seiner Frau über die Jahre hinweg kaum irgendwelche Rücksicht.

Allerdings besaß die Patientin selber einen inneren sadistischen Animus; indem sie ihren Vater schützte, unterdrückte sie ihre wahren Gefühle und ließ sich vom Vater beherrschen, schenkte gleichsam ihrer eigenen weiblichen Persönlichkeit keinen Glauben. Durch Akzeptieren der Doppelmoral des Vaters zerfiel sie innerlich mit sich selbst. An der Oberfläche konnte sie ein zufriedenes Leben führen, untergründig aber brodelte es. Einst hatte sie dem Vater den Tod gewünscht, ja darum gebetet, und diese Wünsche, längst ins Unbewußte abgesunken, lebten, wirkten, wühlten, da sie eine Eigendynamik besaßen. Bestraft für ihren bösen heimlichen Wunsch wurde die Patientin zwanzig Jahre später, als sie, ihrer Reife ungeachtet, immer noch ein falsches Bild vom Charakter ihres Vaters hatte, hinter dessen frommer Persona ein höllischer Quälgeist lauerte. Nachts, wenn sie neben ihrem Mann lag, flüsterte ihr Animus ihr zu: «Was, wenn dein Mann stirbt?» Unausdenkbar: dann stünde sie wieder ungeschützt dem Vater gegenüber. Ihr Mann hatte sie als positive Animusfigur zwei Jahrzehnte lang, fast ihr halbes Leben, vor ihrem inneren Tyrannen abgeschirmt.

Die letzte Eskapade des Vaters ließ das falsche Bild dann endlich in die Brüche gehen, rückte ihr seinen wahren Charakter vor Augen. Da sie noch nichts von ihrem Komplex wußte, hielt sie den brutalen nächtlichen Gedanken für ihren eigenen und lebte daher in Angst. Man sieht hier ein im Unbewußten sich abspielendes Drama, das ins Bewußtsein durchschlägt durch einen beängstigenden Nachtgedanken und den Hautausschlag. Letzterer war das Mittel, durch das sie zum Bewußtsein ihres inneren Selbst gelangte. Sie vermochte die Dissoziation des Vaters zu erkennen, ihr eigenes sadistisches maskulines Wesen und ihre eigene Schwäche im weiblichen Bereich. Der Ausschlag signalisierte den Tod des väterlichen Einflusses auf ihr Leben und eine – endlich in Gang gekommene – Auseinandersetzung mit ihrem Animus.

Nach anderthalb Jahren war meine Patientin von der Hautkrankheit völlig genesen, ohne daß irgendwelche Narben zurückblieben. Darüber hinaus hatte sie Einblick gewonnen in ihre psychische Problematik und den ihr Leben beherrschenden Vaterkomplex. In den darauffolgenden Jahren begriff sie allmählich ihren Vater und konnte dadurch ihre eigene Ehe konsolidieren.

Rückblickend gesehen, symbolisierte der Reizzustand ihrer Haut den Reizzustand, in dem sich ihre Psyche befunden hatte. Auch die Assoziation des Lichen ruber planus zum Tod war symbolträchtig: «Gestorben» war beim Krankheitsausbruch ja schon ihre alte, falsche Haltung zum Vater, da sie seine Dissoziation endlich erkannt hatte. In diesem Fall war die Krankheit ohne Zweifel der Vorbote der psychischen Heilung, die dann ja auch folgte. Ohne Psychotherapie hätten die Hautveränderungen wahrscheinlich weiterbestanden, und das innere Drama wäre ihr nicht zu Bewußtsein gekommen. Für dise Frau bedeutete der Lichen ruber planus einen wichtigen Schritt im Individuationsprozeß – hin zur Bewußtwerdung ihres Selbst.

Der Mann mit den Zwillingskälbchen

Ein Mann von achtundvierzig Jahren hatte vor sechs Monaten einen seltsamen bläulichen Ausschlag bemerkt, der sich über seinen Körper ausdehnte. Er hatte Hilfe gesucht, der Allgemeinarzt hatte jedoch keine klare Diagnose geben können. Dies ist nichts Außergewöhnliches, da die Krankheit etwas Überrumpelndes, Überraschendes an sich hat und die Hautveränderungen zudem seltsam dauerhaft aussehen, was zusammen mit der Lividität dem ungeschulten Auge rätselhaft vorkommt.

Der Patient war Werkmeister in einem großen technischen Betrieb. Er hatte dort als Lehrling angefangen und sich hochgearbeitet. Es war eine verantwortungsvolle Stellung: In den letzten Jahren hatte es wegen Belegschaftsproblemen und damit verbundenen Auseinandersetzungen viel Streß gegeben. Er hatte Überstunden gemacht und vermutete, der Ausschlag könnte durch Müdigkeit und Angst bedingt sein.

Er war verheiratet und Vater dreier schon ziemlich großer Kinder. Seine Ehe verlief glücklich, er und seine Frau kamen gut miteinander aus.

Vor einigen Jahren hatte er einen kleinen Landsitz erworben, eine Farm mit etwas Grundbesitz, wohin er sich nach der Pensionierung zurückziehen wollte. Dieses Anwesen wollte er wieder zu einem funktionierenden Hof ausbauen. Nach der – großenteils eigenhändigen – Restaurierung der Gebäude begann er sich die nötigen Maschinen anzuschaffen, und schließlich war er so weit, daß er an den Kauf von Vieh denken konnte. Seine erste Erwerbung waren Zwillingskälbchen. Da die beiden noch sehr klein waren, hielt er sie zunächst in einem Schuppen am Wohnhaus; jeden Abend, wenn er nach Hause kam, fütterte und versorgte er sie.

Den ganzen Winter kümmerte er sich um sie, und als sie sieben Monate alt waren, bekamen sie eine Infektion. Er sagte, er habe bemerkt, daß bei einem Kalb die Augen tränten, und habe deshalb einen Tierarzt gerufen. Dieser diagnostizierte eine Virusinfektion und meinte, sie sei ernst. Am folgenden Tag starb das Kalb: einen Tag später bekam das andere Kalb die gleichen Symptome und starb ebenfalls binnen vierundzwanzig Stunden. Erst auf Fragen nach den Begleitumständen seines eigenen Krankheitsausbruchs erinnerte er sich wieder an diese Sachverhalte über die Kälber. Und nun – erst jetzt – erklärte er, er führe seinen Ausschlag auf den Tod der Kälbchen zurück. Plötzlich, unter dem Ansturm der jäh zurückgekommenen Erinnerung, begann er zu schluchzen. Sein ganzer Körper wurde geradezu geschüttelt von Weinkrämpfen. Nie habe ich bei einem Mann solche extremen Zuckungen, von Emotion hervorgerufen, gesehen. Ich merkte, daß tiefste Schichten seines Seins auf außerordentliche Weise berührt worden waren. Mehrere Minuten dauerte das Weinen, dann war es vorbei. Er richtete sich auf und sagte: «Das war es, das hat den Ausschlag verursacht, jetzt wird es mir besser gehen.» Er hatte recht. Mehrere Wochen später kam er noch einmal zu mir, und er war genesen. Dermatologisch behandelt wurde die Krankheit bei ihm nicht.

Dies alles war vor vielen Jahren. Mehr als das oben Erzählte habe ich aus seinem Leben nicht erfahren. Er blieb mir im Gedächtnis wegen der Leidenschaftlichkeit seines Weinens, und ich habe mich immer gefragt, was hinter einer so abgrundtiefen Reaktion stecken mochte. Viele Leute habe ich in meinem Leben weinen sehen, habe aber nie zuvor und danach einen solchen Sturm erlebt. Da ich, wie gesagt, nie wieder etwas von ihm hörte, vergaß ich die Episode allmählich.

Viele Jahre später fiel mir dann ein Buch über Liebe und Kulturkrise im alten Griechenland in die Hände[42]. Darin las ich vom Koukoudi. Offenbar gab es unter den Myriaden Dämonen und Genien im ländlichen Griechenland einen bestimmten Dämon in Menschengestalt namens Koukoudi. Er wird heute noch gefürchtet. Es gibt Rituale zur Abwehr des Koukoudi, und eines davon ist, um das Dorf herum einen magischen Kreis zu pflügen, mit Zwillingskälbern als Zugtieren, die geschlachtet und begraben werden, wenn der Kreis vollendet ist. Die heutige Begründung für die Verwendung von Kälbern lautet, daß sie dem Christentum nahestehen, weil sie das Christuskind bei seiner Geburt beleckt haben. Jedoch: Pocken, Cholera und Pest werden in Griechenland und im übrigen Europa noch heute durch Frauen personifiziert – Koukoudi bedeutet im heutigen Griechisch Pickel, Beule oder Knoten und wird für die Lymphknotenschwellung bei der Beulenpest gebraucht –, und die Personalisierung von Krankheiten reicht bis in urälteste Zeiten zurück: Die Sphinx von Theben war verantwortlich für die dortige Pestilenz, und auch Medusa war eine Pestbringerin. Koukoudi ähnelt dem vorgermanischen Wort *kuzdo* oder *kudtho* (verborgen). Das lateinische *cudo* heißt Helm, und das keltische Wort *koudo* bedeutet Verborgenheit. Dies läßt sich vergleichen mit dem gothischen *huzo* und dem germanischen *hozda* (verborgen), die dem mittel- und althochdeutschen *hort* (verborgener Schatz) verwandt sind, dem im Englischen *hoard* entspricht.

Der Sinn des Zwillingskälberopfers war Beschwichtigung und Abwehr des Koukoudi, der Krankheit in Gestalt eines Hautleidens brachte. Die Personalisierung hat Bezug zur weiblichen Gottheit und verweist auf das archetypische Bild des Weiblichen im Unbewußten.

Welche seltsamen Echos waren in der Psyche dieses Mannes geweckt worden, daß ihn ein solcher Emotionssturm überwältigte? Bekannt ist seine praktische Seite, seine Seite als Arbeits- und Tatmensch: Werkmeister im Industriebetrieb, Vorsorge für einen Zweitberuf im Ruhestand (Kauf der Farm usw.). Auf all das hatte er tätig hingearbeitet. Quintessenz des Männlichen ist, das Ziel wahrzunehmen und darauf hinzuarbeiten. Der Erwerb der ersten Tiere, der beiden Kälber, hat zweifellos sein Fühlen berührt, seine wohl wenig entwickelte, im jungianischen Sinne inferiore oder minderwertige Funktion[43]. Das junge Leben zu hüten und zu versorgen war für ihn sicherlich etwas Neues, Ungewohntes und enorm Befriedigendes. Praktisch gesehen, bedeutete der jähe Tod der kleinen Kreaturen einen nicht unbeträchtlichen Geldverlust, aber das erklärt nicht den emotionalen Sturm, der sechs Monate später folgte. Aller Wahrscheinlichkeit nach war er von der Welt der Natur abgeschnitten gewesen, und der Erwerb des Landes war der erste Schritt zur Rückkehr zu dieser Welt und zur Überwindung der Trennung. Die Kälber repräsentierten die Zukunft, und ihre Pflege das mütterliche Element, das in jedem zukünftigen Farmer vorhanden sein muß. In ihrem unerwarteten Tod schien dann das Irrationale der Natur auf, wo trotz Pflege und Fürsorge Unfälle vorkommen und der Tod zuschlägt. Der Tod stieß den Mann noch stärker, plötzlicher und intensiver auf die dunkle instinkthafte Welt des Weiblichen hin. Überwältigt zu werden von einem Kummer von solch elementarer Gewalt – das bedeutete, daß sich in seiner Psyche ein Archetyp konstelliert hatte und ihn mit Bildern und Emotionen überflutete. Hier wurde um etwas Tiefes, Geheimnisvolles geweint, das Weinen hatte numinose Qualität.

Irgendwo tief im Unbewußten wußte seine Seele um alte Rituale und um die Bedeutung des Opfers an die Göttin. Damals, als die Kälber starben, hat er vermutlich kaum äußerliche Emotion gezeigt und hat wahrscheinlich nur eine flüchtig-traurige Anwandlung empfunden, die nicht ins Bewußtsein vordrang und schnell wieder verging. Dann der Hautausschlag, mit Totenfärbung der Haut; der Ausschlag, der ihn so lange plagte, bis er in Therapie ging. Die simple Frage, wie denn der Ausschlag begonnen habe, bildete den Schlüssel, der seine Erinnerung er-schloß und die gestaute Emotion freisetzte. Eine Flut, durch ein geöffnetes Schleusentor rasend – diesen Eindruck hatte man, wenn man den von Krämpfen geschüttelten Körper und den Tränenstrom sah.

Sehr oft sieht man solches Leid, erzeugt vom Selbst beim Individuationsprozeß. In diesem Fall wäre das Leid nicht bewußt geworden, hätte der Ausschlag (Koukoudi) nicht den Mann heimgesucht und gequält, bis er in Therapie ging und das in ihm wirkende Leid erkannte. Durch den zwei Minuten dauernden tiefemotionalen Ausbruch wurde dann das lange unterdrückte innere Gefühl freigesetzt, und er war erlöst. In heftiger, drängender Form sprach die Psyche zu ihm durch seine Haut, weil er sich ihrem Reich bereits unbewußt angenähert hatte.

Der Mann mit dem gelähmten Sohn

Wie gesagt, kann Lichen ruber planus an sämtlichen Körperpartien auftreten, nicht selten sind auch Kopfhaut, Mund und Genitalien befallen. Manchmal stellen sich Patienten mit nur einem einzigen isolierten Krankheitsherd vor. Im folgenden Fall geht es um einen Mann, fünfundvierzig Jahre alt, mit Lichen ruber planus ausschließlich am Genital, eine schwerwiegende Sache, da die Harnröhrenmündung betroffen und durch die Krankheit teilweise zugewachsen war.

Seine Anamnese: Zwei oder drei Tage vor Einsetzen der Krankheit hatte er einen schweren Schock erlitten. Er hatte im Garten gearbeitet, plötzlich das Kreischen von Bremsen gehört und mitansehen müssen, wie ein Nachbar mit seinem Wagen ein Kind überfuhr. Als er den Aufprall hörte, wußte er instinktiv, daß es sich um seinen Sohn handelte. Der Junge, neun Jahre alt, war gerade mit seinem Fahrrad umhergefahren. Als der Patient hinlief, um zu sehen, was passiert war, erkannte er sofort seinen kleinen Sohn und dachte zuerst, er sei tot. Der Junge überlebte den Unfall, blieb aber an allen Gliedmaßen gelähmt (Quadriplegie). Durch eine Fraktur der Halswirbelsäule war das Rückenmark kurz unter der Schädelbasis irreparabel geschädigt.

Nach dem Unfall hatte der Nachbar, der Fahrer des Wagens, ebenfalls einen Schock und war entsetzt und fassungslos. Als sich abzeichnete, daß es zu einem Gerichtsprozeß kommen würde, sprach er auf Anraten seiner Anwälte jedoch kein Wort mehr mit meinem Patienten und dessen Sohn. Dies war besonders traurig, da das Kind vor dem Unfall ein sehr herzliches Verhältnis zu dem Nachbarn gehabt hatte. Wenige Tage nach der Tragödie erschien bei meinem Patienten der Ausschlag auf dem Penis, aber wegen des Schocks und der Aufregung in dieser Zeit bemerkte er ihn zunächst eine Woche lang nicht. Dann fiel ihm auf, daß etwas Anomales mit der Penisöffnung geschehen war. Er erklärte es sich als Folge des erlittenen Schocks, was aufgrund des Zeitzusammenhangs sicherlich stimmte.

Es war das ungewöhnliche Erscheinungsbild der Krankheit in diesem Fall – ein schweres, möglicherweise Narben hinterlassendes Hautleiden ausschließlich am Penis –, das an eine psychische Störung beträchtlicher Schwere denken ließ. Das Fahrrad, auf dem der Sohn verunglückt war, stammte vom Vater, es war ein Geschenk von ihm. Die Freude, das Kind noch am Leben zu finden, und die aufkeimende Hoffnung, alles werde wieder gut, wurden rasch und grausam zerstört, als der

Vater vom Ausmaß der Verletzung erfuhr und die Prognose hörte, die sich in den kommenden Jahren leider bestätigte: ein unabhängiges Leben würde der Sohn nie führen können.

Alle Eltern hoffen, daß ihr Kind gesund heranreift und ein selbständiges und produktives Leben führen kann. Im Falle meines Patienten war diese Hoffnung ein für allemal zerschlagen. Zweifellos gab es hier eine *Participation mystique* mit dem Kind, wohl auch eine unbewußte Identifikation, denn der Vater äußerte seinen Zorn auf den Nachbarn wegen dessen Teilnahmslosigkeit nach dem Unfall auf eine ganz auffallend persönliche Weise.

Der Phallus ist das schöpferische Organ des Mannes, und wenn er in Träumen oder Phantasien auftaucht, symbolisiert er Kreativität. Die Harnröhrenmündung hat das Aussehen eines Auges. Mit der Harnröhre selbst, durch die der Urin und beim Geschlechtsverkehr der Samen austritt, ist viel mythische Tradition verbunden. Beide genannten Funktionen können bei Beschädigung der Urethra gestört oder völlig blockiert sein. Beim Harnlassen (Miktion) entledigt man sich physischer Abfallprodukte, die beim Stoffwechsel anfallen; psychologisch symbolisiert es ein Loslassen tiefster Emotionen. Überflüssig, auf die zentrale Rolle des Samens bei der Fortpflanzung hinzuweisen. Die Kabiren, jene mächtigen Zwergengötter, Kinder der großen Muttergöttin von Samothrake in der Ägäis, waren sämtlich phallische Wesen. Meist waren sie in irgendeiner Weise deformiert: lahm, mißgebildet oder verstümmelt. Außerdem hatten sie beträchtliche Verbindungen zur Verbrecherwelt. Sie repräsentierten starke schöpferische Impulse. Die ganze phallische Symbolik der Kabiren ist eng verbunden mit dieser «kreativen» Kraft und stellt in der Psyche ein Bild starker Potenz dar.

Der Phallus war in diesem Fall Symbol des durch das lebende Kind weitergetragenen schöpferischen Impulses. Man geht wohl nicht fehl, wenn man annimmt, daß die Hautkrankheit bei diesem Mann den Tod der Idee vom intakten Weiterleben des Kindes in seiner Seele symbolisierte. Vielsagend, daß ausgerechnet die Mündung des Penis, das Auge, sich schloß. Darin versinnbildlicht sich, daß er den Zorn, die Schuld (er hatte dem Kind das Fahrrad gegeben) und die Impotenz, die er in seiner Psyche spürte, nicht zu sehen – sprich: zu verstehen – und zu äußern vermochte. Das tiefe Leiden seiner Seele offenbarte sich durch das Organ Haut, das Organ, das ihn weise nötigte, die Tragik des Geschicks seines Sohnes und auch seine eigene Tragik zu akzeptieren.

Der Mann, dessen Schwester fortlief

Ein Mann von vierzig Jahren mit gravierendem Lichen ruber planus, bei dem der gesamte Körper einschließlich Kopfhaut befallen war, wurde zur Behandlung überwiesen. Aufgrund der Schwere des Falles wurde beschlossen, ihn zu hospitalisieren. Er war verheiratet, und seine Ehe schien zufriedenstellend zu sein. Er hatte seine Frau gern und liebte seine Kinder. Von Beruf war er Wirtschaftsprüfer und hatte über die Jahre eine erfolgreiche Praxis aufgebaut. Seine psychologische Hauptfunktion war das Empfinden, vom Typ her war er introvertiert. Für das plötzliche Auftreten des Hautleidens hatte er keinerlei Erklärung und konnte sich zunächst an nichts Außergewöhnliches erinnern. Erst auf näheres und intensives Befragen zu seinem Privatleben kam die Erinnerung an die Begleitumstände des Krankheitsausbruchs zurück. Später verstand er gar nicht mehr, wie er ein so wichtiges, so ungeheuerliches Ereignis, wie es ihm sechs Monate zuvor, ganz kurz vor Krankheitsausbruch, zugestoßen war, hatte vergessen können. Daß er es vergessen hatte, war jedoch psychologisch verständlich: Es war zu schmerzhaft für ihn, als daß er es im Bewußtsein hätte behalten können.

Der Sachverhalt: Der Patient hatte eine vielgeliebte ältere Schwester, die, wie er, verheiratet war und Familie hatte. Ihr

Mann war in der Stadt, in der sie lebten, hochangesehen, und sie selber war mit den Worten ihres Bruders «eine bewundernswerte Frau». Durch das gutgehende Geschäft ihres Mannes lebte sie materiell in sorglosen Umständen, und ihre Kinder konnten gute Schulen besuchen. Eines Nachmittags jedoch verschwand diese als Mustergattin geltende Frau plötzlich und spurlos. Vorher hatten sich offenbar keinerlei Anzeichen irgendeiner Krankheit bemerkbar gemacht, keine Symptome geistiger Labilität, keine Ängste, keine Depressionen: Sie schien zufrieden und glücklich.

Morgens hatte sie die Kinder in die Schule gebracht, und als die Kinder zurückkamen, fanden sie das Haus aufgeräumt, aber leer vor. Keine Nachricht fand sich, und niemand hatte eine rationale Erklärung für ihr Verhalten, das so gar nicht zu ihrem Charakter passen wollte. Eine polizeiliche Suche blieb ergebnislos; der Familie wurde geraten, abzuwarten. Dies führte beim Mann zu schweren Angstzuständen und bei den Kindern zu extremen Traumen. Die große Furcht war, sie könnte ermordet worden sein. Nach einigen kummervollen Wochen meldete sie sich: Sie lebte, und zwar in der Hauptstadt. Offenbar war sie notleidend und brauchte dringend Geld, deshalb kontaktierte sie ihren Mann. Man beschloß, daß ihr Bruder – der Patient – hinfahren und mit ihr sprechen solle, da er nicht so emotional reagieren werde wie der Ehemann und deshalb der Lage besser gewachsen sei.

Der Patient fand seine Schwester in Not und Elend. Die Geschichte, die sie ihm erzählte: Offenbar aus Langeweile hatte sie angefangen, nachmittags in ihrer Stadt in Singles-Bars zu gehen, wo sie trank und Männer kennenlernte; meist blieb sie ungefähr eine Stunde. An einem solchen Nachmittag hatte sie einen Mann kennengelernt, in den sie sich verliebte und dessentwegen sie Heim und Familie verließ. Es stellte sich heraus, daß er ein Gewaltkrimineller war. Kurz vorher hatte er eine Gefängnisstrafe abgesessen, nicht seine erste. Sein Vorstrafenregister bestand aus Gewaltverbrechen verschiedener Art.

Als der Patient sie fand, bettelte sie ihn um Geld an; er gab ihr welches. Den Mann sah er nicht, doch in den folgenden Wochen schrieb sie dem Bruder mehrfach und verlangte beträchtliche Geldsummen für sich selbst wie auch für ihren Liebhaber. Es ging mit ihr immer mehr bergab, sie wurde rauschgiftsüchtig, schließlich zur Diebin. Sie wurde verhaftet und kam ins Gefängnis. Zu diesem Zeitpunkt kam der Patient zu mir zur Therapie. Als er mir die Lebenskatastrophe seiner Schwester berichtete, gestand er, außer ihm wüßten nur seine Frau und sein Schwager über die Geschichte Bescheid, aber die schrecklichen erniedrigenden Umstände, in denen er seine Schwester vorgefunden habe, habe er auch ihnen verschwiegen, das habe er für sich behalten. Sie leide buchstäblich Hunger, es gebe weder Essen noch Geld im Haus. Sie sei auch persönlich verwahrlost, mit zerrissenen, schmutzigen Kleidern, mit Quetschwunden am Körper. Absolut trostlos sei es in ihrer elenden Unterkunft. Zu dieser Zeit war ihm noch nicht klar, daß sie rauschgiftsüchtig geworden war, an dieses zusätzliche Problem dachte er noch nicht. Er dachte jedoch an eine Geisteskrankheit. In der Zeit, die er mit ihr verbrachte, packte ihn darüber hinaus eine große Angst. Zuerst konnte er gar nicht glauben, daß er seine Schwester vor sich hatte. Allmählich begann er in den folgenden Tagen zu fürchten, selber verrückt zu werden. Direkt nach diesem Treffen mit der Schwester hatte sich der Lichen ruber planus bemerkbar gemacht, begleitet von furchtbarem Juckreiz. Zu der Zeit, als er ins Krankenhaus kam, unterstützte er seine Schwester immer noch, obschon sie sich bereits in Gewahrsam befand. Er sagte, er fühle sich dazu gezwungen.

Zunächst einmal mußte man ihm beruhigend zusprechen und ihm klarmachen, daß die Episode – obwohl real – alptraumhafte Qualitäten hatte und daß er selbst keineswegs verrückt war. Dies wurde von ihm auch bereitwillig akzeptiert, und er vermochte sich langsam zu entspannen, die Angst löste sich. Als nächstes wurde ihm vorsichtig bedeutet, daß die Schwester nun nicht mehr in seine Verantwortung falle und daß er die ganze Sache offen mit seiner Frau und seinem Schwager besprechen solle. Nach und nach verstand er, daß seine Schwester «vom Bösen ergriffen» war; dies war das Problem, dem er sich stellen und das er später ihrer Familie erklären mußte. Dadurch wurde ihm dann auch klar, warum ihn selber eine solche Angst befallen hatte, als er seine Schwester so erbärmlich heruntergekommen wiedersah.

Über den psychischen Zustand der Schwester kann ich, ohne sie selbst gesprochen zu haben, nichts Definitives sagen; immerhin scheint anhand der erzählten Fakten die Annahme gerechtfertigt, daß eine ruhige, bürgerliche, praktische Frau, verheiratet und Mutter, plötzlich ihrer dunklen Seite verfiel, ihrem Schatten, im Sinne einer Besessenheit. Als sie den Gewaltkriminellen kennenlernte, stand sie höchstwahrscheinlich Aug' in Auge einem bisher unbekannten Aspekt ihres männlichen Unbewußten gegenüber. Dieser dunkle innere Animus weckte in ihr das fatale Begehren nach dem äußeren brutalen und sadistischen Mann.

Oberflächlich betrachtet ist es kaum denkbar, daß eine Frau – verheiratet mit einem hochgeachteten Mann, mit liebem, anständigem Bruder, in geordneten, komfortablen Lebensverhältnissen, mit der Betreuung der Familie beschäftigt – plötzlich so ausbricht und sich so verändert. Vielleicht war alles *zu* geordnet, zu routinehaft, zu leicht, zu eng, sie brauchte nicht viel Energie aufzuwenden, und ihr Horizont hatte sich entsprechend verengt. In einer solchen Situation – wie sie bei modernen Frauen leider häufig vorkommt – findet der Animus fruchtbaren Nährboden. Er wird zum Einflüsterer, er sagt ihr ins Ohr, daß sie sich langweilt, von ihrem Mann und ihren Kindern nicht geschätzt wird. Daß sie alt wird, daß sie etwas verpaßt. Vielleicht ist ihr langjähriger Gatte müde geworden, der Geschlechtsakt öde Pflicht. In diesem Fall weiß der Animus viel zu sagen über die Freuden, die sie mit anderen Männern erleben könnte, ehe es zu spät ist. Die innere Stimme ihres dunklen Gefährten, verführerisch süß, treibt sie – besonders wenn geistige Leere in ihrem Leben herrscht – zu Abenteuern: zu Alkoholismus, Rauschgiftsucht, sexuellen Eskapaden, um nur die häufigsten zu nennen. Das Experimentieren bereitet der äußeren Konfrontation den Weg, die ein Spiegelbild des inneren Dramas ist. Im Falle dieser Frau brachte die Verführung unnennbares Leid nicht nur über sie selbst, sondern über ihren gesamten engeren Lebenskreis. Es «riß» sie hin», ohne Rücksicht auf Familie, Kinder, Freunde. Sie verfiel völlig ihrer dunklen Seite, alle mit ihrem früheren Leben verkoppelten Tugenden und Wertvorstellungen wurden nichtig. Übrig blieb am Ende ein armes physisches Wrack, ein Schatten ihrer selbst.

Der Patient selber genas relativ schnell und stetig, nachdem er angefangen hatte, die prekäre Lage seiner Schwester zu verstehen und sich von der Bürde ihres Sturzes zu entlasten. Er beschloß, weiter regelmäßig zur Therapie zu kommen, bis die Hauterscheinungen völlig abgeklungen waren. Das dauerte etwa ein Jahr. Dann war er gut wiederhergestellt.

Am Ende dieser Periode erhielt er plötzlich Nachricht, daß die Schwester Selbstmord begangen hatte, offenbar weil ihr krimineller Liebhaber sie verlassen hatte, nachdem sie aus dem Gefängnis entlassen worden war. Den emotionalen Sturm nach diesem neuen Schock vermochte mein Patient ohne ein neues Aufflammen der Krankheit zu überstehen.

Seelischen Selbstmord hatte die Schweser schon viel früher begangen, nämlich als sie ihre Familie verließ, um mit dem Gewaltverbrecher zu gehen. Von dem Augenblick an, da das Ichbewußtsein vom Animus besessen war, war sie verloren – sie ist praktisch damals schon gestorben. Das Rohe, Kaltblütig-Sadistische des Animus kam in der Art und Weise zum Ausdruck, wie sie ihre Familie behandelte. Sie verließ das Haus ohne Warnung; die Kinder fanden es leer vor, als sie von der Schule nach Hause kamen. Sie hinterließ keine Abschiedsnachricht, nicht den leisesten Hinweis auf ihren Aufenthaltsort. Wochenlang litten ihre Familie und ihr Bruder Höllenqualen der Ungewißheit. Der Animus, der sie zu einem derartigen Verhalten trieb, war das Äquivalent des brutalen Sadisten, den sie dann draußen, in der Realität, traf. An jenem schicksalhaften Nachmittag in der Singles-Bar trat sie jenem eigenen maskulinen Ichanteil gegenüber, dessen sie sich völlig unbewußt war. Es hatte immer schon im Schatten auf den nun raffiniert herbeigeführten Augenblick gewartet, in dem es in Erscheinung treten konnte. Niemand, der sie kannte, hatte sich vorzustellen vermocht, daß sie in ein solches Elend abgleiten könnte; aber solche Wechselfälle und dunklen Abgründigkeiten kommen im individuellen Schicksal immer wieder vor.

Der Ausbruch des Lichen ruber planus, der diesen Mann überwältigte und seine Haut leichenfarben werden ließ, kündigte den Tod seines Gefühls für seine Schwester an und war zugleich auch Vorbote ihres tatsächlichen Todes, ihrer Selbstzerstörung. Er hatte gleichsam ihren Tod schon betrauert, als er sie so erbärmlich heruntergekommen in der Hauptstadt vorfand. Die Haut pufferte die Angst ab, die er empfand, als er die Schwester geistesgestört glaubte und auch selbst verrückt zu werden fürchtete. Wahnsinn ist zweifellos ansteckend – solche Ängste zieht man sich in der Gegenwart von Psychotikern leicht zu. Das Leiden an der Krankheit gab ihm dann gleichsam einen seelischen Halt in den dunklen Tagen, als er die Nachricht von ihrem Tod bekam. Tapfer und zu Recht hatte er aufgehört, sie und ihren Liebhaber zu unterstützen, als er erkannt hatte, daß sie nicht mehr in seine Verantwortung fiel, er nicht mehr «ihr Hüter» war.

Im Hautzustand spiegelte sich der Tod seines leichten Schwesterkomplexes und der Verlust des Brudergefühls nach Erkennen des dunklen Schattens seiner Schwester.

Der Mann, dessen Frau ihn umbringen wollte

Auch in der folgenden Fallgeschichte kann der Tod eines Komplexes mitverfolgt werden. Der Patient, ein Mann von sechzig Jahren, wahr sehr schwer an Lichen ruber planus erkrankt. Das

Leiden war begleitet von unerträglichem Juckreiz; er wollte deshalb ins Krankenhaus eingewiesen werden. Das Symptom ließ ihn nie zur Entspannung und Ruhe kommen. Eingesetzt hatte die Krankheit vor acht Monaten. Er selbst war ein äußerst rationaler Mensch, seine starke Funktion war das Denken, vom Einstellungstypus her war er extravertiert. Er wußte den Zeitpunkt des Krankheitsbeginns genau und konnte die Begleitumstände und Auslöser klar schildern. Seine Geschichte:

Eines Nachts, als er neben seiner Frau schlief, wurde er jäh von einem heftigen Schlag auf die Brust geweckt. Im Nu war er wach und sah, daß seine Frau neben ihm stand. Schwach blitzte im Dunkeln ein Küchenmesser auf, das gerade im Begriff war, ein zweites Mal auf ihn herabzusausen. Es dämmerte ihm: Seine Frau war dabei, ihn zu töten. Vier Stiche brachte sie an, ehe er aufspringen und sie abwehren konnte. Er vermochte noch aus dem Zimmer zu laufen und Hilfe herbeizutelefonieren. Dann brach er zusammen. Nur durch den Umstand, daß er ganz in der Nähe eines Krankenhauses wohnte, wurde sein Leben gerettet. Rasch erhielt er massive Bluttransfusionen. Einer der Stiche hatte den Herzbeutel verletzt, die anderen waren tief in die Lunge gedrungen.

Drei Tage danach, während er auf der Intensivstation lag, brach der Lichen ruber planus aus. Der Patient führte das unmittelbar auf den Schock der Attacke zurück (die er im ersten Augenblick für einen Traum gehalten hatte). Der Ausschlag blieb acht Monate unverändert bestehen und war, wie erwähnt, von schwerem *furor dermaticus* begleitet.

Seine Frau kam nach der Attacke sofort in eine psychiatrische Anstalt und wurde dort drei Wochen behandelt. Eine fachärztliche Begutachtung ergab danach, daß sie entlassen werden konnte – unter der etwas sonderbaren Maßgabe, daß der Patient seinen Beruf aufgab, um sich um seine Frau zu kümmern. Als er sich von der Attacke erholt hatte und wieder nach Hause durfte, erklärte er sich damit sofort einverstanden. Er übernahm die Pflege, gab seinen alten Beruf auf und nahm gleichzeitig eine Stelle als Nachtwächter an.

Aus einer Vielzahl von Gründen kamen Justiz, Behörden und die psychiatrischen Sachverständigen zu dem Schluß, daß gegen die Frau nicht vorgegangen werden sollte. Eine öffentliche Untersuchung ihres Falles fand daher nicht statt. Die behandelnden Psychiater diagnostizierten vorübergehende Geistesgestörtheit durch Myxödem. (Myxödem wird verursacht durch Schilddrüsenunterfunktion und ist gekennzeichnet durch Körperaufschwellung, Hauttrockenheit, Aufgedunsenheit im Gesicht und an den unteren Extremitäten, ferner durch mehr oder weniger starke geistig-seelische Schwerfälligkeit [Torpor]. Meist treten hoher Blutdruck und Herzfunktionsstörungen hinzu.) Die Frau war von ihrem Hausarzt wegen dieser Krankheit behandelt worden, hatte allerdings kein Schilddrüsenpräparat bekommen. Als Komplikation dieser Krankheit tritt manchmal episodisches Irresein auf. Nach ihrer Einlieferung in die Anstalt und nach Gabe des Schilddrüsenpräparates hatte die Frau wieder ganz normal gewirkt, daher waren die Psychiater zu dem Schluß gekommen, daß es sich um einen vorübergehenden, mit ihrem physischen Zustand zusammenhängenden Anfall von Irresein gehandelt hatte. Sie wurde schließlich als normal, aber beobachtender Pflege bedürftig entlassen. Zu Haus angekommen, erklärte sie ihrem Mann, es tue ihr leid; und er sagte, daß er ihr verzeihe. Auf die Frage, warum der Fall auf so ungewöhnliche Weise geregelt worden sei, antwortete er zunächst, er wolle lieber nicht darüber sprechen, es sei zu schmerzhaft für ihn. Die Andeutung, daß hier offenbar eine Ungerechtigkeit vorliege, wies er zurück; ein solcher Gedanke war für ihn unannehmbar.

Doch, immerhin, eine Häufung von Merkwürdigkeiten nach seiner Heimkehr: Er nahm eine Stelle als Nachtwächter an; tagsüber schlief er zu Hause nur noch dann, wenn eine Verwandte anwesend war, die seine Frau betreute. Und er stellte fest, daß er jetzt impotent war. In der Zeit, in der er wegen

Lichen ruber planus behandelt wurde, betonte er mehrfach, er hätte es schrecklich gefunden, wenn seine Frau ins Gefängnis oder in eine Heilanstalt gemußt hätte. Viele Male sagte er, die Psychiater seien außerordentlich nett und kümmerten sich in bewundernswerter Weise um seine Frau. Schließlich wurde versucht, ihn vorsichtig auf den Gedanken hinzuführen, daß er Angst habe, mit seiner Frau im gleichen Haus zu schlafen. Erst stritt er das ab. Auch die Impotenz deutete er zunächst nicht als psychische Selbstabwehr gegen seine Frau. Dann ließ er sich aber doch, als rationaler Mensch, dazu bringen, sich die Fakten vor Augen zu halten: die Nachtarbeit; die Verwandte als Wächterin, während er schlief; und die Impotenz. Noch immer wollte er nicht zugeben, daß er Angst vor seiner Frau hatte.

Dann bekam er Urtikaria. Bei Urtikaria treten – wie an anderer Stelle dargestellt – Quaddeln auf, die mit heftigem Jucken und Brennen einhergehen. Urtikaria leitet sich vom Wort für Brennesseln (Urtica) ab. Und tatsächlich ist es bei Urtikaria so, als sei man in Brennesseln gefallen. Die Quaddeln können ganze Felder bilden und können wandern, das heißt verschwinden und an anderem Ort wieder auftauchen. Das Krankheitsbild erinnert also an einen Schwelbrand unter einer Heidewiese, der immer wieder an neuen Stellen aufflackert. Auf verblüffende Weise spiegelt sich in der Haut der im Innern schwelende emotionale Brand, der aufflammt und wieder abklingt, zurücksinkt ins Unbewußte.

Als dem Patienten bedeutet wurde, daß in ihm womöglich Zorn über die Situation schwele, weil sein Leben so aus den Fugen geraten sei und er sich «in die Nesseln gesetzt» habe, stimmte er endlich zu und gestand, er habe eine Todesangst vor seiner Frau. Es wurde ihm vorgeschlagen, zu dem Psychiater zu gehen, der seine Frau behandelte, doch das wollte er nicht; auch zu einem anderen Psychiater wollte er nicht gehen, weil er es einfach schrecklich fand, den Fall noch einmal aufzurollen.

Der Hauptgrund für sein Widerstreben: Er hätte es nicht ertragen, an einer dann wohl folgenden Anstaltseinweisung seiner Frau schuld zu sein. Er wußte, daß sie psychotisch war, und gab später zu, daß sie sich auch vorher manchmal schon befremdlich und merkwürdig verhalten hatte, allerdings hatte sie ihn nie zuvor körperlich angegriffen. Sonderbarerweise wurde ihr mörderischer Impuls nie berücksichtigt, insofern war an den psychiatrischen Gutachten viel auszusetzen. Seine Lage blieb unberücksichtigt und wurde daher unhaltbar und unerträglich.

Er war eindeutig ein rationaler Denktyp, und Fühlen war seine inferiore Funktion. Zu seiner inneren Instinktwelt hatte er kaum einen Zugang. Er wußte natürlich, daß seine Frau psychisch krank war, hatte aber nicht erkannt, daß ihre Depressionen und ihr gelegentlich bizarres Verhalten eine Gefahr für ihn darstellte. Beruflich hatte er früher viel mit der Welt der Kriminellen zu tun gehabt, und er hatte sich offenbar an diese Welt gewöhnt und bestimmte Maßstäbe übernommen, die seinem Wohl nicht dienlich waren. Nach der Attacke saß in ihm tiefe Angst, aber er war seinem Instinktich so entfremdet, daß er sie nicht wahrnahm. Er glaubte, daß er seine Frau noch liebte, und empfand es weiterhin als Pflicht, sie zu schützen, brachte ihr aber im Herzen keine positiven Gefühle mehr entgegen. Daher hatte er die Situation nicht so sehen und sich bewußtmachen können, wie sie wirklich war. Um Haaresbreite war er dem Tod entronnen. Seine Frau war eine potentielle Mörderin: Viermal hatte sie das Messer gegen ihren Mann erhoben und war für diese Tat nicht öffentlich zur Rechenschaft gezogen worden.

Der Lichen ruber planus versinnbildlichte das Absterben seines Vertrauens, den Tod der Liebe zu seiner Frau. Die Krankheit blieb so lange bestehen, wie er seine Angst und seine wahren Gefühle leugnete. Das bemerkenswerte Faktum, daß Urtikaria hinzutrat, machte nur noch drängender die Notwendigkeit deutlich, daß er sich seiner inneren Krise stellte und sie sich bewußtmachte. Wenn Urtikaria auf der Haut sichtbar ist, scheint die wechselnde Natur ihres Flutens und Abebbens immer auf das potentielle Vorhandensein – und das häufig bevorstehende Akzeptieren – einer bisher vom Kranken unerkannten emotionalen Reaktion hinzudeuten.

Mit dem grauenhaften Ereignis selbst, beziehungsweise der Erinnerung daran, hatte der Patient auch die damit verbundenen Emotionen verdrängt, hauptsächlich Angst und Wut und einen untergründigen Haß auf seine Frau. Die sich selbst überlassenen Emotionen nahmen an Stärke zu. Zweifellos offenbarte die erste Hautreaktion – Lichen ruber planus – die Tiefe und Stärke der Emotion im Unbewußten; dann folgte die Urtikaria, die ungleich quälender für den Patienten war und ihn schließlich zwang, der Wahrheit ins Auge zu sehen.

Der Mann, der die Mutter verlor

Ein Bauer, siebenundvierzig Jahre alt, stellte sich mit schwerem Lichen ruber planus vor. Befallen war nur die Mundpartie, und zwar die Schleimhaut der gesamten Mundhöhle und die Lippen bis zur Grenze, wo sie nach außen in normale Gesichtshaut übergehen. Es sah aus, als sei der Mund mit einem ätzenden Tintenstift grell aus dem Gesicht herausgehoben; wenn man ihn anblickte, sah man daher zunächst nur den Mund, das übrige Gesicht verschwamm. Durch Gewebeschwellung stand der Mund ständig offen, man hatte den Eindruck, als sei er in einem stummen Schrei erstarrt.

Der Patient war unverheiratet und war der älteste von mehreren Geschwistern. Er entstammte einer Bauernfamilie. Als er sechzehn war, war der Vater gestorben, und er mußte in jungen Jahren die Bewirtschaftung des Hofes und weitgehend auch die Erziehung seiner jüngeren Geschwister übernehmen. Die verwitwete Mutter war eine fähige Frau, erwartete aber, daß der Sohn alle wichtigen Entscheidungen traf, so daß er nun für den Rest seines Lebens ihre Stütze und der Versorger der Familie wurde.

Nun war schließlich auch die Mutter gestorben, und einen Monat nach ihrem Tod hatte der Lichen ruber planus eingesetzt. In der Anamnese führte der Patient ihren Tod als Ursache der Krankheit an. Am Schluß war er offenbar jahrelang ihr einziger Gefährte gewesen: alle anderen Kinder waren aus dem Haus gegangen, entweder um zu heiraten oder um einen Beruf zu ergreifen. Er sagte wörtlich: «Ich vermisse sie, aber ich wußte schon mehrere Monate vorher, daß sie eine unheilbare Krankheit hatte, und habe mich auf ihren Tod vorbereitet.»

Nach der Beerdigung und der Abreise der Trauergäste stellte er plötzlich fest, daß er ganz allein war. Seine Farm lag einsam in einer Hochmoorgegend, weitab von der nächsten Ortschaft. Sie wurde, wie es schien, ordentlich geführt, und er hatte viel Freizeit, fand sich jedoch plötzlich ohne Freunde und ohne Interessen. Er war sehr sympathisch, ein äußerst angenehmer Zeitgenosse, man hatte jedoch immer den Verdacht, daß er kurz vor einer Panik stand. Im Gespräch äußerte sich das zum Beispiel, wenn er sich nach seinen Heilungschancen oder überhaupt nach Zukünftigem erkundigte. Leider brachte er überhaupt keine Träume, und ein paar Monate lang erzielten wir kaum Fortschritte. Schließlich wurde beschlossen, den Tod seiner Mutter näher zu beleuchten.

Erst jetzt – sechs Monate nach Therapiebeginn – trat zutage, daß die Beziehung zu seiner Mutter alles andere als ideal gewesen war. Er hatte seine wahren Gefühle vollständig unterdrückt und war in Wahrheit über dreißig Jahre lang von ihr beherrscht worden. Sie hatte ihn an die Stelle des Vaters gesetzt und ihm keinerlei Bewegungsfreiheit mehr gelassen, in keiner Richtung, außer im Rahmen der Farmarbeit, einer Aufgabe, derer er sich über die Jahre sehr gut entledigte. Dieser Mann hatte eine außerordentlich gewinnende Natur, und er hatte sich von seiner Mutter tyrannisieren lassen, weil er der Meinung war, sie habe ein schweres Leben gehabt. In gewissem Sinn war er dazu gelangt, seine eigenen Wünsche und Gefühle und seine Sexualität zu mißachten, und er richtete sich nur nach den Wünschen seiner Mutter. Er erklärte, er habe ihr kein einziges Mal im Leben widersprochen.

Als er dies, modisch ausgedrückt, «herausließ», begann die brutal blaurote Färbung seines Mundbereichs nachzulassen, und der Lichen ruber planus begann langsam zu heilen. Aufschlußreich, daß die Psyche sich gerade den Mund aussuchte, um sich auszudrücken.

Etwas Interessantes ist noch anzumerken: Als der Mann sich endlich dazu durchringen konnte, die Wahrheit über die Beziehung zu seiner Mutter auszusprechen, trat ein unerwartetes Talent zutage. Er merkte plötzlich, daß er zeichnen und malen konnte, und zwar verblüffend gut. Binnen eines Jahres gab er die Arbeit als Landwirt auf und widmete sich ganz seinem neuen Metier. Aus der Rückschau wird deutlich, daß die Dominanz des Mutterarchetyps (in seiner negativen Form) die kreative Seite des Patienten erstickt hatte. Als Bauer hatte er seine praktische und seine Gefühlsseite entwickelt; seine inferiore Funktion, die Intuition, erblühte nun erst später in seinen äußerst originellen Gemälden. Die künstlerische Betätigung war für seine Individuation ein notwendiger, wichtiger Schritt, angestoßen und eingeleitet durch die Hautkrankheit. Seine Seele wählte die Lippen, die ihm in stummer Sprache sagten: Deine falsche Mutterbindung ist nun zu Ende. Nach dem Tod der Lüge konnte das neue, schöpferische Leben geboren werden.

Alopecia areata und totalis oder Haarausfall

Unter Alopecia areata versteht man Ausfall des Kopfhaares in umschriebenen, meist kreisrunden Feldern. In den USA und Großbritannien haben Patienten mit diesem Leiden an der Gesamtzahl der (ambulanten) dermatologischen Neuvorstellungen einen Anteil von immerhin zwei Prozent[44]. Nach Angabe von Macalpine[45] «glauben manche Forscher, daß seelische Faktoren bei Alopecia areata keine nennenswerte Rolle spielen», während Feldmann[46] behauptet, die meisten Patienten seien psychisch gestört. Allgemein herrscht jedoch in der Dermatologie die Auffassung, daß Alopecia areata keine psychosomatische Erkrankung ist.

Die von Alopecia areata befallene Stelle zeigt außer dem Haarausfall selbst meist keine Krankheitszeichen. Man sieht klar umschriebene, symptomlose nackte Hautflecken. Die Krankheit neigt zu Spontanheilungen, aber auch zu erneutem Auftreten. In schweren Fällen kann es zu Verlust des gesamten Kopfhaares kommen.

Auch die übrige Körperbehaarung kann verlorengehen. Wenn das Kopfhaar völlig ausfällt (Alopecia totalis), kann es nachwachsen; häufig ist dies jedoch nicht der Fall, dann bleibt Kahlköpfigkeit zurück. Der Kranke erinnert an ein Neugeborenes.

Seit jeher vermutet man, daß viele solcher Fälle auf schwere Schocks zurückgehen. Das stimmt zweifellos, doch tritt meist noch ein anderer Faktor hinzu. Ein achtjähriges Mädchen besuchte zum Beispiel regelmäßig nach der Schule ihre Tante; eines Tages fand sie diese in der Küche, bestialisch ermordet. Binnen zehn Tagen fiel dem Kind das gesamte Kopfhaar aus. Der zusätzliche Faktor war hier, daß die Frau – ohne daß die

Achtjährige und ihre Familie das zunächst wußten – eine Prostituierte war. Das kam erst bei der anschließenden polizeilichen Ermittlung, bei der das Kind eingehend befragt wurde, an den Tag. Die Reaktion von Familie und Freunden hatte dann natürlich ebenfalls eine tiefe Wirkung auf das Kind.

Eine Frau wachte morgens auf und stellte fest, daß über Nacht ihr Kopfhaar ausgefallen war. Wegen der schubartigen Natur des Haarwachstums (Wachstumsphasen wechseln sich mit Ruhephasen ab) wurde gefragt, ob sie drei Monate zuvor irgendetwas Ungewöhnliches erlebt habe. Sie konnte sich an nichts entsinnen, bis sie von ihrem Mann daran erinnert wurde: Vor drei Monaten hatte sie ihren Bruder besucht, der im Ausland wohnte. Nicht nur diesen Besuch selbst hatte sie vergessen, sondern auch ein grauenhaftes Ereignis, dessen Zeuge sie dabei geworden war. Eines Abends, beim Abendessen, war die Gastgeberin – die Schwägerin der Patientin – aufgestanden und in die Küche gegangen, war mit einem Küchenmesser zurückgekommen und hatte es ihrem Mann am Tisch in den Rücken gestoßen. Dank medizinischer Intensivbetreuung überlebte der Mann; die Frau kam in die Psychiatrie. Für die zutiefst schockierte Patientin war das Erlebnis allzu belastend, als daß sie es hätte in Erinnerung behalten können. Es ist nicht schwierig, einen Zusammenhang zwischen beiden Ereignissen zu sehen. Aus therapeutischen Gründen mußte sich die Frau nun das schmerzhafte Ereignis wieder bewußtmachen und durcharbeiten.

Ein weiteres Fallbeispiel: Ein siebenjähriger Junge hatte mit vier Jahren sein ganzes Kopfhaar verloren. Es war nicht wieder nachgewachsen. Seine äußerliche Erscheinung glich einem Neugeborenen, mit rundem knuddeligem Gesicht und glatten haarlosem Kopf. Er war still und zurückhaltend und sprach wenig. Sein Vater war laut, ungehobelt, dominierend; die Mutter dem Kind gegenüber kaltherzig, zweifellos aus Angst, dem Vater zu mißfallen. Als die Eltern während der Konsultation miteinander sprachen, schien es geraten, das Kind in das Wartezimmer zu schicken, wo es malen konnte. Die Mutter bestätigte unterdessen die Angabe des Vaters, der Junge sei durchaus nicht nervös, verängstigt oder übererregbar. Sie konnte sich keinen Grund vorstellen, warum ihm die Haare ausgefallen waren. Nun kehrte der Junge mit einer Bleistiftzeichnung zurück: einem einfachen, eindringlichen Bild, einem großen Haus, das gerade explodierte, getroffen von einer Bombe, die ein Kriegsflugzeug darauf abgeworfen hatte. Gefragt, wessen Haus es sei, erwiderte das Kind: «Muttis und Vatis!» (Wohlgemerkt: nicht «meins».) Kommentar des Vaters: «Ist ja nur eine Kinderzeichnung!» Der Junge hatte durch das Bild gesprochen, und die Eltern waren es, die Therapie brauchten.

Um auf das Thema «Vergessen» zurückzukommen, so erinnere ich mich an eine Patientin, eine schöne Frau, die wie fünfundzwanzig aussah. Sie war jedoch bereits über fünfzig. Die Frau hatte ein glattes, faltenloses Gesicht, vollkommene Konturen, makelloses Make-up, volles Haar, dünne nachgezogene Augenbrauen und künstliche Wimpern. Sie war gekommen, um sich zu erkundigen, ob es irgendeine neue Therapie gegen Kahlköpfigkeit gebe. Sie war nämlich seit dreißig Jahren völlig haarlos, am Kopf wie am Körper. Wenn sie die Perücke abnahm, die sie trug, fand eine außergewöhnliche Transformation statt. Schlagartig verwandelte sie sich dann äußerlich in ein etwas «angejahrtes» Neugeborenes.

Seit zwanzig Jahren war sie verheiratet mit einem viel älteren, steinreichen Mann. Sie hatte Zwillingstöchter, neunzehn Jahre alt, und lebte materiell in luxuriösen Verhältnissen, hatte Häuser auf dem Kontinent und im Mittelmeerraum. Krankheiten oder Schockerlebnisse vor Einsetzen der Krankheit bestritt sie. Sie konnte sich keinen Grund denken, warum sie ihr Haar verloren hatte. Näheres «Nachgraben» nach Begleitumständen hatte in diesem Fall wenig Sinn, da das Ereignis schon so lange zurücklag.

In den folgenden zwei Jahren wurden nun diverse Therapien ausprobiert, ohne Erfolg, und es wurde ihr schließlich gesagt, man könne nichts mehr tun. Ein Jahr später kam sie wieder, wegen schlechten Gesundheitszustandes. Ich beschloß, sie an einen Herzspezialisten zu überweisen. Dieser entdeckte bei seiner Untersuchung eine kleine Narbe unter der linken Brust. Sie sagte ihm, es sei eine Kugelwunde. Bei ihrem nächsten Besuch bei mir fragte ich sie, was es damit auf sich habe.

Sie hatte vergessen, mir von einem Vorfall zu erzählen, der sich zugetragen hatte, als sie neunzehn war, vor dreißig Jahren. Damals war sie mit einem jungen Soldaten verlobt. Kurz vor der Hochzeit legte ihr die Mutter nahe, auf die Heirat zu verzichten. Seit dem Tode des Vaters im Jahr zuvor sei das Familienvermögen in Gefahr. Der junge Mann sei zu arm, außerdem passe er nicht gut zu ihr. Am folgenden Abend ging die Tochter pflichtschuldig zu ihrem Verlobten und erzählte ihm einfach, was die Mutter ihr angeraten hatte. Kein Wunder, daß ihn das entsetzte. Auf sein Drängen erklärte sie sich einverstanden, am kommenden Abend noch einmal zum Abschied mit ihm essen zu gehen. Er holte sie im Auto ab. Noch einmal beschwor er sie, es sich anders zu überlegen. Als sie sich weigerte, zog er eine Pistole und schoß auf sie, im Auto. Die Kugel blieb in der Herzwand stecken und drang zum Glück nicht in die Herzkammer. Eine Woche lang war die Patientin bewußtlos, dann erholte sie sich. In dieser Woche fiel ihr das Haar aus und wuchs nicht wieder nach.

Befragt, was aus dem jungen Mann geworden sei, antwortete sie, er sei wahrscheinlich ins Gefängnis gekommen, genau wisse sie es jedoch nicht.

Diesen Vorfall, wie gesagt, hatte sie völlig vergessen, bis der Kardiologe die Narbe sah. Ihrem Mann und ihren Kindern hatte sie nie davon erzählt. Sie hatte dieses schreckliche Geheimnis ins Unbewußte verbannt. Als sie es mir erzählte, tat sie es mit lächelnder, gefaßter Miene, sie erinnerte dabei auf unheimliche Weise an ein liebes unschuldiges Kind von vielleicht drei Jahren. Dies war wahrscheinlich ihr emotionales Alter.

Kein Zweifel, daß sie dem Tode nah, furchtbar nah gewesen war. Der Soldat hatte sie umbringen wollen. Seine Reaktion war gewiß unverzeihlich, aber aus der Situation heraus verständlich. Sie hatte ihm gleichsam ein Messer ins Herz gestoßen, als sie ihre Mutter zitierte; er zahlte es ihr mit gleicher Münze heim und verwundete ihr Herz.

Hinter dieser Katastrophe steht die Mutter. Wir haben hier ein sehr dunkles weibliches Bewußtsein: Sie sah die Tochter gar nicht als Individuum, erkundigte sich überhaupt nicht nach ihren Gefühlen für den jungen Mann, und dieser selbst war ihr natürlich erst recht gleichgültig. Die Mutter, machtbesessen, entschied allein. Diese Entscheidung war es, die die Ereigniskette in Gang setzte, an deren Ende der Pistolenschuß stand. Die Tochter war lediglich Spielball, gefangen im Kokon des Mutterarchetyps, ohne Bewußtsein von sich selbst als Frau. Nach der furchtbaren Attacke folgte keine Reflexion, die Tochter überlegte sich nicht, wodurch das provoziert worden war; ihre Auffassung von ihrer eigenen Rolle im Drama war von keinem Zweifel getrübt. Das Ichbewußtsein konnte die Bürde des Wissens nicht tragen, also zog sich die Patientin vom Fegefeuer des bewußten Erkennens des Ereignisses zurück. Sie blieb lieber, wie sie war, das Kind ihrer Mutter, der Sklave des mütterlichen Animus.

Die Nacht, in der sie dem Rat ihrer Mutter folgte, war schicksalhaft, tödlich fast. Da das weibliche Ichbewußtsein nicht stärker wurde, blieb sie unfähig, sich von den Meinungen ihrer Mutter zu lösen, sie kam einer Bewußtwerdung ihrer selbst als Frau keinen Schritt näher. Dreißig Jahre blieb sie in diesem unbewußten Zustand stecken und lebte pflichtgetreu das ungelebte Leben ihrer Mutter. Aber um welchen Preis? Ihr faltenloses, schönes kindliches Gesicht und der haarlose Kopf trugen den Stempel des Nicht-wissen-Wollens, des Zurückscheuens vor bewußter Erkenntnis, und des damit verbundenen Leids.

Ein letzter ähnlicher Fall, der Beachtung verdient. Hier handelte es sich um eine Frau in ihren Vierzigern, die sich auf sehr ungewöhnliche Weise vorstellte. Ihr Arzt rief mich an und sagte, sie habe ihr Haar verloren, aber sie klage auch darüber, daß eine Schlange zusammengerollt auf ihrem Rücken liege. Er hielt sie für geistesgestört. Als er am Telefon mit mir sprach, sah ich plötzlich innerlich die Kundalinischlange vor mir. In der Sprechstunde bestätigte mir die Patientin alles, was der Arzt gesagt hatte. Trotz ihrer merkwürdigen Behauptung betreffs der Schlange hielt ich sie jedoch nicht für psychotisch.

Die Anamnese ergab, daß sie aus dem Mittelmeerraum stammte, aber schon viele Jahre in Nordeuropa lebte. Ihre beiden Kinder waren in der Adoleszenz, und die Familie war sehr zufrieden und glücklich gewesen, bis der Vater eine junge Frau kennenlernte und mit ihr eine sexuelle Affäre einging. Das Mädchen wurde schwanger, und er beschloß, Frau und Kinder ihretwegen zu verlassen. Als strenge Katholikin willigte seine Ehefrau jedoch nicht in die Scheidung ein. Ein spannungsvoller Waffenstillstand ging dann eines Morgens in die Brüche.

Der Mann war abends nicht heimgekommen, und Frau und Kinder waren zu Bett gegangen. In den frühen Morgenstunden wachte die Frau mit Atembeschwerden auf, merkte, dass der Gaskamin aufgedreht, aber nicht angezündet war, und konnte mit viel Mühe die Fenster erreichen und aufreißen. Auf allen vieren kroch sie in die Kinderzimmer und fand dort die gleiche Situation. Beide Kinder waren schon bewußtlos, doch die Mutter holte sofort Hilfe, und ihr Leben wurde gerettet.

Dies war jedoch erst der Anfang des Dramas; denn man entdeckte, daß der Mann in der Nacht leise zurückgekommen war und im Obergeschoß alle Gashähne aufgedreht hatte. Dann hatte er sich mit seiner Freundin wieder davongemacht. Die Polizei faßte ihn; er kam wegen versuchten Mordes vor Gericht und erhielt eine Gefängnisstrafe.

Binnen drei Wochen nach dieser Attacke begann das Haar der Frau auszufallen. Und zugleich merkte sie erstmals etwas von der Schlange auf ihrem Rücken. Sie erklärte: Würde die

Schlange nach oben kriechen, dann würde auch ihr Haar wieder wachsen. Ich fragte sie, welche Farbe die Schlange hätte, und sie antwortete, schwarz.

Langsam besserte sich in den folgenden Monaten ihr allgemeiner Gesundheitszustand. Das Haar begann nachzuwachsen, und als es sieben bis acht Zentimeter lang war, fiel es nach sechs Monaten erneut aus. Dieser Zyklus wiederholte sich noch mindestens zweimal. Am Ende der beiden Jahre fragte ich sie, ob die Schlage auf ihrem Rücken verschwunden sei, und sie sagte mir, sie sei noch da. Dann brach sie in Tränen aus und erzählte, seit sieben Monaten habe sie jede Nacht einen bestimmten Traum, immer ein und denselben. Sie habe solche Angst, daß sie kaum noch schlafen könne; und wenn sie dann schlafe, wecke der Traum sie wieder auf.

Ein sich hartnäckig wiederholender Traum deutet darauf, daß im Unbewußten ein hochwichtiger Inhalt vorhanden ist, der ins Bewußtsein drängt. Ich bat sie, mir den Traum zu erzählen, und sie beschrieb ihn wie folgt.

«Ich schlafe in meinem Bett, in meinem Zimmer, im selben Bett, in dem ich mit meinem Mann geschlafen habe. Das Zimmer ist hell, weil die Tür offensteht, und auf der Schwelle steht meine Schwiegermutter, schaut mich an und hält mir die Hände entgegen, mit den Handflächen nach vorn.»

Ich fragte sie, ob sie mir etwas über ihre Schwiegermutter erzählen könne. Sie antwortete ganz einfach: «Sie ist eine Hexe!» Ein Wort, das für Schwiegermütter ja nun recht häufig gebraucht wird; daher bat ich um nähere Einzelheiten. Meine Patientin meinte den Ausdruck jedoch nicht bildlich. Die Schwiegermutter sei eine echte Hexe und habe sich in ihrer Mittelmeerheimat den Lebensunterhalt mit Hexenkunst verdient; sie könne alle Menschen und Dinge mit allen möglichen Zaubern belegen. Offenbar war sie in dem Gebiet, wo sie lebte, recht bekannt. Da der Traum seit mehr als einem halben Jahr immer wiederkam, wurden Vergangenheit und Herkunft der Frau noch etwas genauer beleuchtet.

Sie stammte aus einer einfachen, bettelarmen, frommen Bauernfamilie. Die mächtigste Familie der Gegend hatte einen Sohn, der sich in die Patientin verliebte. Als sie zu heiraten beschlossen, war die Mutter des Jungen – die Zauberin – gegen die Verbindung und tat alles, was sie konnte, um sie zu verhindern. Am Ende ergriff das junge Paar die Flucht und ging ins Ausland, um dort zu heiraten. Die Patientin sagte, in all den folgenden Jahren habe die Schwiegermutter sie weder akzeptiert noch ihr verziehen.

Der fragliche Traum war offenbar sehr plastisch und eindringlich, und die Geste der Schwiegermutter mit den nach vorn gekehrten Handflächen bedeutete nach Ansicht meiner Patientin einen Fluch. Ich sah keinen Grund, ihr nicht zu glauben, und wandte mich an den Priester ihrer Gemeinde. Mit Erlaubnis der Patientin erzählte ich ihm den Traum, da sie nicht daran gedacht hatte, ihn ihm zu beichten. Es schien, als ob hier die Frage des Bösen akut sei, die Frau tatsächlich «verhext» sei. Was tun? Angesichts der Herkunft der Frau, angesichts ihres Glaubens, ihrer Ängste und ihres allgemeinen Zustands gab es nur einen Weg, nämlich: das Verhextsein zu neutralisieren und dadurch ihre Seele zu retten. Es war einfach nicht möglich, eine Analyse durchzuführen; man mußte zu anderen Mitteln greifen. Es ist nicht ganz einfach, im heutigen Europa einen Exorzisten aufzutreiben. Nach fruchtloser Suche schlug der Priester vor, er wolle selbst die Zeremonie vornehmen, und zwar als Taufzeremonie.

Als Initiations- oder Konsekrationsritus umfaßt die Taufe zahlreiche mit Initiationsriten verbundene Handlungen (Eintauchen, Wassersymbolik); sie hat archaische Wurzeln, die hinabreichen in die Welt der Mythologie, der Folklore und des Aberglaubens, die das Fundament allen religiösen Glaubens bilden. Das Taufbecken läßt sich symbolisch als Mutterschoß der Kirche auffassen.

«Man spricht nicht nur von der ‹Mutter› Kirche, sondern auch von ihrem Schoße; in der Zermonie der ‹benedictio fontis› der katholischen Kirche wird das Taufbecken als ‹immaculatus divini fontis uterus› (die unbefleckte Gebärmutter der göttlichen Quelle) angesprochen› (Jung, GW 7, §171). «Das Weihwasser mit Salz versetzt – eine Art Frucht- oder Meerwasser» (Jung, GW 8, §336).

Das Baptisterium war ursprünglich nicht in die Kirche integriert, sondern war ein davon getrennter Ort, ein Ort des Mysteriums. Und das Taufbecken

«war ursprünglich die piscina, der Teich, in dem die Eingeweihten gebadet oder symbolisch ertränkt wurden. Nach dem bildlichen Tod im Taufbad kamen sie als die verwandelten ‹quasi modo geniti› (gleichsam Wiedergeborenen) heraus. So können wir annehmen, daß die Krypta oder das Taufbecken die Bedeutung eines Ortes des Schreckens und Todes wie auch der Wiedergeburt hat; sie ist der Ort, an dem dunkle Einweihungen stattfinden» (Jung, GW 18I, §256).

Das christliche Taufsakrament kennzeichnet einen Markstein von höchster Bedeutung in der seelischen Entwicklung der Menschheit.

«Taufe verleiht wesenhafte Seele; nicht der einzelne, magische, baptismale Ritus tut es, sondern die Idee der Taufe, welche den Menschen aus der archaischen Identität mit der Welt heraushebt und in ein weltüberlegenes Wesen verwandelt. Daß die Menschheit die Höhe dieser Idee erklommen hat, das ist im tiefsten Sinn Taufe und Geburt des geistigen, nicht natürlichen Menschen» (Jung, GW 10, §136).

Der Vorschlag des Priesters wurde angenommen, die Zeremonie vollzogen. Und wirklich war die Patientin hinterher «wie verwandelt». Der Traum blieb aus, und langsam, etwa im Lauf eines Jahres, verlor sie ihre Ängste und war in der Lage, ein einigermaßen friedliches Leben zu führen. Ihr Haar wuchs in den folgenden zwei Jahren wieder nach und fiel nicht mehr aus. Allerdings war – wie die Patientin eher beiläufig bemerkte – die Schlange nicht verschwunden; sie hatte sich jedoch in eine höhere Position bewegt. Hatte sie früher im Kreuz gesessen, etwa in der Höhe des Iliosakralgelenks, so saß sie nun in Höhe des vierten bis fünften Wirbels in der Mitte des oberen Rückens. Etwa zu dieser Zeit war es, daß ich vorschlug, sie solle das Land ihrer Geburt besuchen. Sie beschloß, dabei auch eine der größten Kirchen der Welt zu besuchen, um Dankgebete zu sprechen.

Da sie dabei in unmittelbare Nähe der Zauberin geraten würde, schlug ich vor, es sei vielleicht ratsam, daß sie sich einem zweiten Exorzismus, diesmal durch einen Sachverständigen, unterzöge. Gleichsam zur doppelten Absicherung gegen die Nähe des Feuers.

Nach ihrer Reise kam sie wieder zu mir und erklärte, sie habe einen katholischen Kirchenfürsten aufgesucht und ihm alles erzählt. Er nahm ihre Beichte entgegen und erteilte den Segen. Von dem Exorzismus durch einen Sachverständigen aber habe er ihr abgeraten. Es gebe keine Hexen mehr!

Es blieb die Frage der schwarzen Schlange, und sie bereitete mir Kopfzerbrechen. Das Haar der Patientin war in alter Fülle nachgewachsen, ihre Stimmung hatte sich aufgehellt; äußerlich war sie, allem Anschein nach, genesen.

Die schwarze Schlange symbolisiert Dunkelheit, Tod, Unsichtbarkeit, Unbewußtheit. Das Nach-oben-Kriechen der Schlange versinnbildlicht, wie – subjektiv erlebt – ein tief im Unbewußten sitzender Inhalt langsam nach oben steigt, immer näher an die Grenze des Bewußtseins, immer näher der Möglichkeit der Assimilation.

Die zentrale Idee des tantrischen Yoga ist, daß eine weibliche Schöpferkraft in Gestalt der sogenannten Kundalinischlange von der Dammgegend, wo sie geschlafen hat, durch die Chakras (Bewußtseinszentren) aufsteigt, jeweils die Chakras aktivierend und ihre Symbole konstellierend. Diese Kraft wird Schlangenkraft genannt, personifiziert in der Göttin Mahadevishakti. Ihr ist die Macht gegeben, alles ins Leben zu rufen, und dazu benutzt sie Maya, den Baustoff der Wirklichkeit. Das vierte Chakra beim Aufstieg der Kundalini heißt Anahata, es liegt in der Herz- und Zwerchfellgegend, etwa in mittlerer Höhe der Wirbelsäule. Es repräsentiert den Sitz des Fühlens und Denkens.

Die Schlange ist auch Gott des Heilens, daneben Sinnbild der Weisheit und Prophetie.

Ich fragte meine Patientin schließlich, was ihr immer noch Grund zur Sorge gebe. Leicht die Achseln zuckend, behauptete sie, keine Schwierigkeiten mehr zu haben. Ein Jahr später wurde sie depressiv, und es kam heraus, daß ihr Mann – der bald aus dem Gefängnis entlassen werden sollte – die Frau heiraten wollte, die die Mutter seines Kindes war. Als Katholikin verweigerte die Patientin die Einwilligung in die Scheidung. Zweifellos war sie eine praktizierende Katholikin, ihre Frömmigkeit ungeheuchelt. Es wurde mir klar, daß die Schlange ein unbewußtes Gefühl oder einen unbewußten Gedanken symbolisierte, der drängend an die Tür des Bewußtseins klopfte. Zu ihrem Mann, der sie hatte ermorden wollen, war noch eine Bindung vorhanden. Ferner verkörperte die Schwiegermutter, die Zauberin, die mütterliche Seite seiner Anima. Irgendwo im Schatten der Patientin lauerte ebenfalls eine Hexe. Sie war von einer Idee gepackt worden, die sie ihrem wahren Ich entfremdete; daher war sie dissoziiert. Das Rückgrat symbolisiert Willen, und sie hatte einen Willen, so stark wie der ihrer Schwiegermutter. Sie war entschlossen, zu verhindern, daß ihr Mann wieder heiratete, nicht nur, weil es der Lehre der Kirche widersprach, sondern vor allem auch aus Rache. Ich schlug vor, sie möge sich das mit der Scheidung noch einmal überlegen, aber sie blieb eisern. Der geheime Wunsch war: Wenn mein Mann mich nicht mehr will, dann sorge ich dafür, daß er auch keiner anderen mehr gehören kann. Dieser Wunsch entspringt den tiefsten Schichten des weiblichen Instinktbereichs, wo menschliche und animalische Natur eins sind.

Rückschauend betrachtet, war dies der Angelpunkt des ganzen Dramas. Hochbedeutsam, daß das Unbewußte gerade durch das Medium «Haar» zu ihr sprach. Das Haar ist die krönende Zierde der Frau; sein Verlust gab ihr das Aussehen eines neugeborenen Kindes: Sinnbild eines zur Verwirklichung drängenden Wandels ihrer Haltung, einer Neugeburt. Tatsächlich kam es jedoch nur zu einem teilweisen, mit den Kollektivnormen übereinstimmenden Wandel. Er reichte aus, um ihr Haar – Symbol des Denkens – wieder nachwachsen zu lassen. Er reichte jedoch nicht für eine vollständige Individuation. Die Schlange repräsentierte ein unsichtbares Hindernis im Individuationsprozeß. Die Patientin beschloß an diesem Punkt, aus der Therapie auszusteigen, und ich habe sie nicht mehr gesehen.

Gemeinsamer Nenner der angeführten Fallbeispiele ist der Archetyp des Mordes, den ich bei Alopeziefällen häufig gefunden habe, und zwar besonders bei Alopecia totalis.

Im Falle des Jungen, der das elterliche Haus zeichnete, spiegelte sich in der Psyche des Kindes die Psyche der Eltern: der Mann laut, polternd, mit rohem brutalem Schatten; die Frau als Mutter des Kindes ohne Eros, für das Kind keinerlei Rückhalt bietend. Daß das Haar gewachsen und dann verschwunden war, deutet auf eine schwere Libidoregression. Die dringende Notwendigkeit seiner Personwerdung, seiner Individuation, wurde durch den Haarausfall symbolisiert: die Notwendigkeit, wiedergeboren zu werden, heranzuwachsen zu einem Bewußtsein seiner selbst als etwas Eigenständigem neben Vater und Mutter. Wenn die häusliche Atmosphäre psychologisch ungesund ist, wie es bei diesem Jungen der Fall war, gerät das Kind psychisch aus dem Gleichgewicht. Kinder haben einen elementaren natürlichen Drang zum Leben hin, einen tiefen Kontakt zum Lebensinstinkt. Letzterer ist es, der zu gesunder

Anpassung hindrängt. Dies war die Bedeutung, die bei diesem Kind hinter der Alopezie steckte. Die Lösung hätte in diesem Falle geheißen: Psychotherapie für die Eltern, aber dazu bestand keine Chance.

Im Falle des kleinen Mädchens hat das Kind über das Gewerbe der Tante bestimmt in mehr oder weniger starkem Maß Bescheid gewußt. Dieses Wissen hatte das Kind aber verheimlicht, von ein, zwei scheinbar unverfänglichen Bemerkungen abgesehen. Die extreme Reaktion der Eltern samt der Publicity in der Schule verstörte das Kind, akzentuierte zugleich aber auch tiefe Schuldgefühle, die aus der tatsächlichen Beziehung zwischen der Frau und dem Kind herrührten.

Die Frau, die Zeuge des Messerstichs bei Tisch wurde, bedurfte einer Bewußtseinserweiterung hinsichtlich der Ehe ihres Bruders und seiner Frau. Die brutale Art des versuchten Mordes wurde hastig vergessen, doch das Unbewußte gestattete dies nicht; Bewußtsein tat not und Einsicht in die Ursachen.

Die beiden anderen Fälle, in denen es um versuchten Mord ging, waren jeder auf seine Weise bemerkenswert wegen des Ausmaßes an Unbewußtheit und wegen des Widerstandes gegen Aufklärung.

In allen Fällen ist das Böse in echter Weise präsent. Jung soll oft das Christuswort gebraucht haben: «Wenn ihr nicht werdet wie die Kinder ...» Kind werden heißt: in die Kindheit zurückkehren, um dann endgültig aus ihr herauszuwachsen, erwachsen zu werden und sich des Problems des Bösen in der Welt bewußt zu werden. Wer im Land der Unschuld verharrt, tut dies auf eigene Gefahr.

Blasenbildende Hauterkrankungen

Dermatitis herpetiformis

Diese mit oftmals quälendem Juckreiz und Brennen einhergehende Krankheit ist gutartig und chronisch und neigt zu schubweisem Verlauf mit längeren Pausen zwischen den Schüben. Ihre Symptome sind Hautrötung (derjenigen der Urtikaria ähnlich) und Bläschenbildung. Männer sind doppelt so häufig befallen wie Frauen, und die Erwachsenenform kann auch bei Kindern auftreten. Es handelt sich um subepidermale, zwischen Basallamina und Dermis gelegene Bläschen.

Initiation eines jungen Mannes

Ein junger Mann von siebzehn Jahren wurde plötzlich schwerkrank. Vierundzwanzig Stunden zuvor war er vollkommen gesund gewesen, hatte dann leichtes Fieber bekommen und war ins Bett gegangen; am Morgen wurde entdeckt, daß sein gesamter Körper von Kopf bis Fuß mit Blasen bedeckt war. Während des nun folgenden Tages wurde er immer verwirrter und bekam hohes Fieber. Die Blasen bluteten später auch.

Er lebte auf dem Lande, und sein Hausarzt war sehr erschrocken über den heftigen Ausschlag, das Fieber und den halb komatösen Zustand des Patienten. Seinerzeit gab es noch ein relativ hohes Pockenrisiko, man konnte sich auf Reisen oder im Labor bei Kontakt mit infiziertem Material angesteckt haben. Mit Hilfe eines dermatologischen Handbuchs stellte der Arzt die Diagnose «Pocken», obschon der Patient weder in einem Labor arbeitete noch ins Ausland gereist war. Als ich gebeten wurde, den Patienten zu untersuchen, neigte ich zunächst ebenfalls diesem Befund zu, aber zum Glück handelte es sich nicht um Pocken. Nach Einlieferung in eine Fachklinik wurde akut einsetzende Dermatitis herpetiformis festgestellt. Der ursprüngliche Ausschlag war sofort in einen generalisierten Blasenausschlag übergegangen, der nun heftig juckte. Durch den rasenden Juckreiz hatte sich der Patient mit den Fingernägeln fast in Stücke gerissen. Dies erklärte zum Teil auch die Blutungen aus den Blasen. Fast ein Jahr verging vom Tag seiner Einlieferung, bis er wieder nach Hause konnte. Immer wieder kam es in dieser Zeit zu neuen Ausschlagsschüben, und unerklärliche mehrtägige Fieberanfälle traten auf, die ebenso rasch wieder verschwanden. Der junge Mann ging noch zur Schule und hatte gerade die Aufnahmeprüfung für die Universität abgelegt; er wartete noch auf die Prüfungsergebnisse, da hatte die Krankheit bei ihm eingesetzt.

Als die Diagnose feststand und Eltern und Verwandte darüber informiert waren, daß es sich nicht um Pocken handelte, schritt man zur Therapie. Alle üblichen und gängigen Heilmittel wurden angewandt, ohne Erfolg. Das Fieber bekam man schließlich mit verschiedenen Antibiotika in den Griff, nicht jedoch das fortgesetzte rhythmische Auftreten der Blasen. Nach mehreren Monaten Behandlung erzielte eine Kombination von Steroiden und Dimethylsulphoxid einen positiven Effekt. Letzteres Medikament wurde dem jungen Mann dann mehr als ein Jahrzehnt lang verschrieben und gestattete ihm ein einigermaßen erträgliches Leben trotz des nunmehr chronischen Vorhandenseins der Krankheit.

Sein Krankheitsbild zeichnete sich durch große, dichtstehende ovale Blasen aus, die auf dem Körper ein genau symmetrisches Muster bildeten, so daß seine beiden Körperhälften einander spiegelbildlich glichen. Aufplatzende Bläschen, Jucken und Kratzen brachten eine blutig gefärbte Flüssigkeit hervor, die sich auf dem Körper filmartig ablagerte und lackhart trocknete. Also eine äußerst störende und erschreckende Symptomatik, häufig noch von beträchtlichen Schmerzen begleitet. Nach drei Monaten gewannen seine Lebenskräfte langsam wieder die Oberhand, und es wurde klar, daß er genesen würde.

Er war hochintelligent, gut aussehend, und legte während des gesamten Krankheitsverlaufs viel Mut an den Tag. Ein hervorstechender Zug seiner Persönlichkeit war sein Gehorsam, eine bei schweren Krankheiten oftmals notwendige Tugend. Er befolgte alle Anweisungen und ertrug couragiert die schmerzhaftesten und strapaziösesten Maßnahmen.

Als sich abzeichnete, daß er nicht sterben würde, trat eine merkwürdige Stockung ein. Tagelang blieb seine Symptomatik auf genau dem gleichen Stand, auf einer Art Plateauphase. Blasen erschienen, wurden reif, platzten, trockneten und verschwanden, um auf die gleiche Art wieder aufzutauchen. Eine fotografische Aufzeichnungsserie über mehrere Monate hinweg erbrachte einen sich nie verändernden Rhythmus. Da der Seelenzustand des Patienten sich langsam besserte, wurde beschlossen, die äußeren Begleitumstände des Auftretens dieser tückischen Erkrankung näher zu erforschen.

Es ergab sich, daß er bis zum Krankheitsausbruch sorglos und frohen Herzens gewesen war; gerade hatte er seine Prüfungen hinter sich gebracht, mit guten Ergebnissen, wie er vermutete (und wie sich hinterher bestätigte). Seine Schule war eine gemischte Jungen- und Mädchenschule gewesen, und eine Gruppe der jungen Leute hatte beschlossen, zur Feier der Mittsommernacht auf einen nahen Berg zu steigen und von dort am nächsten Morgen den Sonnenaufgang zu beobachten. Der Patient begleitete seine Freunde und verbrachte die Nacht in ihrer Gesellschaft. Zum Frühstück kehrte er heim und wurde von seiner Mutter begrüßt, die die ganze Nacht auf ihn gewartet hatte, auf einem Stuhl sitzend, mit Blick auf die Tür. Sie war – wie der Junge in der Anamnese sagte – «außer sich vor Zorn». Erklärungen des Jungen fruchteten nichts, sie hörte nicht zu und war völlig festgefressen in ihrem Zorn. Drei Tage später wachte er auf und hatte den Blasenausschlag. Seine Mutter hielt das für Windpocken, eine auf den ersten Blick nicht unvernünftige Annahme. Sie wartete ein paar Tage, dann verschlechterte sich sein Zustand, und der Arzt wurde hinzugezogen, der seinerseits an Pocken dachte.

Nach diesem ersten Gespräch entwickelte sich zwischen dem Jungen und mir eine sehr gute Beziehung. Von dieser Zeit an sprachen wir regelmäßig über die häuslichen Verhältnisse, die sich wie folgt darstellten.

Seine Eltern waren beide in der Stadt geboren, wo sie heute noch lebten, waren gutbürgerlich und angesehen. Sein Vater war ein kleiner Geschäftsmann, die Mutter kümmerte sich um das Haus und die drei Söhne. Unzweifelhaft war sie die treibende Kraft in der Familie. Die ihr vorschwebenden Bildungsziele wurden von allen drei Kindern in der Schule gut erfüllt, die beiden älteren studierten schon auf der Universität. Der Patient, der jüngste der drei, war ihr Lieblingskind. Etwa zu der Zeit, da ich den Hintergrund des Falles zu untersuchen begann, unterrichtete mich die Stationsschwester, daß die Mutter eine schwere Anschuldigung gegen das Pflegepersonal vorgebracht hatte. Sie warf einer Schwester vor, dem Jungen pornografische Lektüre gegeben zu haben. Die Mutter – so stellte sich heraus – hatte ihn besucht und ihn beim Lesen eines Buches angetroffen, das sie für erotisch hielt. Ein richtiggehendes Ermittlungsverfahren folgte, bei dem sich das Buch dann schlicht als moderner, etwas gewagter Roman eines Bestsellerautors entpuppte. Das Atemverschlagende an der Sache war nun, daß die Mutter ihm selbst das Buch in einem Packen Lesestoff mitgebracht hatte.

Diese erhellende Information führte den Jungen und mich dazu, nach dem Motiv der mütterlichen Anschuldigungen zu fragen. Am Ende unseres Gesprächs sagte mein Patient: «Aber so ist sie doch immer.» Dies war ein Wendepunkt. Das Hautleiden fing an, sich zu bessern; immerhin mußte der Patient noch vier Monate im Krankenhaus bleiben und zeigte bei der Entlassung noch starke Hauterscheinungen. In den nächsten drei Jahren, während seines Universitätsstudiums, kam er in Abständen immer wieder zu mir. Er nahm seine Medikamente regelmäßig und erreichte einen sehr präsentablen Hautzustand. In seinem letzten Jahr auf der Universität wurde er von einem Freund zu einem Besuch im Ausland eingeladen. Später erzählte er mir, daß in dem Augenblick, in dem er im Ausland angekommen sei, die Dermatitis verschwunden sei, und er habe während seines sechswöchigen Aufenthaltes nicht den leisesten Anflug gehabt. Bei der Rückkehr ins Heimatland kam auch der Ausschlag wieder, aber nie wieder so stark wie anfangs. In dem anderen Land habe er das Gefühl gehabt, als sei das Band, das ihn mit seiner Familie verknüpfe, zerschnitten. Ich fragte ihn nun, ob er seine Mutter liebe. Die Frage traf ihn überraschend, und er sagte: «Sie ist eine gute Frau und meint es sehr gut, aber ich kann sie nicht lieben, sie engt mich so ein.»

Ein paar Jahre später trat er eine Arbeitsstellung im Ausland an, und die Dermatitis verschwand und kam nie wieder. Er heiratete und wurde ein recht erfolgreicher Geschäftsmann; er hatte einen gewerblichen Beruf ergriffen und nicht, wie von seiner Mutter gewünscht, einen akademischen.

Wegen der außerordentlich starken Hautirritation treibt Dermatitis herpetiformis manches Opfer zum Selbstmord. Bei dem jungen Mann äußerte sich in der Krankheit ein monumentaler innerer Konflikt. Er war ein rationaler extravertierter Mensch, seine starke Funktion war das Denken. Er hatte eine hochentwickelte praktische Seite, dafür war die Gefühlsseite unterentwickelt. In einer kleinen Provinzstadt hatte er ein enges, spießbürgerliches Leben geführt. Seine Familie gehörte einer strengen protestantischen Sekte an und nahm intensiv am Gemeindeleben teil, alle Mitglieder waren regelmäßige Kirchgänger. Die Kirche war Mittelpunkt ihres Lebens. Die Mutter galt bei Familie und Freunden als gute, tugendhafte Frau. Nie erhob sie die Stimme, und bei den Anlässen, wo ich sie sah, zeigte sie äußerlich keinerlei Gefühlsregung, nicht einmal, als am Anfang der Krankheit Lebensgefahr für ihren Sohn zu bestehen schien. Zweifellos war sie, wie wir gelesen haben, extremer Zornwallungen fähig, zeigte aber ein kühldistanziertes Äußeres, was insgesamt einen sehr abstoßenden Eindruck machte. Im Gespräch trat ein engstirniger, starrer und zudringlicher Animus hervor, mit der Neigung, das Gespräch zu beherrschen. Vom Funktionstyp her schien das Empfinden ihre starke Seite zu sein, was sie praktisch und zupackend sein ließ; und vom Einstellungstyp her war sie introvertiert. Ihre inferiore Funktion war demzufolge die Intuition. Von ihrer inneren Instinktwelt war sie deutlich abgespalten. Die inferiore oder minderwertige Funktion ist die Pforte, durch die alle Figuren des Unbewußten ins Bewußtsein treten.

Die inferiore Funktion steht dem Unbewußten so nahe und ist so wenig entwickelt und barbarisch, daß sie im Bewußtsein gleichsam einen Schwachpunkt bildet, durch den die mächtigen Gestalten des Unbewußten einbrechen können. Der Animus ist die unbewußte männliche Persönlichkeit in der Frau und trägt alle der maskulinen Welt zugehörigen Gedanken und Überzeugungen, denen die Frau im Leben begegnet und die nicht unbedingt ihrem weiblichen Wesen entsprechen oder entspringen. Animus hat Jung das innere Gesicht genannt, das in der Frau dem Unbewußten zugekehrt ist, und Persona das äußere, der Außenwelt zugekehrte Gesicht. Die Mutter dieses Jungen präsentierte äußerlich eine Schale eisiger Beherrschtheit und bürgerlicher Wohlanständigkeit. Dahinter spürte man jedoch im Gespräch eine drängende, hart mit den Ellenbogen stoßende männliche Kraft. Das war ihr Animus. Wenn man sich vorstellen kann, wie der Animus durch die offene Tür der inferioren Funktion (Intuition) in ihr Bewußtsein drang, dann fällt es leicht, sich die scheußlichen negativen intuitiven Gedanken auszumalen, die sie packten, und die barbarischen, zweifellos sexuellen Phantasien, die sie in der Nacht überwältigten, als ihr Junge nicht nach Hause kam. Die starren Meinungen und ihre schwach entwickelte Intuition zeigten sich in ihren Anschuldigungen gegen die hübsche Krankenschwester, in ihren negativen erotischen Projektionen in der Sache mit dem Buch. Aus all dem ist ersichtlich, wie bedrohlich es für sie war, daß ihr teuerster Besitz – ihr dritter Sohn – ihr entglitt, sich ihrem Griff entzog und mannbar wurde. Ich hatte den Eindruck, daß hinter ihrer eisigen Beherrschtheit seelische Ströme von außerordentlichem Tiefgang flossen. Wehe, wenn diese Schale einmal platzte; dann wüteten die Furien gewiß um so schrecklicher. Diese Frau hatte einen sehr dunklen Schatten, dessen sie sich vollkommen unbewußt war.

Die Krankheit des jungen Mannes war ein Initiationsschub, durch den ihm das Finstere an seiner Mutter zum Bewußtsein kam, und diese Erkenntnis war es, die es ihm gestattete, mannbar zu werden im vollen Sinn des Wortes. Seine maskulinen Eigenschaften – Ausdauer, Courage nebst dem zweifellos durch lange leidvolle Erfahrung mit seiner Mutter erlernten Gehorsam – ermöglichten es ihm, das Ziel «Gesundheit» anzustreben, das mit seiner Ganzwerdung kam, und sich von der Welt seiner Mutter zu lösen.

Als Schlüsselfaktor der Geschichte entpuppt sich ein zunächst vielleicht nebensächlich erscheinender Umstand, nämlich der Ort und die Zeit des Prologs zum Drama: der Berg und die Mittsommernacht.

Seit urdenklichen Zeiten hat in ganz Westeuropa – von Irland im Westen bis Rußland im Osten, von Skandinavien im Norden bis zum Mittelmeer im Süden – die Sommersonnenwende für unsere Vorfahren eine zentrale, tiefgreifende Bedeutung gehabt. Der moderne Mensch kann gar nicht mehr ermessen, wie wichtig die dabei gefeierten Feuerfeste waren und welch weite Verbreitung sie hatten. Unsere Kenntnis ist lückenhaft, aber es scheint, daß die Mittsommernacht ursprünglich am Vorabend des Solstitiums, am 21. Juni, begangen wurde, und daß sie sich später auf den heutigen Termin, den 23. Juni, verschob. Die Sonnenwende, ein altes Druidenfest, erfuhr in christlicher Zeit eine Umdeutung zum Geburtsfest Johannes des Täufers, und heute wird am 23. Juni die sogenannte «Johannesnacht» gefeiert. Früher trafen sich in dieser Nacht die Dorfbewohner, später auch Stadtbewohner, und entzündeten auf Bergeshöhen Sonnwend- oder Johannesfeuer. Diese Feuer spielten eine bedeutende Rolle: Vieh, das man hindurchtrieb, wurde gesund, Tänze und Gebete am Feuer brachten gute Ernten und Regen. Auch romantische Elemente spielten hinein, Liebesverbindungen wurden geschlossen: Bei diesen Festen würde sich zeigen, welcher der jungen Männer treu war, welcher die Ehe antragen würde. Vor allem aber dienten die Feuer der Abwehr von Hexen, die durch ihren Zauber den Kühen die Milch nahmen. In manchen Gegenden Deutschlands gingen junge Männer, die die Feuer angezündet hatten, von Haus zu Haus und empfingen Krüge voll Milch. Brauch war es auch, einen brennenden Ast vom Feuer heimzunehmen und das Herdfeuer damit anzuzünden. Bei der Deutung des Sinns der Feuerfeste muß man die Universalität der damit verbundenen Bräuche bedenken: in ganz Europa ähnelten sie sich bemerkenswert stark. Einerseits kann man sie als Sonnenzauber interpretieren, «welche den Zweck verfolgten, sich nach dem Prinzip imitativer Magie die notwendige Menge Sonnenschein für Mensch, Tier und Pflanzen dadurch zu sichern, daß man Feuer anzündete, die auf Erden die große Licht- und Wärmequelle am Himmel nachahmten. Dies war die Ansicht von Wilhelm Mannhardt. Sie könnte die Sonnentheorie gennant werden.»[47]

Andererseits könnte das Feuer vorrangig auch die Funktion einer Läuterung oder Reinigung gehabt haben. (Diese Ansicht vertritt Westermarck[48].) Feuer – wie die Sonne – ist eine erschaffende Kraft, die Wärme und Licht spendet, aber auch eine zerstörende Kraft, die verbrennt und verzehrt; Feuer ist daher stimulierend und läuternd. Nach der Läuterungstheorie lag der Sinn des Feuers zweifellos in der Abwehr und Neutralisierung von Hexenkünsten, im Schutz von Menschen, Ernten und Vieh. Unsere Vorfahren kannten und verstanden die Bedrohung durch die Kraft des Bösen. Psychologisch stellt das Feuer ein Wandlungssymbol dar.

Der junge Mann hatte ein geborgenes Leben geführt, eifersüchtig bewacht und überbehütet von der Mutter, die es «gut meinte». Dann, eines Abends, geht er fort und kommt bis zum Frühstück nicht wieder. Die Wut der Mutter kennt keine Grenzen. Was geschah auf dem Berg? Alles, was der Junge sagte, war, daß es schön gewesen sei, daß er das Feuer beobachtet und am Morgen den Sonnenaufgang gesehen habe. Was die Mutter sich dachte, ist unschwer zu erraten. Aber welche Saiten wurden in den tiefen Seelenschichten des Jungen in dieser Nacht angeschlagen? Er war bei einem Ritus anwesend, an dem ungezählte Millionen seiner Vorfahren teilgenommen hatten, denen die Sonne, die Berge und die Morgendämmerung als Verkörperung der Allmacht der Natur in ihrer unendlichen Majestät erschienen waren. Ein Nachhall dieser Urerfahrungen klang gewiß in seiner Seele nach, als er vom Berg herabstieg, in Fühlung mit seinem instinkthaften Sein. Plötzlich, als er der kalten Wut des mütterlichen Animus gegenüberstand, zerschellte dies alles.

Diese Konfrontation wurde zum zentralen «Augenblick der Wahrheit» seines Lebens. Er wurde gewogen und zu leicht befunden: unfähig, sich zu behaupten, sich zu äußern, sich zu wehren gegen diese Mutter, die siebzehn Jahre lang ihre ganze Zuneigung und wohl auch ihre Erotik auf ihn verschwendet hatte. Dies war die Konfrontation mit dem archaischen Bild des Mutterarchetyps in seiner negativen Form. Ein Bild, das auch mit Worten zu beschreiben ist, wie wir sie aus früheren Zeiten kennen: Hexe, Teufelin, Dämonin, böse Fee. Drei Tage später setzte der Hautausschlag ein, der ihn fast das Leben kostete. Er hing klar mit den Ereignissen der Mittsommernacht zusammen. In der umhegenden, umsorgenden Haltung der Mutter spürt man ein äußerst zerstörerisches Element. Es brach sich offen Bahn in der Bösartigkeit der Attacke am frühen Morgen, und später in der Behauptung, das «verbotene» Buch stamme von der hübschen Krankenschwester. Ein Buch, das sie selbst gelesen hatte und dann verleugnete. Die Anschuldigung gegen die Krankenschwester war besonders bösartig, weil die Schwester sehr gewissenhaft und liebevoll für den schwerkranken Sohn gesorgt hatte. Hier haben wir die Hexe vor uns: jemanden, der von tiefer unbewußter Destruktivität besessen ist, jemanden, der Böses will, der Böses fördert. Diese zutiefst unbewußte Frau brachte ihren Sohn in große Gefahr, denn viele Wochen lang stand danach sein Leben auf der Kippe.

Wenn man einen Finger ins Feuer hält oder in kochendes Wasser steckt, ist die erste Reaktion Schmerz, gefolgt von einer blitzartigen Reflexbewegung, durch die man sich physisch aus der Hitzezone zurückzieht. Untersucht man einen Patienten mit einer Vielzahl prall gefüllter Blasen, so hat man fast das Bild eines Menschen vor sich, der ins Feuer oder ins kochende Wasser gesprungen sein könnte; verbrannt hat er sich tatsächlich, aber nicht an einem äußeren, sondern einem inneren Feuer.

Am Morgen seiner Heimkehr hat in der Seele des jungen Mannes wahrscheinlich ein geradezu vulkanischer Wutausbruch stattgefunden. Seine rationale Beherrschtheit, verbunden mit der Angst vor seiner Mutter, ließ jedoch nicht zu, daß die Wut ihm ins Bewußtsein drang. Das Feuer blieb im Innern eingeschlossen, brannte dort weiter und ließ erst Jahre später nach, als es ihm gelungen war, in eine neue Welt zu entfliehen, neu in jeder Hinsicht. Das Unbewußte «ließ nicht locker», bis er aus der Domäne seiner Mutter, aus ihrer ambivalenten Liebesumarmung, ausgebrochen war.

Das Mittsommernachtsfeuer und der Sonnenaufgang symbolisierten Erleuchtung und Einsicht sowohl in seine eigene Persönlichkeit als auch in die seiner Mutter. Die Krankheit war ein Initiationsritus, eine Feuerprobe im Wortsinn, eine Prüfung seines Heroismus, die es ihm ermöglichte, Finsternis und Tod zu überwinden. Gestochen scharf trat dabei die dunkle Seite seiner Mutter hervor, derer er sich nur ganz vage bewußt gewesen war. So war die Krankheit auch ein wichtiger Schritt in seinem Individuationsprozeß, denn nur durch Bewußtwerdung kann ein Persönlichkeitssystem in seiner Individuation fortschreiten. Aus der Rückschau stellte die Krankheit dabei einen entscheidenden Wendepunkt dar.

Der widerstrebende Bräutigam

Ein Mann mittleren Alters kam als akuter Fall zu mir. Er war von einem äußerst schweren, brutalen blasenbildenden Hautleiden befallen. Die Hautirritation und die Blasen waren vor sieben Tagen gleichzeitig aufgetreten. Zuerst hatte sich der Ausschlag am Kopf, ein paar Stunden später an den Geschlechtsteilen gezeigt. Binnen Tagen hatte er sich symmetrisch über den ganzen Körper ausgebreitet.

Als der Patient in die Sprechstunde kam, hatte er extreme Beschwerden: Unter den bereits geplatzten Blasen wuchsen schon neue nach. Er war begleitet von seiner Frau, die sich passiv verhielt, keine Fragen stellte, jedoch den Eindruck erweckte, als hielte sie das gravierende und offensichtliche Leiden ihres Mannes für die Reaktion eines kindlichen Jammerlappens. Der Patient selbst war der Panik nahe, der Ansturm der Krankheit hatte ihn völlig überwältigt. Er war fieberfrei, und die Symmetrie und die Gruppierung der Blasen erlaubten eine rasche Diagnosestellung «Dermatitis herpetiformis», die sich später histologisch bestätigte. Damit waren andere, lebensbedrohende Erkrankungen ausgeschlossen, doch die Schwere des Krankheitsbildes ließ stationäre Behandlung angezeigt sein.

Trotz konzentrierter Anstrengung erwies sich die Krankheit als völlig behandlungsresistent. Es traten dann leider Nierenkomplikationen hinzu, und als diese behoben waren, bekam der Patient plötzlich eine bakterielle Brustinfektion, die seinen Krankenhausaufenthalt erneut verlängerte. Insgesamt war er sieben Monate hospitalisiert. Nach der Entlassung dauerte es –

obwohl die Krankheit endlich auf die Therapie angesprochen hatte – noch fast fünf Jahre, bis er imstande war, ein einigermaßen erträgliches Leben zu führen.

In der Zeit, in der der Ausschlag nur schwer zu beherrschen war, wurde mittels psychologischer Methoden zu ergründen gesucht, warum die Krankheit sich so hartnäckig jeder Therapie widersetzte. Dies jedoch erwies sich als außerordentlich schwierig: Sehr starke psychische Widerstände tauchten auf.

Nach den anfänglichen Angstsymptomen zeigte der Mann in den sieben Monaten, in denen er unter Beobachtung stand, keine Gefühlsregung mehr. Sobald er die Gewißheit hatte, daß die Krankheit nicht tödlich verlaufen würde, legte er sich ein maskenhaft kühles Gebaren zu. Seine Beziehung zum Pflege- und Ärztepersonal war distanziert, mit den Mitpatienten mied er jeden Umgang. Er hatte die merkwürdige abstoßende Eigenart, verstohlene Seitenblicke um sich zu werfen, wie aus Angst; er behauptete jedoch, keine Ängste zu haben.

Er war fünfundfünfzig Jahre alt, von Beruf Tischlermeister, mit einem gutgehenden und lukrativen Tischlergeschäft. Beruflich – so ließ er erkennen – war er mit sich sehr zufrieden. Er war verheiratet gewesen und hatte mehrere Kinder. Als die Kinder das Elternhaus verließen, fand er sich mit seiner Frau zum erstenmal seit dreißig Jahren allein. Fast unmittelbar darauf wurde die Frau krank und starb binnen weniger Monate. Der Patient pflegte sie in ihren letzten Lebenswochen und wohnte, nachdem sie gestorben war, allein weiter im alten Familiendomizil. Seinen Beruf führte er fort und besuchte seine verheirateten Kinder. Als er mir von der Krankheit und dem Sterben seiner Frau erzählte, zeigte er kein Zeichen der Trauer, überhaupt keine Emotion irgendwelcher Art. Ein paar Monate nach dem Tod seiner Frau lernte er eine unglücklich verheiratete Frau kennen, die von ihrem Mann getrennt lebte. Die beiden beschlossen, zusammenzuziehen.

Der Patient verkaufte sein Haus und erwarb in einem anderen Distrikt ein neues. Dort ließen sie sich nieder und traten in das Leben einer ziemlich engen kleinen Gemeinschaft ein. Sie waren – offenbar – in ihrem neuen Heimatort bald wegen ihrer guten Taten und ihrer moralischen Haltung bekannt. Der neue Wohnort war übrigens von der Frau ausgesucht worden: Sie befand, daß er sich hervorragend für die Bedürfnisse beider Partner eigne. Tatsächlich ließ der Patient alle seine alten Freunde fallen, und auch von seiner Familie trennten ihn nun große Entfernungen. Schließlich gewannen sie einen neuen Freundes- und Bekanntenkreis, Menschen, die sie vor ihrem Umzug nicht gekannt hatten. Der Mann nahm seinen Tischlerberuf wieder auf und gründete ein neues Geschäft.

Fünf Jahre später wurde die Zivilehe seiner Lebensgefährtin endlich geschieden. An einem Freitagnachmittag trat die Scheidung in Kraft, und gleich am Samstagmorgen, zur frühestmöglichen Stunde, fuhren sie in aller Stille zum Standesamt und ließen sich trauen. Nach der Zeremonie kehrten sie heim, erledigten gemeinsam die üblichen Samstagseinkäufe und feierten dann bei einem Hochzeitsfrühstück, das eines der Kinder der Frau ausgerichtet hatte. Abgesehen von der Trauung, war ihr gleichmäßiger normaler Lebensfluß an diesem Tage kaum anders als sonst.

Am Abend des Hochzeitstages begann der Patient sich jedoch plötzlich unwohl zu fühlen, seine Haut fing an zu jucken, und nach kurzer Zeit zerfleischte er sich fast vor Kratzen. Drei, vier Stunden nach Einsetzen der Symptome bemerkte er, daß Blasen auftauchten. Die folgenden acht Tage, bis zu seiner Einlieferung ins Krankenhaus, empfand er wie ein Fegefeuer.

Über die Begleitumstände des Einsetzens der Krankheit wollte er sich zunächst kaum äußern, erst nach drei Monaten rang er sich dazu durch, sie mir zu erzählen. Das Problem war: Seine Frau wollte die Heirat als Geheimnis behandelt wissen, daher tauchte das Faktum «Heirat» auch in der Anamnese zunächst nicht auf. Das Unbewußte hatte solche Skrupel jedoch nicht. Als er endlich den Schleier lüftete und widerstrebend die vorgenannte Geschichte erzählte, ließ sich seine Krankheit endlich therapeutisch beeinflussen und am Ende unter Kontrolle bringen. Vor diesem Geständnis hatte er an einer Nierenerkrankung gelitten, die ebenfalls unbeeinflußbar gewesen war. Nachdem er sein Gewissen entlastet hatte, sprach das Nierenleiden an, jedoch trat nun eine schwere Infektion der Atemwege an seine Stelle.

Im Zuge des Gesprächs, in dem er mir die Begleitumstände des Krankheitsbeginns schilderte, erwähnte er auch einen Traum, den er in seiner Hochzeitsnacht in unruhigem Schlaf, drei oder vier Stunden nach dem Einschlafen, gehabt hatte. Der Traum nahm ihn derart mit, daß er das Gefühl hatte, hinterher sofort erwacht zu sein. Von diesem Traum erzählte er mir ganz spontan, ohne Nachfrage meinerseits, und direkt nach seiner Schilderung der heimlichen Trauung. In den folgenden Monaten bis zu seiner Entlassung hatte er angeblich keinen weiteren Traum mehr. Ich hatte den deutlichen Eindruck, daß es ihm erniedrigend und peinlich vorkam, von solchen irrationalen Phänomenen zu sprechen, als er mir den Traum erzählte. Ich betrachtete ihn als Initialtraum. Sein Inhalt:

Im Schlaf hörte er eine Tür zuschlagen. Er wußte, es mußte sich um eine große, sehr schwere, dem Klang nach metallene Tür handeln. Der Knall der sich schließenden Tür hallte lange nach, mit immer leiseren Echos, die schließlich ganz verstummten. Stille. Dann wachte er auf. Das war der Traum. Er hatte dazu weder Assoziationen noch Amplifikationen; er war sich nur ganz sicher, daß die Tür aus Metall war, und als Tischler wußte er sicher über Türmaterialen gut Bescheid.

Psychologisch war der Mann ein extravertierter Typus, seine Hauptfunktion war das Empfinden, seine inferiore Funktion die Intuition, die Einbildungskraft. Er schien von seinem Innenleben völlig getrennt zu sein. Trotz des herrlichen vielsagenden Traums, den ihm das Unbewußte geschenkt hatte, war er nicht imstande, einen Zusammenhang zu seiner äußeren Situation wahrzunehmen, und er sah auch keine Beziehung zwischen der plötzlichen schweren Krankheit und dem Zeitpunkt ihres Einsetzens. Er war ein Mensch, der den Eindruck erweckte, ohne Seele zu sein. Er war einzigartig unbezogen und kalt.

Der Traum gab eine Prognose seines kommenden Lebens. Eine Tür schloß sich, und tatsächlich erlangte er vom Augenblick, da die Hautkrankheit einsetzte, seinen früheren guten Gesundheitszustand nicht wieder. In der Folgezeit litt er fast ein Jahrzehnt lang an Dermatitis herpetiformis. Und als es dann so schien, als habe er das Hautleiden endlich abgeschüttelt, bekam er ein Muskelleiden, das ihn immer mehr lähmte und ihn schließlich zum Invaliden machte. Langsam und unerbittlich versteiften sich seine Muskeln, bis es schien, ein Panzer habe sich um ihn gelegt. Er blieb über die Jahre distanziert und relativ freundlich, beharrte darauf, keine seelischen Schwierigkeiten zu haben, und meldete vergnügt, er träume nie. Seine Frau sagte einmal: «Sein Fehler ist, daß er so halsstarrig und stolz ist.» Ich wußte, daß sie die Wahrheit sprach. Stolz ist eine der sieben Todsünden. Sein Stolz ließ es nicht zu, daß er auch nur eine einzige menschliche Schwäche zugab; auch konnte er nicht akzeptieren, daß ein Mitmensch irgendetwas wußte, das er nicht wußte. Er war zweifellos ein guter Handwerker, aber er hatte sich mit seinem Beruf überidentifiziert. Man gewann den Eindruck, daß er keine neuen Ideen mehr aufzunehmen vermochte. Es war ihm nicht möglich, sich irgendeine andere Realität vorzustellen als die Alltagswelt, die er sehen, hören, schmecken, riechen und anfassen konnte.

Während der Krankheit seiner ersten Frau und in der Trauerzeit hätte er Gelegenheit gehabt, seine Fühlfunktion zu entwickeln und sich dadurch seiner inferioren Funktion – der Intuition – anzunähern. Das Schicksal brachte ihn jedoch mit der Frau zusammen, die seine zweite Ehefrau werden sollte. Sein Unbewußtes sträubte sich gegen diese Verbindung, sie bedeutete ein «Gefängnis», und als im Traum die schwere Tür zuschlug, war das ein Wendepunkt für ihn. Er hatte den falschen Weg eingeschlagen, die Tür zur Innenwelt schloß sich wieder. Der Brückenkopf ging verloren, der wichtige Schritt im Individuationsprozeß, der sich ihm während der Krankheit seiner Frau anbot, wurde nicht getan. Nach und nach nahm er dann über die Jahre das Aussehen eines Menschen an, dessen Körper langsam versteinert. Die Gelegenheit, sich zu wandeln und sich seiner wahren Natur bewußt zu werden, verstrich, und mit ihr alle Chancen auf Weiterentwicklung.

Die seelischen Gefahren dessen, was Psychologen «Inflation» und «Entfremdung» nennen, kennt man seit urdenklichen Zeiten unter verschiedenen Namen wie Hochmut, Eitelkeit, Dünkel, Selbstgefälligkeit, Anmaßung. Aus diesem Grund kannten die primitiven Kulturen Tabus. Sie sollten solchen inflationären Zuständen vorbeugen. Auch in der christlichen Tradition gibt es Tabuschranken mit ähnlicher Funktion. Die sieben Tod- oder Hauptsünden sind sämtlich Symptome der Inflation und damit von Unbewußtheit; und da sie Sünden sind, wurde die Möglichkeit des Beichtens und demütigen Bereuens geschaffen, als Umkehr- und Rettungsmöglichkeit. So wird eine Beziehung zwischen Individuum und Gott beziehungsweise, psychologisch ausgedrückt, zwischen dem Ich und dem Selbst aufrechterhalten.

Bei Dermatitis herpetiformis besteht das Leitsymptom in einer Blase direkt unter der Oberhaut, zwischen der Basallamina und der Dermis liegend. Letztere ist Nähr- und Mutterschicht der ersteren. Wenn hier Blasen auftreten, hebt die Epidermis gewissermaßen ab, kommt ins Schwimmen, verliert den festen Halt, die Verankerung.

Der Patient war von einer enorm hohen Selbsteinschätzung besessen und projizierte seine Minderwertigkeiten daher auf andere. Er hätte sich seiner Entfremdung und seines wahren Wesens bewußt werden sollen. Er hätte dann sein unerfülltes Leben, besonders in spiritueller Hinsicht wahrnehmen können. All dies blieb ihm verschlossen, da er sich nicht herablassen mochte, der ernsten Warnung des bescheidenen Traums Gehör zu schenken, der im Symbol zum Ausdruck brachte, was sich als unüberbrückbare Trennung vom nährenden und stützenden Unbewußten herausstellen sollte, das Jung einmal «Mutterboden des Bewußtseins» genannt hat.

Interessant ist es, hier festzuhalten, daß das physische Erscheinungsbild der Hautkrankheit exakt die psychische Situation dieses Mannes spiegelte. Der erhoffte Bewußtseinswandel blieb aus, statt dessen folgte eine Regression mit anschließendem Stillstand, dann eine weitere, schwerere organische Krankheit, die das Hautleiden in den Hintergrund drängte. Wenn sich in der Grenze Epidermis/Dermis die psychische Grenze Bewußtsein/Unbewußtes symbolisiert, dann ist dies der Ort, an dem psychische Inhalte, wenn sie «nach oben» drängen und ins Bewußtsein assimiliert werden wollen, gleichsam in Wartestellung verharren. Mit dem Eintreten der Muskelerstarrung war das psychische Problem dann für diesen Patienten (wieder) unzugänglich, zurückgedrängt in die tieferen Schichten seiner Psyche.

Die Starre, in die sein Körper verfiel, zeigte wie ein grausames Vergrößerungsglas den unausgedrückten Affekt, die tiefen Zornesgefühle und Verstimmungen, die Einsamkeit und destruktive Isolation des Hoffärtigen. Und sie spiegelte seine seelische Erstarrung und Versteinerung. Der prophetische Traum in seiner Hochzeitsnacht visualisierte das bevorstehende Begräbnis von Leib und Seele.

Impetigo herpetiformis

Das Mädchen, das nicht mehr leben wollte

Eines Abends bemerkte eine junge Frau von zweiundzwanzig Jahren Halsschmerzen und eine Lippenschwellung. Sie arbeitete als Stationsangestellte in einem angesehenen Kinderkrankenhaus; ihr erster Verdacht war daher, sich bei den Kindern angesteckt zu haben. Beim Aufwachen am nächsten Morgen entdeckte sie, daß ihre Haut angefangen hatte, Blasen zu bilden, hinzu trat ein starker Juckreiz. Am Abend hatten die Blasen die gesamte obere Körperhälfte, inklusive Kopf- und Gesichtshaut, und am nächsten Morgen auch den restlichen Körper überzogen: dicht an dicht stehende Blasen, etwa erbsengroß.

Das Mädchen suchte die Ambulanz eines Krankenhauses auf, das in der Nähe ihrer Wohnung lag. Es handelte sich ebenfalls um ein renommiertes Haus, eine Lehrklinik. Der Arzt in der Ambulanz vermutete Pocken und ordnete eine fachärztliche Untersuchung an. Das Mädchen wurde sofort aufgenommen, am dritten Tag ihrer Krankheit. Die Pockendiagnose bestätigte sich nicht; nach Konsultation und langer Überlegung seitens vieler Ärzte und Dermatologen, nach viel interdisziplinärem Teamwork sozusagen, gelangte man zur Diagnose Impetigo herpetiformis (Blasengrind).

Ich selbst sah das Mädchen erstmals am vierten Tag ihrer Krankheit, am Morgen nach ihrer Einlieferung. Sie war völlig bedeckt und quasi eingehüllt von Blasen, ihre Augen geschlossen, da eitrige Blasen auch auf den Augenlidern saßen und sie wegen schwerer Ödeme die Lider einfach nicht heben konnte. Erst nach dem Tode habe ich ihre Augen gesehen. Sie starb nämlich vier Tage danach, und ich war zutiefst erschüttert, als ich ihren Körper auf dem Obduktionstisch sah, die himmelblauen Augen weit geöffnet. Es schien, als fixiere sie damit den forensischen Spezialisten, der die Autopsie vornahm, mit einem Blick, den man nur als «völlig ungläubig» beschreiben kann.

Das Mädchen war eine Lappin aus Finnland. Sie war vor neun Monaten zu uns nach England gekommen, um ihr Englisch zu vervollkommnen.

Als ich sie zum ersten Mal untersuchte, waren die Blasen bereits recht groß, und alle entweder blutig oder eiternd. Ihr Verstand blieb während ihres kurzen Siechtums jedoch glasklar. Weil man anfangs fürchtete, die Krankheit könnte ansteckend sein, kam sie auf Isolation, und nur die Schwestern, die sie pflegten, und ich besuchten sie regelmäßig; hin und wieder kamen auch die untersuchenden Stationsärzte.

In den Stunden, die wir zusammen verbrachten, erzählte mir das Mädchen, sie sei Einzelkind, ihr Vater sei gestorben, als sie noch ein Baby war, und sie habe ihn nie kennengelernt. Ihre Mutter lebte (in Finnland), war aber wegen eines Herzleidens nicht berufstätig. Die Mutter war sehr dagegen gewesen, daß das Mädchen nach England fuhr. Das Mädchen wollte aber akzentfreies Englisch lernen, und das kann man nur im Land selbst. Ohne viel Probleme bekam sie die bereits erwähnte Arbeitsstelle in einer Klinik. Die Arbeit gefiel ihr sehr. Mit Liebe sprach sie von den Kindern, mit denen sie täglich in Kontakt kam. In der Klinik lernte sie einen Medizinstudenten kennen und verliebte sich in ihn. Später merkte sie, daß sie schwanger geworden war; weil der junge Mann sie jedoch nicht heiraten konnte, entschlossen sie sich gemeinsam zu einer Abtreibung. Drei Monate vor dem Einsetzen der Krankheit hatte sie abgetrieben. Danach verfiel sie in Schwermut und empfand die Tat als schreckliche Sünde. Sie sagte, sie könne das Gefühl nicht mehr abschütteln, das Kind ermordet zu haben. Der ständige Umgang mit Kindern in der Klinik verschärfte das Verlustgefühl, und sie versank immer tiefer in eine würgende Hoffnungslosigkeit. Nach diesem Geständnis wurde ihre Krankheit von Tag zu Tag rapide schlimmer, und trotz intensivster und kompetentester ärztlicher Bemühungen starb sie. Ich meinerseits glaubte, daß sie mit einer solchen Bürde auf der Seele auch gar nicht mehr weiterleben konnte. Sie sagte, sie könne es sich nicht verzeihen.

Mit dem jungen Mann, dem Vater des Kindes, kam ich ein einziges Mal zusammen, als es meine traurige Pflicht war, ihn von ihrem Tod zu unterrichten. Er war tief bestürzt, und es war klar, daß er sie sehr gern gehabt hatte. Nach dem Tod sollte eine Autopsie vorgenommen werden. Der forensische Spezialist, seinerzeit in Fachkreisen wohlbekannt, ein ziemlich autokratischer Mensch, verlangte vorher eine schriftliche Bescheinigung, daß das Mädchen nicht an Pocken gestorben war. Er hatte offenbar in Indien gearbeitet, kannte Pockenfälle und hatte tiefe Angst. Schließlich kam die Bescheinigung, und er ging an die Arbeit. Während dieser Diskussionen neben dem Leichnam fiel mir auf, daß die hellblauen Augen des Mädchens offenstanden. Ich hatte den starken Eindruck, daß sie den Wortwechsel verfolgte, ein Eindruck, den ich während der gesamten Autopsie nicht wieder loszuwerden vermochte. Die eingehende Untersuchung der Leiche erbrachte keine organische Todesursache. Man einigte sich auf Herzstillstand, bewirkt durch gestörten Mineralien/Kalium/Natrium-Haushalt.

Nach ihrem Tode hörte ich erst einmal drei Monate nichts mehr; dann rief mich die Verwaltung der Leichenhalle an und sagte, niemand habe den Leichnam abgeholt. Die Mutter in Finnland war von ihrem Tod in Kenntnis gesetzt worden, hatte aber keine Anstalten gemacht, die Tote überführen zu lassen. Ich fragte, was geschehen solle, und bekam die Antwort, das Mädchen werde nun wahrscheinlich in einem Armengrab beigesetzt. Das war das letzte, das ich von ihr hörte.

Nach einiger Zeit sah ich die Originalakten einiger Fälle von Impetigo herpetiformis durch, die sich rund hundert Jahre zuvor, um 1870 in einer geburtshilflichen Klinik in Wien, ereignet hatten. Ein Wiener Hautarzt, eine Fachkapazität, beschrieb dort zwölf Fälle von Frauen, die schwanger waren oder Schwangerschaften hinter sich hatten und jeweils binnen kurzem einem schweren Blasenausschlag (in den Akten «bullöse Erkrankung» genannt) erlagen. Ein organischer Kausalzusammenhang zwischen Schwangerschaft und den Bullae (sofern es ihn gibt) ist bisher noch nicht festgestellt worden.

Dieses Mädchen fiel mir sofort wieder ein, als ich viele Jahre später dem Jungen mit dem katastrophalen Mutterkomplex begegnete, der die Mittsommernacht auf dem Berg verbracht hatte. Die Verteilung der Blasen und die Schwere der Erkrankung – jeweils ohne sichtbare organische Ursache – ähnelten sich stark. Allerdings hatte der Junge dann doch am Ende eine günstige Prognose gehabt, während auf das Mädchen nur noch der Tod wartete.

Rückblickend muß ich oft an ihre Haltung während der Zeit denken, die wir zusammen verbrachten. Wir waren mutterseelenallein und ungestört, da sie ja im Isolierzimmer lag. Von ihrer Mutter, ihrer einzigen lebenden Verwandten, redete sie wenig. Ich gewann den Eindruck, daß zwischen den beiden starke Reserviertheit herrschte; mir gegenüber legte das Mädchen jedoch eine offene und warme Art an den Tag, auch in den schwersten Phasen ihrer Krankheit. Das alles beherrschende zentrale Thema unserer Gespräche war die Abtreibung, die sie als Verbrechen empfand und bezeichnete. Sie ließ sich nicht beschwichtigen, und es war klar, daß, was sie getan hatte, ihre Seele geradezu erdrückte. Der einzige Ausweg, so wie sie es sah, war der Tod, und diesen Weg ging sie.

Auffallend und eigentlich unverhältnismäßig stark war die Angst, die bei meinen älteren Kollegen ausbrach, als wir zunächst Pocken vermuteten. Die Angst war begreiflich, ich selbst hatte auch Angst, aber immerhin waren wir alle gegen die Krankheit geimpft, einige von uns sogar mehrfach. Ich erkannte damals, daß es sich um eine kollektive Furcht handelte, die nur teilweise dem konkreten Erreger galt, eigentlich war es mehr eine Angst vor dem Unbekannten. Wenn nicht vor Pocken, wovor dann? Der beschriebene Fall trug sich in den sechziger Jahren zu, zwei Jahrzehnte bevor ein anderes Killervirus auf der Weltbühne erschien, heimtückischer, gefährlicher und ungleich invasiver als das Pockenvirus. Bei näherem Hinschauen ist die Angst, die auf der Welt heute vor dieser neuen unsichtbaren Bedrohung umgeht, vordergründig und sachlich verständlich. Doch dahinter steht die Angst vor dem Unbewußten selbst.

Die junge Finnin wurde beherrscht von ihrem Animus, von dem getrieben sie sich dem Wunsch ihres Liebhabers anschloß, sich des Kindes ihrer Verbindung zu entledigen. Sie liebte den jungen Mann, und ihm zuliebe willigte sie ein und hielt es für das Beste. Dabei handelte sie gegen ihre tiefe instinkthafte Mütterlichkeit, die weit mächtiger war als jede Animusmeinung und jede äußerlich-maskuline Verstandesargumentation. Gegen diesen Instinkt tötete sie ihr Kind. Zweifellos besaß sie ein starkes sittliches Gewissen, das sich nicht einfach zum Schweigen bringen ließ. Nach der Abtreibung versank sie immer tiefer in Melancholie. Zur Mutter hatte sie keine tragfähige Beziehung, an sie konnte sie sich nicht wenden, und der Mutterkomplex in seiner negativen Form gab ihr in Notlagen und Lebenskrisen keinen inneren Halt. Der Animus schaffte es, sie zu isolieren: Ihre äußere – medizinische – Isolation während ihrer Krankheit spiegelte ihre innere; isoliert war sie ferner durch die Angst und das Befremden der sie umgebenden Männer, eine Haltung, die nach ihrem Tode in der totalen Ablehnung durch ihre Mutter gipfelte, die den Leichnam nicht abholen ließ. Die durchweg ruhige äußere Haltung der jungen Frau in ihren letzten Tagen stand in schreiendem Widerspruch zur Kraßheit ihres Hautleidens. Nach meiner Erfahrung spiegeln so heftige blasenbildende Hauterkrankungen meistens zutiefst unbewußte seelische Konflikte, die rasenden Zorn hervorrufen.

Finnland[49] wurde relativ spät christianisiert, um die Mitte des dreizehnten Jahrhunderts, und erst nach starkem Widerstand durch Anhänger der alten heidnischen Religionen. Über die Urreligionen Finnlands ist nur Bruchstückhaftes bekannt. Der Seelenbegriff der finnisch-ugrischen Völker scheint sehr primitiv gewesen zu sein. Bei schweren Krankheiten wurde angenommen, daß die Seele verlorengegangen sei, und es wurde die Hilfe eines Schamanen gesucht, um die abhanden gekommene Seele zu finden und in den Körper zurückzuholen, weil sonst der Tod eintrat.

Die Lappen aus Nordfinnland, deren Sprache zum Finno-Ugrischen gerechnet wird, haben vier Geburtsgöttinnen. Es sind Madderakka[50] und ihre drei Töchter Sarakka, Juksakka und Uksakka. Sarakka wurde hauptsächlich im Wochenbett angebetet. Sie half auch den Rentieren bei der Geburt ihrer Kälber. Die Lappen strebten daher danach, auf keine Weise ihr Mißfallen zu erregen. Es hieß, daß Sarakka die Wehen einer Gebärenden selber spürte. Sie schuf, wie ihre Mutter Madderakka, den Körper des Kindes gewissermaßen selbst, daher war es ihr Geschöpf. Nach erfolgreicher Geburt eines Kindes fand stets ein Reinigungsmahl zu Ehren der Göttin statt. Auch ihre Schwester Juksakka half wie ihre Mutter und Schwestern bei der Entstehung des Kindes mit, aber mehr bei der eigentlichen Entbindung, quasi als Hebamme. Uksakka, die dritte Schwester, deren Name Türsteherin bedeutet, bewachte die Tür und schützte alle Ein- und Ausgehenden. Am Kindbett nahm sie den neuen Erdenbürger in Empfang und lenkte seine ersten Schritte.

Die vier Göttinnen stellen eine Quaternität oder Ganzheit dar und symbolisieren bei einer Frau das Selbst. Der Begriff der ganzen Persönlichkeit oder Psyche ist zentral in Jungs Psychologie. Die Ganzheit ist keimhaft im Menschen angelegt, aber sie braucht Zeit, um sich zu entwickeln. Organisierendes Prinzip der Persönlichkeit ist dabei ein Archetyp, den Jung das Selbst nennt. Das Selbst ist der zentrale Archetyp des kollektiven Unbewußten und ist der Archetyp der Ordnung. Es vermag sämtliche Archetypen, samt deren Manifestationen in Komplexen und im Bewußtsein, an sich zu ziehen, zu organisieren und zu einem harmonischen Ganzen zu verbinden. Das Selbst kann eine Ganzwerdung des Menschen bewirken und ihm das Gefühl des Einsseins geben.

Im Falle der jungen Frau könnte es so aussehen, als sei der Entschluß zur Abtreibung verhängnisvoll gewesen. Sie war eine moderne junge Frau der sechziger Jahre, aber in ihrer Seele schien noch ein dynamisch-lebendiger Bezug zu den alten Göttern vorhanden zu sein, die sie verraten hatte. Auf der Grundlage des Denkens von Jung könnte man vielleicht zu dem Schluß kommen, daß sie ungehorsam war, sich gegen das Selbst gestellt und deshalb ihr Leben verwirkt hatte.

Pemphigus vulgaris

Die Mutter, die den Verstand verlor

Eine Frau von achtundzwanzig Jahren, schwanger mit ihrem ersten Kind, war einige Wochen vor dem Geburtstermin ins Krankenhaus eingeliefert worden, da die Gefahr einer Frühgeburt bestand. Zwei Wochen vor dem Termin wurde festgestellt, daß daß Kind im Mutterleib gestorben war. Binnen vierundzwanzig Stunden nach dieser Nachricht begann die Frau über Juckreiz am Bauch in der Nabelgegend zu klagen. Rasch entwickelte sich ein Blasenausschlag, der sich hauptsächlich auf den Rumpf konzentrierte und in der Nabelregion am stärksten war.

Man diagnostizierte Herpes gestationis (Schwangerschaftspemphigoid), eine seltene nichtansteckende Krankheit, die in der Schwangerschaft auftritt und in darauffolgenden Schwangerschaften oft wiederkehrt. Sie ist charakterisiert durch subepidermale Blasen, ist jedoch laut herrschender Meinung nicht mit Dermatitis herpetiformis identisch. Es tritt stets starker Juckreiz und häufig Fieber auf.

Die Frau war katholisch, desgleichen ihr Arzt. Als dieser entdeckte, daß die Leibesfrucht gestorben war, teilte er das der Mutter sofort mit und sagte ihr, er werde nur den normalen Geburtsvorgang gestatten. Einen Tag später begann der Ausschlag. In den folgenden beiden Wochen verschlimmerte er sich; die Geburt jedoch trat nicht wie erwartet ein. Der Geburtshelfer, einer Operation abhold, entschloß sich, auf die normale Austreibung des toten Kindes zu warten. Er wartete insgesamt zehn Wochen. Die ganze Zeit litt die Frau unter ihren quälenden Hauterscheinungen. Als der Arzt dann endlich operierte, stellte er fest, daß aufgrund unvermuteter Anomalien im Beckenbereich eine normale Entbindung gar nicht möglich war. Nach dem Kaiserschnitt normalisierte sich der Hautzustand der Frau schlagartig.

Drei Jahre später kehrte sie als akuter Fall zurück, wieder schwanger, Ende des achten Monats, und wieder hatte sie ein Hautleiden, das wie Herpes gestationis aussah. Diesmal jedoch hatte sich die Histopathologie der Blasen geändert. Es handelte sich jetzt um intraepidermale Blasen, deren Flüssigkeit voller akantholytischer Zellen war. Dies erlaubte die Diagnosestellung Pemphigus vulgaris.

Pemphigus vulgaris ist eine weltweit verbreitete chronische blasenbildende Krankheit, die beide Geschlechter gleichermaßen befällt und hauptsächlich in den mittleren Jahren auftritt. Menschen jüdischer Herkunft sind nachgewiesenermaßen besonders anfällig. Im Serum der Patienten finden sich Antikörper, was auf eine Autoimmunkrankheit deutet[51]. Intraepidermal heißt, daß die Blase innerhalb der Epidermis sitzt und nicht unterhalb (subepidermal) wie bei Dermatitis herpetiformis und Herpes gestationis.

Man beschloß, das Kind termingerecht durch chirurgischen Eingriff zur Welt zu bringen, was ohne Schwierigkeiten gelang. Der Blasenausschlag ging daraufhin aber nicht zurück, sondern verschlimmerte sich immer weiter, allen therapeutischen Maßnahmen zum Trotz. Der auffallendste Sachverhalt der nachoperativen Zeit war freilich das Verhalten der Mutter zum Kind. Im Monat zuvor hatte sie keinerlei Erwartung gezeigt, hatte weder über die Geburt noch über das werdende Kind gesprochen. Als das Baby nach der Entbindung zu ihr gelegt wurde, stieß sie es fort und weigerte sich, es zu füttern. Als man zu Überredungstaktiken griff, gestand sie, daß sie das Kind nicht leiden konnte und nie gewollt hatte.

Weil der Hautausschlag selbst Anlaß zur Sorge gab, wurde sie im Krankenhaus behalten. Zwei, drei Wochen später weigerte sie sich erneut, das Kind auf den Arm zu nehmen; es wurde wieder auf die Säuglingsstation zurückgebracht. Dann rief sie den Geburtshelfer an und erklärte ihm, Stimmen hätten ihr gesagt, einer der Assistenzärzte habe das Kind umgebracht und auf der Toilette versteckt. Und sie deutete an, nun ihrerseits den Arzt umbringen zu wollen. Dies war das erste Zeichen einer schweren geistigen Störung, die später in einem handgreiflichen Angriff auf das Leben des Kindes gipfelte. Man diagnostizierte Schizophrenie, und die Frau kam mehrere Monate in die Psychiatrie. Am Ende durfte sie zu ihrem Kind zurück, das nun schon ein Jahr alt war. Durch Chemotherapie hatte man die Psychose zurückdrängen können, die Hautkrankheit jedoch leider nicht.

Wenn die Grenze Epidermis/Dermis als Symbol für die Grenze zwischen Bewußtsein und Unbewußtem aufgefaßt werden kann, dann symbolisieren die einzelnen Schichten der Epidermis – von der Hornschicht immer weiter nach innen bis zur Basallamina – die immer tiefer absteigenden Bewußtseinsschichten bis hin zur Grenze des persönlichen Unbewußten. Eine Blase oder Spaltung auf subepidermaler Ebene repräsentiert daher, wie schon bemerkt, einen aus dem Unbewußten aufsteigenden Inhalt der gleichsam an die Tür des Bewußtseins klopft. Von da her stellt sich die Frage nach der psychischen Bedeutung der *intra*epidermalen Blasen beim Pemphigus. Bei dieser Krankheit – bei ihrer gängigen Form wie bei den Sonderformen – reißen die Epidermalzellen auseinander, weil die interzelluläre Kittsubstanz aufgelöst ist (Akantholyse). Das Zellgefüge löst sich stellenweise gewissermaßen auf, die Zellen haften nicht mehr aneinander.

Zurück zur Patientin: Bei ihrem ersten Hautleiden (Herpes gestationis) lag die Blase subepidermal. Ihre Haltung, als sie von dem toten Kind in ihrem Schoß erfuhr, war distanziert. In den folgenden drei Monaten, in denen sie furchtbarer Juckreiz quälte, zeigte sie keinen echten Zorn, weder gegen den Arzt, der ihr Leiden verlängerte, noch gegen das Schicksal, das das Ungeborene ereilt hatte. Zweifellos litt sie, doch es zeigte sich ein auffallender Kontrast zwischen der relativen Kühle ihrer Gefühlsreaktion und der überaus heftigen Hautkrankheit. Der Ausschlag konzentrierte sich in der Nabelgegend.

Vielleicht ist hier ein kleiner Exkurs über die Symbolik des Nabels angebracht: Der Nabel markiert die Stelle, an der einst die Nabelschnur in den Körper hineinführte. Ein berühmtes Nabelsymbol ist der Omphalosstein aus dem Apollotempel in Delphi, ein gerundet-konischer Stein, der als physischer und geistiger Mittelpunkt der Welt galt. Man sah in ihm den Gott Apoll selbst, den Beschützer der Menschheit. (Ähnliche Symbolik hatten in der keltischen Mythologie die Menhire.) Der Omphalos zu Delphi stand an der Stelle, an der Apoll den Drachen Python tötete, und symbolisierte jene vitale Kraft, welche über die blinden und monströsen Mächte des Chaos dominiert. Bei einem Menschen würde dieses Symbol psychologisch auf eine innere Beherrschung irrationaler Ängste und unbewußter Affekte hinweisen. Es ist daher nicht allzu ungewöhnlich, daß sich die Blasen, Zeichen chaotischer Zerrissenheit, gerade um den Nabel dieser Frau anhäuften. Die Frage, die hätte gestellt werden sollen, war: Warum ist das erste Kind vor der Geburt gestorben?

Später, als sie erneut schwanger wurde, schien das unerkannte psychische Problem der ersten Geburt sich gelöst zu haben, da das zweite Kind lebendig zur Welt kam. Die Geburt dieses Kindes jedoch löste einen wahren Dämonensturm aus. Von der Entwicklung des schwereren Hautleidens abgesehen, hatte es vorher kein Anzeichen für die verheerende Stärke der zugrundeliegenden psychischen Störung gegeben. Böswillig verstieß die Mutter ihr Kind und verfiel dann rasch dem Wahnsinn, fast ein Jahr lang blieb sie in diesem Zustand. Hätte sie gleich nach der Geburt nach Hause gedurft, hätte sie das Kind mit hoher Wahrscheinlichkeit umgebracht.

Hier liegt, aus der Rückschau, das Kernproblem: Das Unbewußte suchte in seiner Weisheit eine Mutterschaft für diese Frau zu verhindern. Die merkwürdige, relativ gutartige Hautkrankheit, die auftrat, als die Frau davon unterrichtet wurde, sie müsse die Geburt des toten Kindes abwarten, war ein Hinweis auf eine verdeckte emotionale oder seelische Störung. Ein ähnlicher Ablauf bei der zweiten Schwangerschaft – nur diesmal mit einer wesentlich ernsteren Hautkrankheit, die zwar letztlich dem Kind das Leben rettete, gleichzeitig aber laut und eindringlich vor einer unvorhergesehenen Gefahr warnte. Der Pemphigus vulgaris mit seiner Auflösung des epidermalen Zellverbands spiegelte hier den Zerfall des Ichbewußtseins, spiegelte die Psychose.

Toxische epidermale Nekrolyse (TEN)

Das Kind, das die Farbe Rot liebte

Toxische epidermale Nekrolyse, auch Syndrom der verbrühten Haut oder Lyell-Syndrom genannt, ist eine schwere Krankheit, bei der zunächst ein ausgedehnter Blasenausschlag mit Hautrötung auftritt; die entzündete Epidermis wird anschließend nekrotisch und löst sich flächenhaft ab. Als Ursache vermutet man Bakterien, aber auch Medikamente beziehungsweise Drogen. In letzterem Fall ist das Leitsymptom eine subepidermale Blase.

Ein solcher Fall stellte sich mir vor. Ein gesundes kleines Mädchen von vier Jahren hatte über Kopfschmerzen und Nackensteifheit geklagt und hatte deshalb vom Hausarzt Antibiotika bekommen. Binnen Tagen bekam sie Blasen auf dem Rumpf, und auf dem Unterleib erschien etwas, das wie eine verbrühte Stelle aussah. Im Laufe einiger Stunden bildete sich eine vollausgewachsene toxische epidermale Nekrose aus. Die

Kleine wurde schwerkrank, einige Wochen schwebte sie in Lebensgefahr. Nach sechs Wochen Ungewißheit hatte sie es dank Intensivtherapie und sorgfältigster Pflege überstanden. Auf dem Höhepunkt der Krankheit schälte sich die durchweichte Oberhaut lappenweise vom Körper ab und hinterließ nackte, nässende, schmerzende Stellen, wie bei einer oberflächlichen Verbrühung. Insgesamt hatte die kleine Patientin eine gespenstische Ähnlichkeit mit jemandem, der in siedendes Wasser geworfen worden ist.

Nachdem sie zwei bis drei Wochen im Krankenhaus gewesen war, fiel auf, daß sie nie sprach. Vor der Krankheit war sie ein gesprächiges, redefreudiges Kind gewesen, sehr lebhaft und energisch. Die Geburt eines Brüderchens wenige Wochen vor Krankheitsbeginn hatte offenbar eine Veränderung in ihrer Persönlichkeit bewirkt. In der Zeit der Entbindung war sie zu den Großeltern geschickt worden, und als sie zurückkam, war sie wesentlich stiller; offene Ablehnung äußerte sie zwar nicht, wurde aber eigensinnig und fordernd. An sich noch kein Grund zur Besorgnis – doch sie zeigte nun in ihren Forderungen eine merkwürdige Konzentration auf die Farbe Rot. Sie bestand darauf, alles müsse rot sein: Neue Kleider für sie mußten rot sein, neue Puppenkleider ebenfalls. Als sie ins Krankenhaus kam, war ihre gesamte Habe von roter Farbe, Seife, Zahnpasta, Zahnbürste, Nachthemd und Morgenmäntelchen. Wegen ihres schweren Krankheitszustandes fiel das zunächst nicht weiter auf. Später merkte man, daß Rot nicht nur eine Lieblingsfarbe, sondern eine Besessenheit war. Um sie während ihrer Rekonvaleszenz zum Reden zu bewegen, bekam sie ihre Lieblingssüßigkeiten geschenkt. Bald zeigte sich, daß sie darunter die sogenannten «Jelly Babies» bevorzugte. Das waren kleine nackte Kinderfiguren aus Zuckergelatine in den verschiedensten Farben. Merkwürdig, was sie nun tat: Sorgfältig suchte sie sich die roten darunter aus, und zielsicher, schweigend und entschlossen biß sie ihnen den Kopf ab und legte den verstümmelten Körper dann weg. Mit anderen Worten, sie enthauptete sie und aß die Köpfe. Dies hätte man noch als übersteigerten Ausdruck geschwisterlicher Eifersucht abtun können. Darin hätte ein starkes Körnchen Wahrheit gesteckt, aber nicht die ganze Wahrheit. Wir müssen deshalb die Sach ganzheitlicher betrachten.

Alle Psychologen, die sich mit kindlicher Persönlichkeitsentwicklung befaßt haben, werden zustimmen, daß dabei die Eltern eine äußerst wichtige Rolle spielen. Jung hat den Auswirkungen des Elternverhaltens auf Entwicklung und Reifung der Kinderpersönlichkeit starke Aufmerksamkeit geschenkt. In den ersten Lebensjahren ist die Kinderpsyche eine Spiegelung der Elternpsyche. Psychische Mängel der Eltern werden sich also im Kind widerspiegeln. Wenn sich beim Kind seelische Probleme zeigen, ist es unabdingbar, die Psyche der Eltern zu untersuchen.

Zunächst schien der familiäre Hintergrund des Kindes zufriedenstellend zu sein. Die Familie bestand aus den Eltern, dem kleinen Mädchen und seinem Bruder. Bald zeigte sich freilich, daß der Vater völlig unter der Dominanz seines eigenen Vaters stand und daß der Großvater das beherrschende Element nicht nur im Leben seines Sohnes, sondern auch im Leben seiner eigenen Familie und der Familien seiner übrigen Kinder war. Seine Frau – die Großmutter – war eine schattenhafte Gestalt, die Schwiegertochter jedoch – die Mutter des kleinen Mädchens – praktisch unsichtbar. Es war ihr nie möglich, das Kind allein zu besuchen; immer wurde sie vom Mann oder den Großeltern begleitet. Der Großvater schob sich stets rigoros in den Vordergrund und gestattete keinem Familienmitglied, Meinungen zu äußern oder Fragen zur Krankheit des Kindes zu stellen. Wer Sorgen um das Kind äußerte, wurde von ihm angeherrscht. In alle Diskussionen zwischen Eltern und Ärzten mischte er sich ein und kritisierte die Behandlung und die Pflege des kleinen Mädchens. Für jeden Rückschritt machte er das Pflegepersonal verantwortlich. Es stellte sich heraus, daß dieser Tyrann in seiner Heimatgegend zu den hochgestellten

Honoratioren zählte und extrem sozialistische Anschauungen vertrat. Seine Selbstüberhebung wurde gestärkt und genährt durch Freundschaften mit Mitgliedern internationaler Körperschaften derselben politischen Richtung. Diese Beziehungen gestatten es ihm, Forderungen an Lokalpolitiker und -beamte zu stellen. Ferner zeigte sich, daß er die weiblichen Familienmitglieder geringschätzte, besonders seine Schwiegertochter, die Mutter des kranken Kindes. Es bedurfte keiner besonderen Spürnase, um die unterschwellig wühlende verdrängte Emotion in der Psyche dieser Familie zu erkennen. Das kochende Ressentiment, die brütende unterdrückte Wut waren fast mit den Händen zu greifen und machten sich in Mienenspiel und Körpersprache der Beteiligten bemerkbar.

Die Farbe Rot spielte bei dieser Krankheit eine Schlüsselrolle: in der Hautfarbe des Kindes und in seiner auffallenden Vorliebe für Rotes. Es ist eine äußerst symbolträchtige Farbe; als Farbe des Blutes und des Feuers gilt Rot universal als Hauptsymbol für das Lebensprinzip. Seit jeher bezeichnet diese Farbe Instinkt und Emotion, und damit zugleich Kraft, Stärke, Leidenschaft, das Sprühende. Rot ist die geheimnisvolle und heilige Farbe des Lebensmysteriums, das in den Urmeeren und der Finsternis verborgen liegt. Es ist die Farbe des Herzens und der sinnlichen Liebe und, wie manche sagen, auch die Farbe der Seele. Als Sonnenfarbe spiegelt es Hitze und Feurigkeit der Jugend, auch ihre Schönheit. Die rote Schminkfarbe junger afrikanischer Frauen und der jungen Männer und Frauen bestimmter nordamerikanischer Indianerstämme soll die sexuelle Begierde wecken und steigern. In Rußland, China und Japan ist diese Farbe seit jeher mit populären Festlichkeiten verbunden, besonders mit Frühjahrsfesten und Hochzeits- und Geburtsfeiern. Sie gilt als Farbe der Erneuerung – wie vor allem ihre Erhebung zur Bannerfarbe der Oktoberrevolution 1917 beweist. Rot symbolisierte das vergossene Blut, den Zorn der Bolschewiken und die neue Zeit, getragen von der revolutionären Kraft der Massen. Seit damals ist Rot zum Synonym für Kommunismus geworden, ganze Länder versinnbildlichend (Rotchina), die politische Farbe des früheren Ostblocks.

Bei den keltischen Völkern galt Rot nach uralter Tradition als Farbe des Kriegers. Dagda, der Druidengott, hieß Ruadh Rofhessa, «der große rote Gelehrte». Die Druiden wurden oft rote Druiden genannt, weil sie Priester der Krieger und zugleich selbst Krieger waren[52].

Das Feuer stand im Mittelpunkt der alchemistischen Arbeit; der Athanor, der Schmelzofen, durfte nie ausgehen. Er symbolisierte das zentrale Feuer des Werks, die Libido oder psychische Energie, die das Opus vorantrieb. Man nannte es manchmal das «rote Werk», aus dem das Verwandelte hervorging. Die letzte Stufe dieses Werks ist die *rubedo*. Jung sagt, aus der *«Rhasis»* (aus dem Jahre 1593) zitierend: «‹Der Stein ist zuerst ein Greis, zuletzt ein Knabe, weil die albedo am Anfang und die rubedo am Ende ist›» (Jung, GW 14 I, §7).

Das alchemistische Feuer reinigt, verschmilzt aber auch die Gegensätze zu einer Einheit. Jung sagt dazu:

> «Die zuvor dunkle Situation wird allmählich erhellt wie eine finstere Nacht, in welcher der Mond aufgeht. Die Erhellung geht gewissermaßen vom Unbewußten aus, indem es in erster Linie die Träume sind, welche der Aufklärung auf die Spur helfen. Dieses aufdämmernde Licht entspricht der albedo, dem Mondlicht, das nach der Auffassung anderer auch den ortus solis andeutet. Die nunmehr zunehmende Rötung entspricht einer Vermehrung von Wärme und Licht, welche von der Sonne, also aus dem Bereich des Bewußtseins, stammen. Dies entspricht der wachsenden Anteilnahme, beziehungsweise Implikation, des Bewußtseins, welches anfängt, auch emotional auf die vom Unbewußten produzierten Inhalte zu reagieren. Durch die Auseinandersetzung mit dem Unbewußten, welche zunächst einen ‹hitzigen› Konflikt bedeutet, bahnt sich aber die Zusammenschmelzung oder die Synthese der Gegensätze an. Die Alchemie drückt dies durch die rubedo aus, in welcher sich die Hochzeit des roten Mannes mit der weißen Frau, des Sol und der Luna, vollzieht. Obschon sich die Gegensätze flie-

hen, streben sie doch nach Ausgleichung, indem ein Konfliktzustand zu lebenswidrig ist, als daß er dauernd festgehalten werden könnte. Dabei reiben sich die Gegensätze gegenseitig auf: der eine frißt den anderen, wie die beiden Drachen oder sonstigen reißenden Tiere der alchemistischen Symbolik» (Jung, GW 14 I, §301).

Jungs eloquente Worte über die rubedo sind hier in voller Länge zitiert, um einen Begriff vom unendlich geheimnisvollen Prozeß der Lösung des Konflikts der Gegensätze zu geben.

In allen beschriebenen Fällen von blasenbildenden Hauterkrankungen war die abrupt auftretende Krankheit der körperliche Ausdruck eines schweren inneren und seelischen Konflikts.

Im ersten Fall, bei dem jungen Mann, war es ein ungelöster Mutterkomplex; die Krankheit gab ihm Gelegenheit, die Doppelgesichtigkeit des Archetyps zu erkennen. Seine Leidenszeit im Krankenhaus stellte die rubedo dar. Die alte männliche Haltung der Unterwerfung unter das Weibliche wurde verwandelt in diejenige des befreiten Mannes. – Das nordische Mädchen verlor das Leben; die rubedo schaffte hier keine Wandlung zu Lebzeiten, erst im Tode war Ganzheit möglich. – Der Bräutigam gelangte nicht zu einer Bewußtseinserweiterung, im Gegenteil, er regredierte, und für ihn hieß das Ergebnis: Tod im Leben.

Die Vierjährige schließlich war lediglich Opfer, das Problem lag anderswo. In ihr kam der ganze untergründig schwelende und wühlende Zorn der Familie zum Ausbruch. Die Mutter des Kindes war übelster Tyrannei seitens des alten Großvaters ausgesetzt. Unterstützt wurde sie weder von ihrem verängstigten Mann noch der bänglichen Großmutter. Gleichsam eingezwängt zwischen der drückenden Bürde ihrer inneren Wut und der äußeren despotischen Machtausübung, vermochte sich die Mutter überhaupt nicht zu artikulieren. Interessanterweise sah die kleine Patientin genau so aus, als sei sie verbrannt oder verbrüht worden, wie nach einer Berührung mit extremer Hitze. Die Krankheit des Kindes wirkte wie das Spiegelbild eines tiefen, unbewußten, unaufgelösten Familienkonflikts. Die unbewußte instinkthafte Auflehnung der Mutter gegen das marxistische Ethos des Großvaters fand ihren Widerschein in der zerstörten Haut des Kindes, in der Wahl seiner Habe, Spielsachen, Süßigkeiten. Die «Jelly Babies» glichen Homunculi, zwergenhaften Menschlein. Auf die Herstellung von Homunculi zielte der alchemistische Prozeß teilweise ab.

Man kann in der Krankheit und ihrem Verlauf eine nach außen gerichtete Projektion vermuten, einen Versuch des Unbewußten, den Konflikt bildlich darzustellen und einer Lösung näherzubringen. Das Aufessen der Homunculiköpfe erscheint als Bestreben, zu einem Bewußtsein in der Lage zu kommen, wobei der Kopf als Gefäß für Bewußtheit dient. Als Symbol würde der Homunculus für eine Vereinigung des Unbewußten mit dem Bewußtsein stehen. In der Familie des Kindes gab es keinerlei Anzeichen für ein erhöhtes Bewußtsein oder gar eine Wandlung. Die Patientin selbst aber wurde verwandelt: Sie genas völlig von ihrer schweren Krankheit. Ihre Sprache kehrte zurück, und vor ihrer Entlassung begann sie zu zeichnen. Mit ihrem Lieblingsstift – rot – malte sie eine lächelnde Dame, die, wie sie sagte, ihre Mutter war. Ein mir ganz neues, nicht verifizierbares «Mutterbild». Vielleicht war es einfach die Beobachterin, der es bestimmt war, die Evolution dieses wundersamen Ereignisses im Leben eines Kindes zu bezeugen und, nach Möglichkeit, zu verstehen.

Erythrodermie oder Hautrötung

Eine der schwersten Hauterkrankungen trägt den unverfänglichen Namen Erythrodermie (Hautrötung). Sie kann in jedem Stadium einer chronischen Dermatose hinzutreten, beispielsweise bei solchen, die auf Medikamentenüberempfindlichkeit, auf Blutdyskrasie und Krebs zurückgehen, oder bei chronischem Ekzem und Schuppenflechte. Bei Erythrodermie hat es den Anschein, als könne der Körper einen bislang chronischen Prozeß nicht mehr in Schach halten. Blitzartig und unkontrollierbar flammt der Prozeß auf und führt zu einem wahren Chaos auf der Haut, und es ist immer eine Katastrophe. Viele Erkrankte sterben über kurz oder lang daran. Wer es übersteht, bei dem dauert es meist Jahre, bis die Haut wieder ins Gleichgewicht kommt. Die Franzosen nennen das Krankheitsbild treffend *l'homme rouge*. Die Hautfarbe ist ein glühendes Feuerrot, das von tiefen Magentatönen bis zu Bronze- und Kupferrot reichen kann. Starke Abschuppung kommt hinzu, die zu gravierendem Eiweißverlust führt.

Bei den vielen Patienten mit Erythrodermie, denen ich über die Jahre begegnet bin, habe ich nur selten Gelegenheit gehabt, mehr als eine oberflächliche psychische Begutachtung vorzunehmen, was auf die schwere Natur der Krankheit zurückzuführen ist, die eingehendere psychologische Recherchen nicht zuläßt. Abgesehen von zwei Psychiatriepatienten habe ich bei keinem der von mir Behandelten Anzeichen einer eigentlichen Geistesstörung festgestellt. Trotzdem sah ich mich im Lauf der Zeit genötigt, Erythrodermie als eine «Psychose der Haut» aufzufassen. Die langen Hospitalisationszeiten dienen offenbar nicht nur der Hautgenesung, sondern scheinen auch psychisch eine gewisse Schutzfunktion zu haben. Die Haut fungiert als Puffer und trägt stellvertretend den «chaotischen» Zustand; dadurch bleibt das psychische Gleichgewicht selbst gewahrt.

La femme rouge – die Frau mit der flammenden Haut

Eine verheiratete Frau in ihren Zwanzigern klagte über Halsschmerzen, die von einer bakteriellen Infektion herrührten. Schließlich entwickelte sich ein Mandelabszeß. Sie wurde chemotherapeutisch behandelt, mußte dann aber wegen einer schweren Überempfindlichkeitsreaktion gegen das verwendete Medikament ins Krankenhaus. Wider Erwarten ging die Medikamentenallergie nicht zurück, sondern komplizierte sich binnen einiger Wochen durch eine Erythrodermie. Ein ganzes Jahr mußte die Patientin im Krankenhaus bleiben, und insgesamt dauerte es zwei Jahre, bis sich ihr Hautzustand wieder stabilisierte. In der Genesungszeit traten Nierenkomplikationen hinzu, die sie fast das Leben kosteten.

Obwohl schwerkrank und zeitweise in Lebensgefahr, war mit der Frau sehr schwer umzugehen. Sie war halsstarrig, selbstherrlich und unleidlich. Angeblich lag ihr viel an einer Heilung, aber ihr Verhalten sprach eher dagegen. Sie kritisierte jede therapeutische Maßnahme und lehnte sie zumeist ab. Verordnete Nahrungsmittel und Medikamente wies sie sämtlich als nutzlos oder gefährlich zurück. Ihre Widerstände führten zu einer ernsten Verschlimmerung der Krankheit. Schließlich streikte das Pflegepersonal aufgrund ihrer Renitenz und wollte sie nicht mehr betreuen.

An diesem Punkt entschlossen wir uns, sie in sehr scharfer Form auf das Wesen ihrer Krankheit und die schlechte Prognose hinzuweisen. Dieses – gelinde gesagt sehr unübliche – Vorgehen sollte ihrem starrsinnigen, rechthaberischen Animus einen Schrecken einjagen. Zum Glück gelang dies. Über Nacht wurde sie nach diesem Schock gefügsam und entwickelte sich bald zu einer Musterpatientin. Dieser Haltungswandel wurde zum Wendepunkt ihrer Krankheit. Es kam noch zu vielen Rückschlägen, doch ihr gewachsenes Bewußtsein rettete sie vor sich selbst. Sie hatte sich auf Kollisionskurs mit dem Tod befunden.

Die junge Frau war Einzelkind. Als sie drei Jahre alt war, war ihr Vater gestorben. Ungefähr ein Jahr später heiratete die Mutter wieder, und die Familie zog ins Ausland. Im zarten Alter von sieben Jahren wurde das Mädchen auf eine Internatsschule in ihr Heimatland geschickt; ihre Eltern sah sie von da an selten und wurde von Erziehungsberechtigten betreut.

Die Frau sagte, sie hege eine Abneigung gegen ihren Stiefvater und sei sich hinsichtlich ihrer Mutter nicht sicher; sie habe das Gefühl, daß sie unerwünscht gewesen sei. Ich habe ihr darin nicht widersprochen. In der Schule erwies sie sich als hochintelligent, und mit zweiundzwanzig, nach Abgang von der Universität, ergriff sie einen Beruf, der mit Computertechnologie zu tun hatte. Ein Jahr darauf heiratete sie einen Mann aus derselben Branche. Die kinderlose Ehe verlief anscheinend zu ihrer Zufriedenheit.

Während ihrer Krankheit fiel auf, daß der Mann sie nur recht selten besuchte, sich nie nach ihrem Zustand erkundigte und nie lange blieb. Sie entschuldigte dies Dritten gegenüber meist mit seiner beruflichen Überlastung.

Als sie deutlich auf dem Wege der Besserung war, durfte sie nach Hause, unter der Bedingung, daß sie wegen der Medikation, die sie weiter nehmen mußte, regelmäßig zum Testen zurückkam. Ihren ersten Termin hielt sie jedoch nicht ein, und wir sahen sie erst einmal vier Monate nicht mehr.

Dann kam sie wieder und berichtete folgendes: Ihr Mann hatte sie nicht abholen können, deshalb war sie allein nach Hause gefahren. Als sie in die Küche gegangen war, hatte sie eine Kaktus-Topfpflanze auf dem Tisch stehen sehen. Daran lehnte ein Brief von ihrem Mann, in dem er erklärte, der Kaktus sei ein Abschiedsgeschenk. Er habe sie wegen einer anderen

Frau verlassen und hoffe, daß sie in eine Scheidung einwilligen werde. Kein Wort der Begrüßung, Tröstung, Hoffnung. Dies als Empfang nach einem Jahr schwerer Krankheit, einer Zeit, in der sie in Lebensgefahr geschwebt hatte.

Ein solcher Brief ist ein Todesstoß. Zuerst dachte sie an Selbstmord, brachte dann aber genug Beherrschung auf, um eine Verwandte in Nordamerika anzurufen und anschließend zu ihr zu reisen. Binnen eines Tages fand sie sich betreut von einer freundlichen Frau, die sie in Frieden ließ, damit sie sich körperlich erholen und von der tiefen seelischen Wunde genesen konnte.

Die Patientin sagte, da es Winter gewesen sei, sei sie täglich im Schnee spazierengegangen, um wieder zu Kräften zu kommen, und wenn sie das nicht konnte, habe sie die vereisten Fensterscheiben angeschaut, wo sich Kristalle bildeten und zu Eisblumen zusammenwuchsen.

Nach ihrer Heimkehr willigte sie in die Scheidung ein und beschloß, aus der maskulinen Welt der Technokratie auszusteigen. Sie wurde schließlich Goldschmiedin, arbeitete mit Gold und Edelsteinen. Eine Idee, die ihr offenbar bei der Betrachtung der Eisblumen gekommen war.

Aus der Rückschau betrachtet, geschah während und durch die Krankheit ein grundlegender Persönlichkeitsumbruch. Die Krankheit begann mit einem Mandelabszeß, also mit Schluckbeschwerden. Dies könnte man als Hinweis deuten, daß – obwohl die Ehe zufriedenstellend schien – ein unbewußtes Problem «schwer zu schlucken» war. Gegen das verordnete Medikament, ein Antibiotikum, wurde die Patientin allergisch. Bei der Einlieferung widersetzte sie sich allem. Es war deutlich, daß ein unbewußter Wunsch vorlag, zu sterben, wie es oft der Fall ist, wenn das Leben aus diesem oder jenem Grund unerträglich wird. Verbal beteuerte sie ihren Lebenswunsch, aber ihr Verhalten sprach für das Gegenteil.

Das Problem für diese Frau lag in der gestörten Beziehung zu ihrem Schatten. Als Schatten bezeichnet Jung einen

Archetyp, der das jeweils eigene Geschlecht eines Menschen repräsentiert und die Beziehungen des Menschen zu seinen Geschlechtsgenossen beeinflußt. Der Schatten enthält mehr von der animalischen Urnatur des Menschen als die anderen Archetypen, daher tritt ihm beim Zivilisationsprozeß eine Gegenkraft entgegen, die Persona, die ihn eindämmt und seiner Macht entgegenhandelt. Beim Zurückdrängen des Schattens werden jedoch schöpferische Impulse, Einsichten, Spontaneität und starke Emotionen mitverbannt. Dadurch schneidet sich der Mensch von der unersetzlichen Weisheit seiner Instinktnatur ab.

Als sie ihren Beruf in der Computerbranche ergriff, mußte sich die intelligente Patientin einem bestimmten Image unterwerfen, dem Bild des hart arbeitenden, fleißigen, verläßlichen, verantwortungsbewußten Menschen: dies war ihre Persona. Unter dem Archetyp Persona versteht die Jungsche Psychologie eine bewußt dargestellte Wesensseite, die nicht unbedingt der wahren Natur des Individuums entspricht. Sie ist eine Maske. Leider identifizierte sich die Patientin damit und verfiel einer Inflation, die eine wachsende Unbewußtheit zur Folge hatte. Eigentlich war sie gar keine Frau mehr. Sie hatte ihr weibliches Ich lange Zeit mit der gleichen brutalen Kälte behandelt, die sie in der Barbarei ihres Mannes erkannte und die sie schließlich persönlich traf.

Im Krankenhaus bekam sie ein Jahr lang weibliche Unterstützung, die Betreuung durch das Pflegepersonal war von echtem Gefühl begleitet. Dies war wahrscheinlich das erstemal in ihrem Leben, daß sie die Empfangende war. Zweifellos hat ihr dies Halt gegeben, als sie den Brief ihres Mannes fand.

Der Kaktus ist nicht ohne symbolische Bedeutung. Als Sukkulent kann er Feuchtigkeit speichern, kann jahrelang ohne Wasser überleben und schwere Dürren überstehen. Seine Stacheln wehren Räuber ab und schützen ihn. Manchmal vergehen viele Jahre, bis ein Kaktus blüht; aber dann sind seine Blüten oft von wunderbarer, fast überirdischer Schönheit.

Daß der Mann eine solche Pflanze wählte, kam wahrscheinlich dadurch zustande, daß sie überall zu haben und billig war. Trotzdem – als unbewußte, gefühlsrepräsentative Wahl symbolisierte der Kaktus hervorragend die unzugängliche Natur der inferioren Funktion bei seiner Frau wie auch bei ihm selbst.

Die Schneelandschaft in Nordamerika spiegelte zweifellos die innere Kälte und Vereinsamung der Frau selbst. In den Eisblumen, die sie betrachtete, sind Mandalas zu sehen, die sich fortwährend neu bildeten. Unbewußt beobachtete sie dabei ihren inneren seelischen Wandel. Dieses faszinierende Bild war es, das sie schließlich bewog, mit Gold und Juwelen zu arbeiten, den Schätzen der Erde, die wiederum Schätze des Unbewußten versinnbildlichen.

Sie hatte das bewußte Ich eine allzu beherrschende Rolle in ihrer Persönlichkeit spielen lassen und hatte versäumt, die Schattenseite ihrer Natur integrierend aufzugreifen und zum Ausdruck zu bringen – bis zu ihrer Krankheit. Letztere gab ihr ein Jahr, um ihre Ganzheit wiederherzustellen. Die Genesung von der schweren Erkrankung Erythrodermie («L'homme rouge» oder, hier, «La femme rouge») kennzeichnete den Durchgang durch die rubedo oder Rötung des alchemistischen Prozesses. Der langsame körperliche Wandel beanspruchte einen Zeitraum von zwei Jahren. Gleichzeitig fand jedoch ein tiefgreifender psychischer Wandel statt. Dieser wurde allerdings erst nach ihrer Genesung, aus der Rückschau, sichtbar. In der körperlichen Heilung und in der gleichzeitigen äußeren Lebenswende trat dann endlich die Stabilität und die Schönheit der psychischen Veränderung hervor.

Bindegewebs- oder Kollagenerkrankungen der Haut

Lupus erythematodes (LE)

Lupus erythematodes ist eine Hautkrankheit, die in lokalisierter wie generalisierter Form auftreten kann. Sie wird meist als Bindegewebskrankheit oder Kollagenose klassifiziert. Letztere Bezeichnung ist ungenau, da das Bindegewebe selbst kein verschulden zu treffen scheint. In letzter Zeit spricht man, da bei diesen Krankheitsbildern Autoimmunreaktionen nachgewiesen oder vermutet werden, mehr von Autoimmunkrankheiten. Bei Hautmedizinern ist jedoch die Bezeichnung Bindegewebserkrankungen durchaus noch üblich.

Die Frau mit dem untreuen Ehemann (lokalisierter LE)

Eine Frau in mittleren Jahren stellte sich vor mit einer kahlen Stelle oben auf dem Kopf. Die haarlose Stelle sah genau wie die Tonsur eines Mönchs oder Priesters aus. Sie war rosa, glänzend, glatt und dünn und nahm die gesamte Scheitelgegend der Kopfhaut ein. Um sie zu verdecken, trug die Frau ein Haarteil (das sie Transformation nannte). Der vordringende Rand der kahlen Stelle war angeschwollen, was auf einen aktiven Prozeß deutet.

Die Patientin erklärte, in den siebenundzwanzig Jahren seit Auftreten der Krankheit – sie war damals zwanzig – habe sie viele Ärzte und Fachärzte aufgesucht. Zuerst dachte sie, sie habe sich die Kopfhaut verbrannt oder irgendwie verletzt, doch die kahle Stelle dehnte sich im Lauf der Jahre langsam aus. Es wurde diskoider Lupus erythematodes oder Schmetterlingsflechte, die lokalisierte chronische Form der Krankheit, diagnostiziert. Sie war mit allen einschlägigen und verfügbaren Medikamenten behandelt worden, darunter Dauergaben von Antimalariamitteln. Nichts jedoch hatte den langsamen, tückischen und unerbittlichen Vormarsch der Krankheit stoppen können, und der sich ausbreitende Fleck blieb bestehen. Nach Übernahme des Falles gelangte ich irgendwann zu der Überzeugung, daß die Krankheit unbeeinflußbar war, da sich überhaupt kein Fortschritt zeigen wollte.

Eines Tages brachte sie einen Traum, der sie zutiefst erschreckt hatte: Ihr Hausarzt stieß ihr ein Quecksilberthermometer tief in den Rachen, so daß sie zu ersticken drohte. In Panik wachte sie auf und stellte fest, daß ihr Mund voll Blut war. Ihr Hausarzt – von dem sie viel hielt – war ein Mann mittleren Alters, sehr tüchtig, und hatte sie schon seit vielen Jahren behandelt. Sie erzählte, sie habe gedacht, er wolle ihre Temperatur messen und sei sich keiner Mordabsicht bewußt gewesen. Es war mir ein Rätsel, warum das Unbewußte ihn in einem solchen Licht darstellte: als Arzt, der einen gewaltsamen Versuch machte, Fieber nachzuweisen. Ich begann mich zu fragen, ob die Krankheit der Patientin nicht vielleicht auf eine andere Weise angegangen werden sollte. Erst da entschloß ich mich, die Psyche der Patientin zu untersuchen. Bis zu dieser Zeit hatte ich nicht bewußt an einen psychischen Hintergrund bei Bindegewebsleiden gedacht. Die Patientin wußte nur von wenigen Träumen zu berichten, unterbrochen von langen traumlosen Phasen. Ich schlug ihr einen Assoziationstest vor, wie Jung ihn Anfang dieses Jahrhunderts entwickelt hatte, und sie stimmte zu.

Im Test strauchelte sie bei dem Wort «Ehe» und konnte sich bei Wiederholung des Tests nicht an das Straucheln erinnern. Die Resultate waren hochinteressant und kamen völlig unerwartet, weil die Patientin mich glauben gemacht hatte, ihre Ehe sei ideal. Der Assoziationstest stieß genau zum Kern ihres emotionalen Problems vor, das, wie sich herausstellte, seit fast dreißig Jahren mit der Kahlheit koexistierte. Das Eheproblem war ein Geheimnis und war nur ihr selber bekannt. Auf seltsame Weise spiegelte die Haarlosigkeit, kaschiert durch das «Transformations»-Haarteil, die innere Situation. Der Assoziationstest erwies sich hier als unschätzbar. Tatsächlich ist er ein ungeheuer wertvolles Werkzeug in jenen Fällen, bei denen Abspaltung und Verdrängung ein Dauerproblem sind. Eingeschaltet sei hier deshalb ein Exkurs über die Entwicklung des Tests und über seinen einzigartigen Platz, den er im Denken Jungs einnahm.

Der Wortassoziationstest – ein Exkurs. – Dieser Test, bei dem die Haut als sensibler Botschafter der Seele eine bedeutende Rolle spielt, wurde von Jung während seiner Zeit als Psychiater an der Klinik Burghölzli in Zürich um die Jahrhundertwende entwickelt. Er ermöglichte ihm die ersten Schritte zum Verständnis des psychischen Materials, das sich ihm bei seiner Arbeit und bei seinen späteren psychiatrischen Forschungen und Studien darbot. In den Jahren 1904–1907 gelang Jung der außergewöhnliche, aufregende Beweis, daß sich die Eigenschaften der Haut spürbar ändern, wenn bestimmte Worte ausgesprochen werden, die für die Versuchsperson emotions- oder affektbeladen sind. Es wurde klar, daß sich seelische Vorgänge, insbesondere mit bestimmten simplen Reizwörtern verknüpfte Erinnerungsvorgänge, meßbar und wiederholbar in Hautveränderungen niederschlagen, nämlich in einer Änderung des elektrischen Hautwiderstands beziehungsweise der Leitfähigkeit der Haut. Jungs *«Psychische Untersuchungen mit dem Galvanometer und dem Pneumographen bei Normalen und Geisteskranken»* (GW 2) wurde zunächst 1907 auf englisch in dem einschlägigen britischen Fachlatt *«Brain»*[53] veröffentlicht. Sie zielten darauf ab, den Wert des «psychophysischen galvanischen Reflexes» als Anzeiger psychischer Veränderungen bei sinnlichen und psychischen Reizen zu bestätigen.

Kommende Ereignisse werfen oft ihre Schatten voraus, daher ist es interessant, kurz auf die Entstehungsgeschichte des Experiments zurückzublenden[54]. Im letzten Jahrzehnt des neunzehnten Jahrhunderts entdeckte Tarchanoff, daß die galvanometrischen Phänomene der menschlichen Haut einerseits bei Sinnesreizungen, andererseits bei verschiedenen Formen seelischer Aktivität auftraten. Er bemerkte, daß starke Emotionen sowie Denkvorgänge, die von Gefühlen begleitet sind, die Galvanometerkurve ausschlagen lassen. In den folgenden Jahren führten mehrere Forscher, darunter Galton und Wundt, die Versuche weiter. Wundt erarbeitete einen Test, den er Assoziationsexperiment nannte. Der Experimentator sprach dabei ein Wort aus, auf das der Proband so schnell wie möglich ein Reaktionswort sagen mußte. Es entstanden Wortpaare, die sich jeweils aus dem Reizwort oder Stimulus und der Antwort oder Reaktion zusammensetzten. Aus der Wundt-Schule gingen andere hervor, die die Forschungen fortsetzten: darunter Kraepelin, Aschaffenburg, Sommer (der die psychische Tragweite des Tests nicht erfaßte), Müller, der Tarchanoffs ursprüngliche Arbeit bestätigte, und Veraguth. Letzterer war ein Schweizer Neurologe, der dem Phänomen den Namen «psychophysischer galvanischer Reflex» gab und ebenfalls die Befunde Tarchanoffs bestätigte.

Jung war es, der Veraguth vorschlug, mit einer Liste unzusammenhängender Wörter zu arbeiten, die der Versuchsperson vorgesagt werden sollten. Es zeigte sich, daß diese Wörter, wenn sie mit einem emotionalen Komplex verbunden waren, die Galvanometerkurve sichtbar beeinflußten, indifferente Wörter dagegen nicht. Jung zog die Schlußfolgerung, daß nur Reize, die mit Emotionalität verbunden sind, einen Galvanometerausschlag bewirkten, aber er konnte sich das Phänomen nicht erklären. Durch Veraguth ist Jung erstmals auf die Bedeutung des Galvanometers als Meßgerät für psychische Stimuli hingewiesen worden. Im Anschluß an dessen Demonstrationen hat Jung, wie er sagt, selber zu experimentieren begonnen (GW 2, §1043, Anm. 3).

> «Bis dahin war das Experiment nur für bewußte Gedankenverbindungen gebraucht worden. Der Grund, weshalb es so oft mit Jung in Verbindung gebracht wird [...] liegt darin, daß er als erster die *Reaktionsstörungen* untersuchte und es damit zu einem wertvollen Instrument für die Erforschung der tieferen Wurzeln psychischer Krankheiten machte. Die Untersuchung der Reaktionsstörungen führte Jung zur Erkenntnis vom Vorhandensein der Komplexe und – auf diese Weise unabhängig von Freud – zu der Entdeckung des Unbewußten»[55].

Interessanterweise wurde diese bemerkenswerte Reihe von Ereignissen, die Jung zu seinen anschließenden Entdeckungen und revolutionären Schlußfolgerungen führten, von einer anderen und unerwarteten Entwicklung überschattet.

Jede Aktion provoziert eine Reaktion; während Jung gewissermaßen den Weg nach innen beschritt, um die Geheimnisse des menschlichen Seelenlebens zu enträtseln, erschloß der russische Physiologe Pawlow einen anderen Weg. Seine Reflex- und Konditionierungstheorien und praktischen Arbeiten führten die Experimentalpsychologen auf ein Feld, auf dem sich weit leichter, ungefährlicher und unstrapaziöser forschen ließ als am Menschen: zum Tierversuch. Ein großer Umschwung trat ein, und eine Flut wissenschaftlicher Energie wurde zur Tierforschung hindirigiert – eine bislang beispiellose Abkehr von der psychologischen Humanforschung.

Jetzt, mehr als acht Jahrzehnte später, liegt das Schwergewicht der Verhaltensforschung immer noch eindeutig auf dem Quantitativ-Physischen, dem Organischen und dem Biologischen. Auf dem, kurz gesagt, was sich messen läßt. Das seelische Innenleben des Probanden, seine Stimmungen, Gedanken, Gefühle und Intuitionen, konnte nicht auf die Goldwaage gelegt und gemessen werden und galt daher als irrelevant für das Experiment. Dem Menschen wurde gleichsam die Psyche abgesprochen; letzter Souverän war die Physis. Konsequenterweise verlagerte sich daher das Schwergewicht darauf, die

Fähigkeit zu vervollkommnen, Emotion und Verhalten von außen zu kontrollieren. Da das Individuum nicht als Individuum, sondern als Angehöriger der Gattung Mensch gilt, ist sein Seelenleben auf Gedeih und Verderb von diesen Faktoren abhängig. Nirgendwo zeigt sich das deutlicher als in der wissenschaftlichen Disziplin der Medizin; gerade hier müßte ja eigentlich die menschliche Psyche ihren rechtmäßigen zentralen Platz einnehmen. Leider aber richtet sich die *compassio medicii* nur sehr selten, wenn überhaupt, auf diesen Bereich.

Nun hat sich jedoch, rund achtzig Jahre nach Jungs weittragenden Entdeckungen, die Haut von einer ganz anderen Richtung her wieder etwas mehr ins Zentrum vorgeschoben, nämlich vom Biofeedback her. Der Name ist auf kuriose Weise informativ. Barbara Brown nennt Biofeedback «eine sonderbare Mischung aus verblüffender Einfachheit und verwickelter Komplexität», ein «trügerisch einleuchtendes» System[56]. Mittels simpler Geräte, die bestimmte Körperfunktionen hör- oder sichtbar zur Anzeige bringen, kann der Proband lernen, die körperlichen Gefühle zu erkennen, die er hat, wenn zum Beispiel die Körpertemperatur steigt (oder fällt) oder das Herz schneller (oder langsamer) schlägt. Nach Brown handelt es sich «um die wohl komplexeste aller Entdeckungen über das Wesen des Menschen, einen Vorstoß zum größten aller Mysterien: der Fähigkeit der Psyche, lenkenden Einfluß auf die Physis zu nehmen, unter anderem auf Krankheit und Gesundheit des Körpers»[57].

Welche Mechanismen hier wirken, ist noch unerforscht; der gesamte Bereich, in dem Psyche und Soma ineinandergreifen, liegt im Dunkeln und ist außerordentlich geheimnisvoll. Vielfältige Wechselwirkungen zwischen höheren und niedrigeren Gehirnzentren und allen intellektuellen und emotionalen Seiten sowohl der bewußten als auch der unbewußte Psyche spielen beim Biofeedback mit. Die Schnittstelle, an der sich Materie und Geist berühren und eine Enantiodromie durchlaufen, ist der Manifestationsort des größten Geheimnisses des Lebensprozesses, und womöglich ist sie sogar das Mysterium des Lebens selbst.

Zweifellos hat Biofeedback große Popularität erlangt, weil es leicht erlernt werden kann und weil es das Individuum intensiv mit einbezieht. Diese tiefgreifende Einbeziehung des Teilnehmers hebt es aus anderen Trainingstechniken heraus. Es hat sich als Werkzeug von höchster Bedeutung erwiesen, was das Organ Haut anbetrifft, vielleicht weil Biofeedback, wie Barbara Brown bemerkt, «ein sehr privater Prozeß ist»[58], vor allem aber, weil die Haut, «deren außerordentliche Kommunikationsfähigkeit erst heute erkannt zu werden beginnt», in unvergleichlich sensibler Art «das mentale und emotionale Leben des Körpers widerspiegeln kann»[59].

Barbara Brown weist auf einen grundlegenden Unterschied zwischen der Reaktion der Haut und der Reaktion anderer Organe beim Biofeedback hin[60]. Im Falle der anderen Organe geben die Meßgeräte Informationen wieder, die eher auf Veränderungen in diesen Organen selbst deuten; das Seelische und Emotionale hat hierbei zweitrangigen Stellenwert hinter dem Lebenserhaltend-Organischen. So ist etwa der Herzschlag in erster Linie Ausdruck der physischen Gesundheit des Herzens und erst in zweiter Linie Ausdruck seelischer Regungen. Beim Organ Haut jedoch drückt sich in den elektrischen Reaktionen nicht Funktion und Gesundheit des Organs, sondern die Psyche selbst aus: die «Haut als Sprachrohr der Psyche»[61].

Hundert Jahre nach der oben beschriebenen Ereigniskette, die zu Jungs frühen Entdeckungen führte, ist es nichts Außergewöhnliches mehr, wenn man vom Unbewußten spricht. Rückschauend sind die geschilderten Arbeitsprozesse, bei denen viele kluge Köpfe zusammenwirkten, als «wissenschaftliche Geburt» des Unbewußten anzusehen. Das Unbewußte sollte dem Menschen endlich zu Bewußtsein kommen.

Der Assoziationstest war es auch, der Jung auf die Komplexe aufmerksam werden ließ, die in jedem Menschen vorhanden sind. Komplexe lassen sich definieren als unbewußte oder halbbewußte affektgeladene Ansammlungen von Vorstellungen oder als Feld von Assoziationen, die sich um einen Kern herum ballen. Sie weisen von ihrer Struktur her eine gewisse Ähnlichkeit mit der organischen Körperzelle auf: ein Kern als Kraftzentrum, darum das Zytoplasma als lebenserhaltendes System. Ein Komplex kann durch individuelle Lebenserfahrungen erworben werden, sein Kern kann aber auch aus einem archetypischen Inhalt gebildet sein. Wird die Emotion sehr stark oder überwältigend, kann sie zu allen möglichen neurotischen oder krankhaften Störungen führen. Beim Assoziationsexperiment wird der Komplex enthüllt, wenn das Reizwort die Emotion trifft, die mit dem Komplex verbunden ist. Dieser Sachverhalt war die Ursache für die *Störungen*, auf die Jung nun seinen formidablen Intellekt richtete, mit so weittragenden Resultaten.

Mehr als alle andern Organe stellt die Haut einen hochempfindlichen Seelenreflektor dar, einen kristallklaren Spiegel, der äußerst anschauliche Visualisierungen psychischer Störungen erlaubt. Die mannigfachen Krankheiten vorübergehender wie auch anscheinend permanenter Natur, die das Organ befallen, geben einen einzigartigen und tiefen Einblick ins Seelenleben des Kranken. Sie drücken Ängste, verborgene Befürchtungen, unerkannte Emotionen jeder Schattierung aus und bilden einen Wegweiser zum unbewußten psychischen Komplex. Wie ein Spiegel reflektiert die Haut das Unbewußte. Es war immer die Gewohnheit des Arztes, durch die Haut hindurch auf den darunterliegenden Körper zu blicken. Jetzt ist es die Aufgabe der Dermatologen und all jener, die an der Haut interessiert sind, sich nicht mit der Erkenntnis der Hautleiden als solcher zufrieden zu geben, sondern durch die Haut hindurch auf die Psyche zu schauen.

Um nach diesem Exkurs über den Assoziationstest zur Patientin zurückzukommen, so ist von ihrer Geschichte zu berichten, die innerhalb einiger Monate nach dem Test aufgedeckt wurde. Die Patientin hatte mit zwanzig Jahren geheiratet und war während der Flitterwochen mit ihrem einzigen Kind schwanger geworden. Einige Zeit später, während der Schwangerschaft, hatte sie bemerkt, daß ihr Mann untreu war. Dies bereitete ihr großen Kummer und sie verfiel in eine mehrmonatige Depression. In dieser Zeit dann, kurz nach der Geburt des Kindes, bemerkte sie die sich ausbreitende kahle Stelle oben auf dem Kopf. Sie erklärte, sie hätte normalerweise ihren Mann verlassen, sei aber wegen des ungeborenen Kindes bei ihm geblieben. Er beschloß nun offenbar, das betreffende Verhältnis, das schon seit der Zeit vor der Hochzeit bestand, abzubrechen. Dennoch kam es im Lauf der Ehe immer wieder zu neuen Untreu-Episoden und zu Auseinandersetzungen darüber. Gefragt, warum sie aus dieser Situation nicht ausbreche, konnte sie keinen Grund angeben. Sie sagte nur: «Ich bleibe eben.»

Sie hatte für den Haushalt gesorgt, das Kind aufgezogen, sich selbst einen guten Job besorgt und so weitergemacht, als sei die Ehe in Ordnung. In gewisser Hinsicht sei die Ehe ja auch «ideal»; das hatte sie sich eingeredet, und daran glaubte sie. Sie hatte über dieses Problem bisher mit niemandem gesprochen. In den drei Jahrzehnten ihrer Ehe hatte sie mehrere depressive Phasen durchgemacht. Später wurde entdeckt, daß diese stets mit den Seitensprüngen ihres Mannes zusammenfielen und daß jedesmal eine Verschlimmerung ihrer Krankheit nachfolgte.

Die Patientin war eine sympathische Frau, freundlich und intelligent; sie war ein extravertierter Fühltyp, ihre inferiore Funktion war das Denken. Um in dieser Ehe weiterleben zu können, stieß sie alle Gedanken von sich weg, die mit der Untreue ihres Mannes zu tun hatten. Sie wollte sich dadurch die heitere Ruhe ihres Lebens nicht stören lassen. Doch die Gedanken verschwanden nicht, sondern wurden abgedrängt ins Unbewußte, und statt den Konflikt bewußt zu durchleben, durchlitt sie lange einsame Depressionszeiten.

Nach ungefähr einjähriger Therapie hatte sie eine kurze Serie von Träumen; dreien dieser Träume war ein wiederkehrendes

Motiv gemeinsam: Sie fuhr auf einem Segelschiff in die neue Welt. Sie empfand sich dabei als Passagierin, gleichzeitig aber auch als Gefangene eines unbekannten Mannes. Im ersten Traum war sie unter Deck eingesperrt, und ihr Gefängniswärter war ein roher Tyrann. Im zweiten Traum war der Unbekannte ein Sklavenbesitzer, dem mehrere Sklaven gehörten, und im dritten Traum ein sinisterer Schiffskaptiän. Sie beschrieb letzteren als kalt und brutal und sagte, sie habe im Traum eine Todesangst vor ihm gehabt.

Die Träume demonstrierten klar das Wesen des Animus. Ohne Zweifel war sie auf der Reise in die neue Welt, indem sie in der Analyse das Reich des Unbewußten betreten hatte; auch war sie mit Sicherheit ein Passagier, da sie sich im Leben tragen ließ; vor allem aber war sie eine Gefangene ihrer realen Lebenssituation. Sie stand unter der Fuchtel eines kaltbrutalen, ja sadistischen Animus. Der Animus als das maskuline Unbewußte der Frau ist der unbekannte männliche Anteil in ihrem Innern, dessen sie sich meist ganz unbewußt ist. Sie nimmt ihn in Träumen wahr und begegnet ihm in der Realität in Projektionsgestalten. In den Träumen dieser Frau erschien er als herrische Autoritätsfigur – Kapitän, Sklaventreiber, Kerkermeister. Als ihr Psychopompos (Seelenführer) hatte er sie in einen Ehekerker geführt, in dem sie fast drei Jahrzehnte gefangen saß. Wenn man ihr Fragen zu ihrer Ehe stellte, dann antwortete der Animus durch den Mund der Frau: «Ich muß ausharren», «Ich muß meine Pflichten als Gattin erfüllen», «Ich muß das Wesen meines Mannes akzeptieren» (samt seinen Lastern). Es war, als ginge sie geistig in die Knie, als nähme sie eine Demutshaltung ein. Sie schien von ihrem Mann hypnotisiert wie das Kaninchen von der Schlange. Bei näherer Betrachtung modifizierte sich das Bild. Zwar hatte sie zweifellos Angst vor ihrem Mann, doch der eigentliche Angstgegner steckte in ihr selbst. Langsam gingen ihr die Augen darüber auf, wie die negativen Animusgedanken, die sie auf so grausame Weise tyrannisierten, durch die offene Tür ihrer inferioren Funktion

(Denken) aus dem Unbewußten hereinschlüpften. Die schreckliche Natur dieser Gedanken war ihrem schwerfällig christlichen Bewußtsein unerträglich und unannehmbar. So wurden sie verdrängt, aber nicht auf Nimmerwiedersehen. Sie bildeten den Kern eines Komplexes, den man «Untreuekomplex» nennen könnte und der zum Verursacher langer schwarzer Depressionsphasen wurde.

Als sie endlich – unter ungeheuren Schwierigkeiten – das Wesen ihrer unbewußten männlichen Seite zu erkennen begann, merkte sie, daß die drückende Bürde der Depression sich etwas erleichterte. Etwa zu dieser Zeit, ein Jahr nach dem Kerkertraum, veränderte sich auch der fortschreitende Rand des diskoiden Lupus erythematodes. Die kahle Stelle wuchs zwar nicht wieder zu, wurde aber auch nicht mehr größer. Die Frau war nun in der Lage, sich – sehr langsam – mit dem Problem der Untreue ihres Mannes auseinanderzusetzen.

Ihr Aussehen errinnerte an eine Skalpierte. Schinden und Skalpieren hängen eng zusammen; da ersteres, wie wir gesehen haben, eine Wandlung von einem schlimmeren in einen besseren Zustand symbolisiert, gilt dies auch für letzteres. Mit beiden Formen des Häutens sind Vorstellungen von Erneuerung und Wiedergeburt verbunden. Die altmexikanischen Religionen waren für ihre Enthäutungs-, Skalpier- und Enthauptungszeremonien bekannt. Das Scheren des Haupthaares, sagt Jung, sei mit «der Weihung, das heißt mit der geistigen Wandlung oder Initiation [...] seit alters verknüpft [...] und die Tonsur ist bekanntlich noch bis auf den heutigen Tag gebräuchlich. Dieses ‹Symptom› der Wandlung dürfte sich aus dem altertümlichen Gedanken erklären, daß der Gewandelte ein neugeborenes Kind [...] mit noch kahlem Kopfe sei» (Jung, GW 11, §348).

Indem sie sich der Tyrannei des Animus unterwarf, hatte die Patientin ihre instinkthafte weibliche Natur vergewaltigt und sich selber ebenso herabsetzend und grob behandelt, wie ihr Mann sie tatsächlich jahrelang behandelt hatte. Auf die einzig mögliche Weise hatte das Unbewußte über die Jahre auf eine geistige Wende, einen dringend benötigten Einstellungswandel, hingedrängt. Durch das Medium des Körpers wurde ihr ein Bild vermittelt. Die somatische Kahlheit, die Tonsur, wurde zum perfekten Spiegel des notwendigen seelischen Wandels. Dies ist ein Beispiel dafür, wie das Unbewußte denkt. Interessanterweise kaufte sich die Frau, um die «Schande» der haarlosen Stelle zu verdecken, ein Haarteil, das sie «Transformation» nannte. Die Transformation, die not tat, war anderer Art – die Frau mußte sich dem Selbst weihen, dem Archetyp der Ganzheit.

Die Krankheit «diskoider Lupus erythematodes» ist histopathologisch durch zwei Eigenschaften gekennzeichnet: erstens durch die Degeneration der lebenden Keimschicht der Oberhaut und zweitens durch fibrinoide Veränderungen im Bindegewebe unmittelbar darunter. Mit diesem Versteinerungsvorgang der Haut korrespondierten spiegelbildlich die Starrheit des Animus und sein grausamer Angriff gegen die Weiblichkeit der Patientin.

Das Mädchen, das seinen Hund liebte (generalisierter LE)

Ein Mädchen von siebzehn Jahren kam zu mir mit einer Hautkrankheit, die ihr Gesicht befallen hatte, und einer Art Rheumatismus der kleinen Gelenke. Die Diagnose generalisierter Lupus erythematodes wurde gestellt.

Sie war krank, kein Zweifel, und hinzu kam eine unangenehme Wesensart, eine launische, mürrische Widerspenstigkeit. Sie hatte ein intensiv rotes Gesicht, was wie ein feuriges Erröten wirkte, jedoch war die Rötung permanenter Natur. Das gerötete Gebiet erstreckte sich über Nase, Stirn und Wangen und hatte schmetterlingsartige Form, ein klassisches Zeichen für Lupus erythematodes. Die Patientin kam mit ihrer Mutter, die den Drang zu haben schien, sich schnell wieder zu verabschieden; jedenfalls sprach sie von der Krankheit ihrer Tochter auf bemerkenswert beiläufige Art. Die Tochter war von Spezialisten mit hochdosierten Steroiden behandelt worden, daher kamen wir überein, daß sie mich jeden Monat einmal regelmäßig besuchen sollte, damit ich die Krankheit auf Besserung kontrollieren konnte. Schon relativ frühzeitig entschied ich, daß sie ohne die Mutter kommen sollte (zur großen Erleichterung der letzteren). Vom dermatologischen Standpunkt war der Schmetterlingsausschlag das entscheidende Symptom.

Das Erröten des Gesichts ist ein seltsames Phänomen, für das das bewußte Ich keine Verantwortung empfindet und das es nicht kontrollieren kann. Die alten Römer kannten hier eine merkwürdige Sitte: Wer errötete, rieb sich sofort die Stirn. Man glaubte damals, im Kopf wohne der Genius, und durch Berühren der Stirn wurde ihm Ehrerbietung gezollt; es war ein Versöhnungszeichen. Nach Onians[62] bildete das Wort Genius ursprünglich die römische Entsprechung zu Psyche, bezeichnete die zeugende Kraft des Mannes und war vom bewußten Ich getrennt. Letzteres sollte in der Mitte der Brust wohnen. Man glaubte, daß der Genius wie auch die Psyche die Form einer Schlange annahm.

Nach zeitgenössischer römischer Ansicht entsprang der Samen des Menschen im Kopf: der Kopf war bei der Zeugung also mitbeteiligt. Dies erklärt womöglich die Assoziation «des Wortes Genius mit Gigno, Genus und Lecto genitalis»[63]. Besonders die Stirn war dem Genius heilig. Der Genius galt, wie die Psyche bei den Griechen, als derjenige Teil des Menschen, der den Tod überdauerte. Der Geist eines Dahingeschiedenen wurde manchmal als sein Genius bezeichnet. Im Leben jedoch wurde er als Gott verehrt, was naturgemäß mit Unsterblichkeit verbunden ist.

Ehre, Schande, Scham, das sind Emotionen, die mit dem Kopf zu tun haben. Man hebt den Kopf bei einer ehrbaren Handlung, man senkt ihn, wenn man sich schämt. Man kann also leicht die Notwendigkeit einsehen, daß der Gott versöhnt werden muß. Interessanterweise nannten die Römer die Gesichtsrötung sehr treffend Feuer; ist sie doch mit brennenden

Empfindungen und Wärmeempfindungen verbunden. Die Wärme rührt von einer real erhöhten Hauttemperatur her und ist somit eine psychosomatische Reaktion. Da nicht nur Wut, sondern auch Scham stets von Röte und Brennen des Kopfes begleitet wird, verband sich im römischen Denken die Gesichtsrötung mit der Emotion Scham. Normale Wut galt als Reaktion des bewußten Ich, heftige Wut dagegen als etwas anderes: Hier war das Gesicht gerötet, Gesicht und Kopf geschwollen, die Augen traten hervor und das Haar stand zu Berge. In solchen Fällen glaubte man die Lebensseele stark gefährdet und den Betreffenden vom Wahnsinn bedroht.

Die Hautkrankheit, die den schönen unverfänglichen Namen Rosazea (Acne rosacea) trägt, ist gekennzeichnet durch starke Gesichts- und Augenrötung und Gewebeschwellung. Bei der Analyse tritt oft ein monumentaler, meist Jahre versteckter Zorn zutage, der auf eine chronische Konfliktsituation verweist. Ein solcher Patient kam einmal zu mir zur Therapie: Er hatte eine bösartige reiche Frau geheiratet. Er widersprach ihr nie, hielt sich überhaupt stets bedeckt, aber das Gesicht dieses nichttrinkenden Mannes hatte über die Jahre eine Feuerrot angenommen, mit ständig hervorgequollenen Augen und geschwollenem Gewebe. Er sah aus wie jemand, der vor einem vulkanischen Wutausbruch steht, und ging doch nie aus seiner stillen, leisen Art heraus. Eines Nachmittags, als ich die Rede auf seine Freu brachte, glitt ein seltsamer Ausdruck über sein Gesicht, und dann blickte er auf die Uhr und sagte, nun sei es für ihn Zeit zu gehen. Ich hatte den wunden Punkt in seiner Psyche berührt, die Ursache seiner tiefen, unbewußten und schrecklichen Wut, an deren Wurzel vielleicht ein tiefes Schamgefühl wegen seines Versagens als Mann stand, seiner Unfähigkeit, Widerworte zu geben.

Wie verhielt es sich nun mit meiner jungen Patientin? Als ich sie besser kennenlernte, blieb sie mürrisch und hatte wenig Lust, über ihre Krankheit zu sprechen, sie kam aber regelmäßig und ließ geduldig die langen und umständlichen Untersuchungen über sich ergehen. Nach ungefähr drei Monaten – ihr Leiden verschlimmerte sich langsam – fragte ich sie eines Tages, wie die Krankheit denn angefangen habe. Sie antwortete: «Es hat einfach angefangen.» Ich fragte dann nach dem Zeitpunkt. Dies ist nach meiner Erfahrung die wichtigste Frage, die man überhaupt zu einer Krankheit stellen kann. Die Antwort enthält immer den wesentlichen Schlüssel. Sie sah mich geradeheraus an und sagte: «Am 16. Juli 19..» Ich war verblüfft, daß sie mir Tag, Monat und Jahr so exakt angeben konnte. Das Datum lag sechs Monate vor der Konsultation, in der ich ihr die Frage stellte. Nun wollte ich wissen, wieso sie sich so genau erinnerte. Sie erwiderte, sie habe den Hund betreut, weil ihre Eltern in Ferien gefahren seien.

Das Mädchen, damals sechzehn, war in dem recht großen Wohnhaus der Familie mit dem Hund alleingelassen worden. Ich fragte sie, ob sie habe mitfahren wollen, aber sie sagte, nein, sie habe sich lieber um den Hund kümmern wollen. Es wurde offensichtlich, daß der Hund ihr unendlich viel mehr bedeutete als die Eltern. Die Frage, die gestellt worden war, erwies sich als Wendepunkt in ihrem Leben.

Die Symbolik des Hundes ist so reichhaltig, daß sie hier nur in ganz groben Umrissen angeschnitten werden kann. Der Hund symbolisiert Bezogenheit. Er ist Begleiter des Asklepios, des Gottes der Heilkunde, und ist ein Psychopompos, der in die andere Welt führt. Er hat eine gute Nase – Sinnbild für die Funktion Intuition – und kann Möglichkeiten zum Guten wie zum Bösen erschnüffeln. Der Hund hat auch Beziehung zum Tod. Die achtzehnte Tarotkarte stellt zwei Hunde dar, die vor einer Pforte den Vollmond anheulen. Diese Karte wird manchmal Hekate genannt, nach der Todesgöttin, die Hunde als Begleiter hatte. Ihre Pforten bewachte Zerberus, der dreiköpfige Höllenhund. Die Hunde der Göttin Hel waren lunare Wolfhunde, deren Führer Managarm (Mondhund) hieß. Hunde waren die natürlichen Gefährten der Jägerin, aber auch der Hausfrau in ihrer Eigenschaft als Wachhunde.

Ein paar Wochen nach obigem Gespräch mit der jungen Patientin fand ich, daß wir eine gute Beziehung zueinander hergestellt hatten. Sie begann zu lächeln und wurde immer freundlicher. Eines Tages, als ich ihre Krankenakte durchsah, fand ich auf einer Seite den kleinen Vermerk «Schwangerschaftsabbruch», handschriftlich eingetragen vom Arzt, mit der Bemerkung, es sei auf Betreiben der Mutter erfolgt.

Diese Information, die von der Patientin, der Mutter und dem überweisenden Rheumatologen «vergessen» worden war, war hochinteressant. Sie datierte ungefähr ein Jahr zurück. Ich fragte das Mädchen, wann ihr Kind hätte zur Welt kommen sollen, und ohne eine Sekunde zu zögern, antwortete sie: «Am 16. Juli 19..». Es war genau der Tag, an dem der systemische Lupus erythematodes begonnen hatte, sechs Monate nach der Abtreibung.

Die Patientin berichtete, die Abtreibung habe sie sehr verstört, sie habe den Jungen sehr geliebt und das Baby haben wollen. Die Mutter sei jedoch sehr wütend darüber gewesen und habe es ihr verboten. Sie habe gesagt, sie sei zu jung zum Heiraten; darauf habe sie eine ganze Woche geweint. Nun bestanden Hausarzt und Mutter darauf, daß ein Psychiater hinzugezogen wurde. Der Psychiater schloß sich der Meinung der Mutter an, und man war einhellig der Ansicht, eine Abtreibung sei die beste Lösung. Manchmal – bei Unreife des Mädchens – ist das auch so, hier jedoch war es eindeutig unangebracht. Daß der Geburtstermin und das Auftreten der Krankheit – deren Hauptsymptom fibrinoide Nekrose ist, Tod der Gewebeflexibilität – zeitlich zusammenfielen, war ein synchronistisches Ereignis.

Das Mädchen war gezwungen worden, ihren Instinkten zuwiderzuhandeln; ihre innere weibliche Natur war mit dem Kind abgetötet worden. Die Woche, in der sie zu Hause blieb, um für ihren geliebten Hund zu sorgen, die Woche, in der sie hätte Mutter werden können, wurde schicksalhaft für sie. Der Geburtstermin «brannte» sich in ihre Psyche ein.

Nach der Zeugung eines Kindes finden im weiblichen Körper weittragende Umprogrammierungen statt, die vor allem dem Schutz des werdenden Lebens dienen. Wird das Programm mitten in seinem natürlichen Ablauf angehalten, treten Brüche ein, über deren Ausmaß und Wirkungen man nur mutmaßen kann. Eine solche Abtreibung, gegen die Instinkte der Frau selbst, ist ein Akt wider der Natur. In diesem Fall hatte das Mädchen das Kind gewollt.

Die junge Frau war «normal» im besten Sinne, intelligent und mit einem guten Instinkt begabt. Sie erfaßte die Situation sofort. Lange sprachen wir über den jungen Mann, der, der mütterlichen Mißbilligung trotzend, zwei Jahre bei ihr blieb. Am Ende verließ er sie dann freilich doch, da die Mutter nicht in die Ehe einwilligte.

Was die Eltern betrifft, waren sie beide rational, selbstsicher, keinem Selbstzweifel zugeneigt, gefühllos in ihrer Haltung gegenüber der Tochter. Besonders die Mutter machte einen unangenehmen Eindruck: Sie war ohne Wärme und verbreitete um sich den kalten Hauch des Bösen.

Nach dreijähriger Behandlung konnte man bei der Patientin von einer guten Genesung sprechen. Der Schmetterlingsausschlag klang ab, sobald der Abtreibung «Luft gemacht» worden war. Sieben oder acht Jahre später lernte das Mädchen einen anderen Mann kennen, heiratete und wurde stolze und gute Mutter von Zwillingen. Das Hautleiden kam nicht wieder; nach meiner letzten Information war die Patientin zehn Jahre danach unverändert fit und gesund.

Der Ausschlag schien mir hier auf die schmähliche Art hinzudeuten, wie ihre innere Iuno (die weibliche Entsprechung zum Genius) behandelt worden war. Die Patientin hatte gegen das Selbst gehandelt. Die Angst und der abgrundtiefe Schrecken, die sie im Unbewußten empfand, spiegelte sich in den versteiften und versteinerten Gliedmaßen, besonders in den Händen und Füßen. Das Mädchen war Opfer der üblen Natur ihrer Mutter. Das Kind, das abgetrieben wurde, war deren

Enkelkind, Kind ihrer einzigen Tochter. Sie war besessen von einem grausamen Animus, der keinen Widerstand duldete: sie «überfuhr» ihre Tochter, unterwarf ihren Mann und brachte drei Ärzte dazu, nach ihrem Geheiß zu handeln. In ihrem Verhalten offenbarten sich einzigartige Unbezogenheit und Mangel an Eros. Die Krankheit, die ihre Tochter befiel, brachte eine generalisierte Versteinerung hervor, eine Körperversteifung, die all jene befiel, die die Medusa anblickten. Hier haben wir einen Mutterkomplex in seiner schlimmsten und destruktivsten Form.

Das Mädchen allerdings hatte einen guten «Hund», sprich: gesunden Instinkt, Bezogenheit, gesunde Intuition. Mit weiblicher Unterstützung vermochte sie zu erkennen, daß sie zum Spielball geworden, daß sie unwissentlich und unwillentlich gezwungen worden war, dem Interesse der Lebenskraft zuwiderzuhandeln. Der Fall demonstriert, wie die Natur sich rächt, wenn man gegen sie frevelt. Und er demonstriert ferner, wie außerordentlich vorsichtig man bei ärztlichen Entscheidungen von solcher Tragweite wie im Falle dieses Mädchens vorgehen muß.

Die Schwimmerin (Sklerodermie)

Sklerodermie ist eine seltene Krankheit, die lokalisiert und generalisiert vorkommt. Die Ursache ist unbekannt. Hauptkennzeichen ist eine Sklerose (Verhärtung) der Haut, wobei sich die Dermis verdickt und das elastische Gewebe verkürzt. Bei der lokalen Spielart erscheint meist nur ein einziger Krankheitsherd oder tropfen- oder streifenförmige Herde (lineare Sklerodermie), die generalisierte Spielart befällt den Körper dagegen flächenhaft, unter anderem auf Rumpf, Brüsten, Abdomen und Schenkeln. Aus der umschriebenen oder lokalen kann sich manchmal die generalisierte Form entwickeln. Die lokale Form neigt zu Spontanheilungen, die manchmal erst nach langer Zeit – bis zu einem Vierteljahrhundert – eintreten. Es können dann aber immer wieder neue Herde auftauchen. Auch die generalisierte Form neigt zu Besserungen, bleibt aber oft Jahrzehnte bestehen. Die Gefahr für den Patienten liegt darin, daß durch die Verhärtung und die Verkürzung der Haut die Gliedmaßen steif werden. Patienten, deren ganzer Körper befallen ist, wirken, als steckten sie in einer Panzerrüstung.

Ein junges Mädchen von dreizehn Jahren wurde überwiesen wegen plötzlicher Versteifung ihrer Gesäßbacken, des hinteren unteren Rumpfes und der Oberschenkel. Der Zustand existierte seit einigen Wochen; die Beweglichkeit der Patientin war eingeschränkt, sie war schwer gehbehindert. Der eigentliche Grund für die Überweisung jedoch war, daß das Mädchen nicht mehr schwimmen konnte. Dies war das Hauptproblem. Hauptsächlich hierüber machten sich die Mutter und der Hausarzt des Mädchens Sorgen. Die Diagnose generalisierte Sklerodermie wurde gestellt.

Die Patientin berichtete, die Krankheit habe an einem Nachmittag ganz schlagartig eingesetzt. Vorher habe sie sich völlig gesund gefühlt. Sie war mit Freunden zum Picknick in den Wald gefahren, und während sie auf einer Steinmauer am Waldrand saß, fühlte sie plötzlich ihr Gesäß kalt und starr werden. Dieses Gefühl hielt an, auch nach ihrer Heimkehr. Es ist schwer, genau zu sagen, ob die Krankheit wirklich zu diesem Zeitpunkt eingesetzt hat oder nicht; das Mädchen glaubte es. Jedenfalls bemerkte die Mutter am nächsten Tag, als die Patientin schwimmen gehen wollte, ungewöhnlich gefärbte Flecken auf ihren Gesäßbacken und Schenkeln.

Die Anamnese ergab folgendes: Die Patientin war Einzelkind. Die Eltern hatten sich scheiden lassen, als sie sechs Jahre alt war, und sie war – offenbar vorbildlich – von der Mutter aufgezogen worden. Der Vater hatte nach der Scheidung wieder geheiratet, doch das Mädchen sah ihn mehrer Male im Jahr und mochte ihn gern. Das Schwimmen war zum Mittelpunkt ihres Lebens geworden, sie schwamm gut und gewann viele

Medaillen und Auszeichnungen. Sie trainierte für internationale Wettkämpfe, und es bestand die Chance, daß sie später, wenn sie volljährig war, einmal Weltklasse erreichen würde. Dafür mußte sie fleißig trainieren: jeden Tag zwei bis drei Stunden vor der Schule und zwei bis drei Stunden nach der Schule. Auch sonntagmorgens schwamm sie. Das Mädchen hatte keine Freizeit; die Mutter verbot ihr, mit Freundinnen auszugehen, auch für Hobbies blieb keine Zeit. Sie durfte keinerlei eigenen Interessen nachgehen. Ihr Leben kreiste einzig ums Schwimmen. Nach eigenen Angaben war ihr das auch vollkommen recht so.

In den frühen Stadien der Krankheit stand und fiel die Prognose damit, daß das Kind angemessene Therapie und angemessene Ruhe bekam. Überraschenderweise brachte dies die Mutter in höchste Rage: Sie lehnte sowohl die Diagnose ab als auch den Vorschlag, das Schwimmen vorläufig einzustellen. Sie nahm keinerlei Rat an und brachte einen Bekannten mit, der in ihrem Sinne argumentierte und ihren Forderungen Nachdruck verlieh. Starr bestand die Mutter darauf, daß das Kind trotz der Schwäche des Rückens und der unteren Extremitäten weitertrainierte. Sie meinte, gerade dadurch werde der Körper ja wieder gekräftigt. Zur Erinnerung: Das Mädchen konnte kaum gehen, so sehr war sie durch die Gewebeverdickung und -schwellung am Unterkörper behindert.

Zum Glück setzte sich nach wochenlanger Argumentation, während sich der Zustand des Mädchens verschlechterte, die Vernunft durch: Der Vater sprach ein Machtwort und verbot das Training. Hier war ein positiver, helfender Vater, der das Problem frühzeitig erkannte und entschlossen handelte. Man mag diese Reaktion mit der des schwachen Vaters aus dem vorhergehenden Fall vergleichen, der zuließ, daß die Mutter die Tochter «überrollte».

Es schien wichtig zu fragen, was die Patientin getan hatte, als sie auf der Steinmauer saß. Sie sagte, es sei ein schöner sonniger Tag gewesen, und sie habe ihre Freundinnen dabei gehabt. Sie hatte gedacht: Wie herrlich, hier sitzen zu können, nichts tun zu müssen und einfach den Freundinnen zuzuhören und zu schwatzen.

Durch den Ehrgeiz der Mutter war das Mädchen von aller Gesellschaft Gleichaltriger ausgesperrt gewesen. Sie war in die Ellenbogenwelt des Leistungssports hineingezwungen worden und mußte sich dem eisernen Willen der Mutter beugen. Auf Gefühle des Kindes, seine individuellen Wünsche und auch Abneigungen wurde keine Rücksicht genommen. Es war Marionette der Mutter, Knetmasse ihres Willens. Später kam heraus, daß die Mutter in jungen Jahren selbst Schwimmchampion hatte werden wollen. Dazu hatte es aber nicht gereicht, weil sie zum Leistungsschwimmen nicht die nötige Muskulatur hatte. Ihre Tochter aber hatte die Muskelkraft, und so konnte die Mutter ihren Sporttraum stellvertretend durch die Tochter verwirklichen.

Bei Sklerodermie verhärtet sich die Haut wie Eisen. Die Therapie zielt darauf ab, die Haut wieder geschmeidig zu machen und die Beweglichkeit wiederherzustellen. Ein Charakteristikum der Krankheit ist, daß das Gesicht maskenartig starr und glatt wird. Ein Lächeln kommt dann nur noch zeitlupenartig zustande und geht ebenso zeitlupenartig wieder zurück. Oft bleiben nur die Augen lebendig, alert und beweglich. Das Gesamtbild ähnelt dann dem eines Tieres. Ein solches Gesicht ist des Gefühlsausdrucks nur noch begrenzt fähig, und es ist schwer, in ihm zu lesen. Bei dem Mädchen aber war das Gesicht völlig normal, dagegen bot das Gesäß ein Bild völliger Starre. Es hatte das Aussehen einer Totenmaske.

Die Maske – ihre Symbolik sei kurz dargestellt – entspricht einer Chrysalis (Schmetterlingspuppe). Im alten Italien wurden Masken oder Ebenbilder des Kopfes aufgehängt, um die Fruchtbarkeit zu fördern, die natürliche Aufgabe des Genius der Zeugungskraft des Geistes. Ein solches Oszillum wurde auch für den dahingegangenen Geist aufgehängt, wenn ein Mann durch Hängen gestorben war. Aus demselben Grund wurde bei normalen Beerdigungen manchmal ein Ebenbild des Kopfes mit ins Grab gelegt. Onians[64] sieht hierin den Grund, warum das Wort Larve, das Gespenst und Maske zugleich bedeutet, benützt wird. Das mittellateinische Wort *masca* bedeutet ebenfalls Gespenst und Maske. Dieses Wort taucht in vielen nichteuropäischen Sprachen auf und läßt sich vielleicht auf das sumerische *maskim* zurückführen, das ähnliche Bedeutung wie das lateinische *larva* hat, nämlich Geister oder Ahnengötter. Die Sufi-Zauberer hießen *maskhara* (Offenbarer). Das Wort *masca* war eine der offiziellen Bezeichnungen der Kirche für eine Hexe.

Durch das Anlegen einer Maske wird man ein anderer; man macht eine Metamorphose durch und bleibt doch derselbe. Die Maske als Mittel der Verwandlung hat eine geheimnisvolle Aura, in der Ideen sowohl des Verhüllenden als auch des Enthüllenden, des Todes und des Fortlebens aufgehoben sind. Ein Theaterschauspieler legt eine Maske an, spielt eine Rolle und erschafft eine neue Figur. Aber hinter der Maske bleibt er als Mensch derselbe. Sein Leben als Maskenträger dauert so lange wie das Schauspiel, während der gespielte Charakter fortwährend neu geboren wird. Die Persönlichkeit des Schauspielers verschwindet bei Spielbeginn hinter der Maske und wird am Ende wiedergeboren.

Seit Urzeiten nimmt die Maske bei religiösen Riten einen herausragenden Platz ein, denn man glaubte, in der heiligen Maske wohne die Gottheit selbst. Der Geist des Gottes ergriff vom Träger Besitz und machte ihn zum Gott oder zur Göttin. Wenn ein Zauberer bei einem primitiven Stamm eine Tiermaske aufsetzte, dann gab er nicht vor, dieses Tier zu sein, sondern er war es, er war mit ihm psychisch identisch *(participation mystique)*. Die Maske spielte und spielt in urtümlichen Gesellschaften stets eine tragende und vielfältige Rolle, besonders bei Initiationsriten und Agrar- und Bestattungszeremonien.

Wie erwähnt, glich das Gesäß meiner Patientin einer Totenmaske. Die geschmeidige Haut war leblos geworden, und die untere Hälfte des Körpers war unbeweglich und entfärbt wie ein Kadaver. Der Körper hatte ihr – und schlimmer: der Mutter – einen Strich durch die Rechnung gemacht.

Das äußerlich so fügsame und leistungswillige Kind glaubte, das Training fortsetzen zu müssen, ihrer Mutter zuliebe. Da sie dem dominierenden, machtgetriebenen Animus der Mutter nicht widerstehen konnte, trainierte sie weiter. Von außen gesehen war sie noch das folgsame Kind, doch innen hatte schon die Rebellion angefangen, der Körper verwandelte sich in den einer Frau. Die Brüste hatten sich entwickelt, das Gesäß vergrößerte sich, weiblicher Geist und weibliches Bewußtsein machten sich bemerkbar. Sie war sich bereits subversiver Gedanken der Ruhe und des Nichtstuns in der Sonne bewußt geworden. Zweifellos rührte sich unbewußt etwas, die Kraft der Fruchtbarkeit regte sich und lockte, und mit ihr die Notwendigkeit, sich dem Würgegriff der Mutter zu entziehen. Das Ichbewußtsein jedoch hatte nicht die Willensstärke, um zu widerstehen. Doch hinter den Kulissen wartete schon der rebellische Schatten auf seinen Auftritt, und als seine Zeit gekommen war, senkte sich eine Todesmaske aufs Gesäß. Ein außerordentlich schönes Symbolbild für die Antwort des Selbst auf die Monomanie und die tiefe Unbewußtheit der Mutter. Die Sklerodermie war eine Todesmaske gegen den mütterlichen Ehrgeiz.

Nach zwei bis drei Jahren psychologischen Beistands besserte sich der Zustand des Mädchens ganz entscheidend. Den Leistungssport konnte sie nicht wieder aufnehmen, doch das Leben hielt für sie andere, schönere, sinnvollere Dinge bereit.

Der archetypische Hintergrund von Hautkrankheiten

In den letzten beiden Jahrhunderten hat man die Hauterkrankungen einer Gruppenklassifikation unterworfen. Zu nennen sind etwa die Ekzemgruppe; die schuppenden und die blasenbildenden Erkrankungen; die Lichenifikationen. Das häufigste Hautsymptom ist Irritation (Reizung), und es geht stets Hand in Hand mit einer Entzündungsreaktion. In fast allen Fällen ist mit mehr oder minder starker Entzündung zu rechnen. Wie in den einleitenden Teilen des Buches gesagt, bedeckt das Organ Haut den Körper wie ein engsitzendes Kleidungsstück und macht den Eindruck des Statischen, Ruhenden, Unveränderlichen. Doch der Schein trügt.

Die Haut ist ständig im Fluß, ständig in Umbildung begriffen.

Wenn man normale gesunde Haut mikroskopisch untersucht, tritt als hervorstechende Eigenart ein kontinuierlicher, herrlich harmonischer Prozeß der geordneten Zellteilung, des Reifens, Wachsens und Absterbens hervor. Besonders anschaulich läßt sich das aufgrund ihrer besonderen Natur an der Epidermis verfolgen. Dem Betrachter drängt sich der unabweisbare Eindruck auf, daß das Soma mit beharrlicher und nie nachlassender Disziplin auf das Endziel einer hochdifferenzierten, fein ausgewogenen Ordnung hinarbeitet. Störungen in Gestalt einer Entzündung oder eines chaotischen bösartigen Prozesses, die diese Harmonie durcheinanderbringen, scheinen unvorstellbar und wesensfremd zu sein. Die Haut wehrt sich denn auch prompt und sucht mit reparatorischen Prozessen die Störung zu beheben: durch Abstoßen, Ausfließenlassen, Abkapseln durch Verschluß, und so weiter.

Anhand des jeweiligen Leitsymptoms wird die Krankheit differentialdiagnostisch bestimmt, zum Beispiel Psoriasis oder Ekzem. Hinter solchen Klassifikationen steht der Grundgedanke, dass eine Hautkrankheit an sich die Sache sei, um die es, medizinisch gesehen, allein gehe. Die ihr eigene rhythmische Transformationskraft, die sich im ewigen Wandel der Haut manifestiert, läßt jedoch auch einen anderen, ebenso gültigen Schluß zu: daß das Hautleiden vielleicht einfach Teil eines höheren Prozesses ist. Das Hauptmerkmal – Ekzembläschen, parakeratotische Zelle, intradermale Blase – kann ein Wegweiser sein, der den jeweiligen Stand eines größeren, unbestimmten, sich gerade vollziehenden Wandlungsprozesses anzeigt. Dies würde viele Mehrdeutigkeiten der Hautreaktion erklären, wo es schwierig ist, eine genaue Diagnose oder Deutung zu einer bestimmten Zeit zu geben.

Wenn die konkrete Hautkrankheit als Symptom dahinterstehenden Wandels, als synchronistisches Ereignis mit der Psyche aufgefaßt wird – was sich in der Anamnese oft bestätigt –, dann müßte sich an ihr gleichsam der aktuelle psychodynamische Zustand ablesen lassen. Die Unterbrechung des zyklischen Rhythmus der Haut spiegelt dann die Unterbrechung des psychischen Energieflusses durch einen unbewußten psychischen Inhalt. Die seelische und die körperliche Störung kann als zwei Seiten ein und desselben Phänomens aufgefaßt werden.

Hautirritation oder -reizung läßt auf das Vorhandensein von etwas Irritierendem schließen. Was reizt, kann dermatologischer, aber eben auch psychologischer Art sein – ein emotionaler Zustand. Auch Entzündung mit ihren Begleitwahrnehmungen und -assoziationen (Wärme, Hitze, Feuer) koexistiert mit emotionalen Störungen und ist ein Anzeiger dafür.

In sämtlichen vorgestellten Fallbeispielen herrscht, bildlich gesprochen, unmittelbare Feuersgefahr. Selbst wo die Haut leichenähnlich wird, wie beim Lichen ruber planus, brennt es zunächst einmal in den frühen Stadien. Hinter dem Brand steht die brütende Präsenz unsichtbarer Kräfte, die den zyklischen

Rhythmus der Verwandlung, Wiedergeburt und Erneuerung des Organs beeinträchtigen. Die beiden Archetypen, die immer gegenwärtig sind und in allen Fällen von Hautkrankheit mehr oder weniger stark mitspielen, sind der Feuer- und der Schlangenarchetyp.

Der Feuerarchetyp

Entzündung (lateinisch *inflammatio*) heißt Anzünden, in Brand setzen. Medizinisch ist es ein Krankheitsprozeß mit vier Kardinalsymptomen: Hitze, Röte, Schwellung, Schmerz.

Entzündung tritt in allen lebenden Geweben auf, wenn sie von einander widerstreitenden Kräften angegriffen werden. Ihr nachfolgen sollte eine Regeneration, denn das ist das Ziel, auf das der Körper hinarbeitet. Regeneration bedeutet: Ersatz geschädigten Gewebes in der früheren Form.

Bei Hautkrankheiten sind alle klassischen Entzündungssymptome sichtbar. Röte (herrührend von Blutgefäßerweiterung und vermehrter Blutzirkulation); Wärme, mit Brenn- und Hitzeempfindungen (ebenfalls auf den beschleunigten Blutstrom zurückzuführen); Schwellung (verursacht durch Ausschwitzung von Blutflüssigkeit in die Gewebe); und Schmerz, der als brennend, kribbelnd, stechend, juckend beschrieben wird. Die Kranken nennen solche Empfindungen «heiß», «kochend», «brennend», «feuerartig». All diese Bezeichnungen haben Assoziationen zum Feuer, das sich wie ein symbolträchtiges rotes Flammenband durch die meisten Hautkrankheitsprozesse zu winden scheint.

Die Stärke der subjektiven Empfindung schwankt je nach Art der Krankheit und Höhe der individuellen Schmerzschwelle. Zur Linderung des Schmerzes und Juckreizes greift der Körper zu bestimmten physischen Reflexen. Die häufigste davon ist der Kratzreflex, etwas weniger häufig ist die merkwürdige rhythmische Reaktion des Reibens. Meist werden dazu die weichen Teile der Fingerkuppen und überhaupt die weichen Gewebe der dominanten Hand benutzt, es kann aber auch mit anderen Teilen der Gliedmaßen gerieben werden.

Die Begriffe, die zur Beschreibung der subjektiven und objektiven Empfindungen benutzt werden, sowie die physischen Handlungen zum Lindern und Löschen (Kratzen, Reiben, Wischen, Blasen) führen zu dem unausweichlichen Schluß, daß bei allen krankhaften Hautzuständen der Feuerarchetypus im Verborgenen anwesend ist.

Das Feuer mit seiner Helligkeit, Leuchtkraft und Wärme ist untrennbarer Bestandteil des menschlichen Lebens. Im Abendland wurde es immer als Element, in China dagegen als Phänomen betrachtet. Es ist reinigend und zerstörend zugleich und beschäftigt aufgrund seiner Natur seit Urzeiten die Phantasie der Menschen.

Universal verbreitet ist im Mythos das Bild des Feuers. Hephaistos, der griechische Gott, Schmied und Schutzgott der Künstler; er war der Herr des Feuers, und unzählige Mythen verbinden sich mit ihm.

Das Bild des Feuers und der Feuerwelt dokumentiert umfassend Mircea Eliade in seinem Buch über Schamanismus. Magie und Zauberer gibt es praktisch überall auf der Welt, doch nur die Schamanen zeigen eine besondere magische Beherrschung des Feuers. Die Schmiede der sibirischen, afrikanischen und nordamerikanischen Eingeborenenstämme waren die großen Medizinmänner und geistigen Führer. Diese Eigenschaft leitete sich daraus ab, daß sie mit Feuer umgehen konnten. Daher auch ihr Name Feuermeister[65]. Sie vollführten alle möglichen Akte und Kunststücke mit dem Feuer: Auf den glühenden Kohlen eines Feuers konnten sie einen Mann zu Asche verbrennen, und wenige Minuten später kann der Mann in großer Entfernung an einem Tanz teilnehmen[66]. Weitere Feuerakte waren: Verschlucken von glühenden Kohlen, rotglühendes Eisen anfassen, über das Feuer laufen. Feuerbeherrschung bedeutete, daß der Meister «innere Hitze» erworben hatte. Mystische Wärme oder innere Hitze wurde als magische, schöpferische Kraft betrachtet[67]. Sie befähigte zu Illusionen und Wundern wie zum Beispiel Erhebung über die Naturgesetze und magischen Flug, wie ihn

Schamanen und Asketen vollführten. Feuer und mystische Hitze hingen mit dem Zustand der Ekstase zusammen, ein Indiz, daß der Schamane Kontakt zur Geistwelt gewonnen hatte.

Bei ihrer Darstellung des Feuers als Libido oder psychische Energie, speziell im Hinblick auf seine emotionalen Manifestationen, vergleicht Marie-Louise von Franz das Feuer mit dem im *«Rigweda»* erwähnten *tapas* und führt aus, dass Tapas, das «in verschiedenen Yogaschulen verwendet wird [...] heutzutage eigentlich eine spezielle Form der Meditation» bezeichne. «Aber ürsprünglich bedeutete es brüten, dem Inneren Wärme geben, sozusagen sich selbst bebrüten; wir würden sagen, selbst Energie werden.» In diesem Begriff *«bebrüten»* seien «die beiden Bedeutungen von Wärme und Denken vereinigt»[68]. In all diesen mit Schamanismus und Magie verbundenen Feuervorstellungen steckt die Idee des Feuers als schöpferischer, gebärender, erneuernder Kraft.

Die Inbesitznahme des Feuers durch den Menschen wurde als Diebstahl empfunden, denn Feuer war das Eigentum der Götter. Primitive Völker führten die Dynamiken des Wachstums und der Heilung auf eine alles durchdringende Kraft zurück, die Mana hieß. Sie bezeichnete einen verborgenen Wesenskern, eine allen Dingen innewohnende magische Macht. Sie entspricht etwa dem, was heute Energie heißt. Die Ureinwohner von Mittelaustralien glaubten, daß im Land der Traumzeit, im Jenseits, Maiaurli wohnten, Seelenfünkchen, die Seelen der Ahnen. Diese uralte Vorstellung findet sich bei sehr primitiven Völkern häufig. Jung sagt, die Maiaurli hätten als bösartige Wesen gegolten, als Heimsuchung für jede Frau, die gerade nicht schwanger war; sie waren koboldartige Wesen, die aus Felsen, Bäumen, Seen und Flüssen direkt in die Gebärmutter von Frauen hineinsprangen und diese – wenn sie bestimmte Beschwörungsformeln vergessen hatten – sofort schwängerten. Um ein solches Unglück zu verhüten, taten junge Frauen so, als seien sie alt und lahm, dann war der Kobold nicht mehr interessiert (Jung, Alchemy II, S. 124).

Im Mittelalter lebte die Idee als *scintilla* oder Seelenfunke fort. Schon Heraklit, der ionische Philosoph, soll fünfhundert Jahre vor Christus «die Seele als ‹scintilla stellaris essentiae› aufgefaßt haben» (Jung, GW 14 I, §42). Dieser Funken entspricht der «scintilla vitae», dem «Seelenfünklein» Meister Eckharts. Und Simon Magus glaubte, daß sich im Samen und in der Milch ein sehr kleiner Funken finde, der sich zu einer unbegrenzten und unveränderlichen Kraft entwickle» (Jung, GW 9 II, §344). Es wird klar, daß die alte Anschauung des Fünkleins Bezug zum «Mittelpunkt aller Dinge» hat, dem Punkt, der ein «Gottesbild» ist, eine «Anschauung, welche auch heute noch den Mandalasymbolen [...] zugrunde liegt» (Jung, GW 9 II, §343).

Heraklit nannte das Leben «ein ewiges Feuer». Seine Ideen können mit der «Urwärme» der stoischen Philosophen und mit der späteren Phlogistentheorie verglichen werden. Nach dieser (heute überholten) Theorie, mit der man erstmals versuchte, den Vorgang der Verbrennung naturwissenschaftlich schlüssig zu erklären, sollten «alle brennbaren Körper [...] einen materiellen Bestandteil – das Phlogiston – enthalten, der bei der Verbrennung entweicht»[69]. Das Phlogiston war gleichsam eine unsichtbare und verborgene Hitze und ein Lebensprinzip. Jung nennt das Phlogiston «eine bestimmte, Lebenswärme spendende Eigenschaft des Unbewußten» (Jung, Alchemy II, S. 124). Es ist also ein inneres Phänomen, das man bei bestimmten Gefühlszuständen direkt erlebt, etwa bei dem Einbruch eines irritierenden Gedankens, einem Wutausbruch, bei aufflammendem Zorn, während die Alten das Phlogiston lediglich als die feurige Substanz äusserer Objekte ansahen; sie bezogen es nicht auf ihre Emotionalität, es war eine Projektion auf die äussere Welt.

Jungs Schriften lassen erkennen, daß der Feuerarchetyp in der Alchemie eine herausragende Rolle spielt. Mehr als anderthalb Jahrtausende dauerte das Zeitalter der Alchemie. Alchemie wurde meist von Ärzten im stillen Kämmerlein praktiziert. Jungs umfassende Beschäftigung mit der Alchemie und dem alchemistischen Schrifttum, ein monumentales Werk, das ihn viele Jahre in Anspruch nahm, hat diese okkulte Wissenschaft der Vergessenheit entrissen und einer umfassenden philosophisch-psychologischen Ausdeutung unterworfen. Diese Studien boten Jung die Grundlage dafür, seine Vorstellungen vom kollektiven Unbewußten zu erhärten. Keine Darstellung des Feuerarchetyps wäre daher vollständig ohne Bezugnahme auf Jungs einschlägige Entdeckungen, und zwar besonders hinsichtlich des geheimen Feuers der Alchemisten.

Der moderne Zivilisationsmensch begegnet nur noch selten einem lebendigen Feuer; Holz und Kohle sind verdrängt durch Gas- und Ölheizung und den Elektroherd. In den Metropolen der westlichen Welt sitzen keine Kinder mehr auf den Knien der Mutter vor einem flackernden Feuer. Ihnen fehlt das Knistern und Knacken der Stoffe bei der Verbrennung, die Wärme und der Anblick der züngelnden Flammen, ihre Helligkeit, ihre Farbe und Schönheit, der begleitende Funkenregen. Es gibt keine Gelegenheit mehr, vor der schöpferischen Flamme zu phantasieren und zu meditieren, auch keine Gelegenheit, ihre potentielle Gefährlichkeit zu erkennen. Das Feuer ist seines Geheimnisses, seiner erregenden Aura beraubt. Dies bedeutet eine Verarmung für die Menschheit, denn sie ist von der unmittelbaren Wirkung und Ausschenkung des Archetyps abgetrennt.

Das Feuer der Alchemisten wurde stets in Gang gehalten, es durfte nie ausgehen, auf daß das Opus vollendet werde. Zweck des Opus war, das Lebenselixier zu bereiten, das Alexipharmakon, das große Gegengift und universale Heilmittel für den sterblichen Körper. Es verlängerte die Lebensspanne des Menschen und brachte ihn der Unsterblichkeit näher. Als rote Tinktur kurierte es die kranke Natur, und als *lapis philosophorum*, Stein der Weisen, heilte es die Krankheiten der Seele und des Geistes, etwa jene, die zu Melancholia und Wahnsinn führen.

Jung sagt: «Das Feuer selbst ist ein Vereiniger der Gegensätze und ist ein uraltes Gottesbild» (Jung, Alchemy I,

S. 82). Ähnliche Vorstellungen sprechen aus dem extrakanonischen Jesuswort: «Wer mir nah ist, ist dem Feuer nah. Wer mir fern ist, ist dem Reich fern.» Die «innerste Natur Christi» sei «Feuer, jenes ewige Feuer, welches das Ziel der Alchemie ist». Später erwähnt er, daß selbst der Gott Dionysos in diesen Zusammenhang passe, «denn seine Natur ist ebenfalls Feuer» – in der Tat: nämlich der feurige Atem des Pneuma (alle Zitate in Jung, Alchemy I, S. 94).

Im Rupertsberger Codex *«Scivias»* der Hildegard von Bingen (12. Jahrhundert) gibt es ein Bild, das die «Belebung» oder «Beseelung des im Leibe der Mutter werdenden Kindes» darstellt. Im Text dazu nennt Hildegard die Geistseelen des Menschen «Feuerkugeln», und Jung vermutet, dass auch die Seele Christi eine solche Kugel gewesen sei, denn Hildegard selbst deute «ihre Vision nicht etwa nur auf das Werden eines Menschenkindes im allgemeinen, sondern im besonderen auch auf Christus und die Gottesmutter» (Jung, GW 10, §766).

In einem Text des *«Musaeum hermeticum»* wird Feuer mit Weisheit in Verbindung gebracht und auch ein «dampfendes Feuer» genannt. Zur Erklärung dieser ungewöhnlichen Kombination von Dampf und Feuer sagt Jung, ein «dampfendes Feuer» sei offenkundig «kein normales Feuer», sondern müsse eine «Mischung aus Feuer und Wasser» sein, das heißt eine «Mischung von Gegensätzen». Aus diesem Zusammenprall von Gegensätzen entstehe «Weisheit» (Jung, Alchemy II, S. 73). Der Alchemist Khunrath wiederum sagt über die Sapientia: «Das Salz der Weisheit ist ein Feuer, ja, ein Feuer aus Salz» (Jung, Alchemy II, S. 76). In einem weiteren von Jung zitierten sehr alten Traktat wird erwähnt, wo sich das Haus der Weisheit befindet: «Das Haus steht im Bauch der Erde, es kann vervollkommnet werden durch das Feuer, und dies ist die Vervollkommnung unserer Weisheit» (Jung, Alchemy II, S. 77).

Das Feuer, mit dem die Weisheit verglichen wird, ist das Alchemistenfeuer, das *ignis noster* (unser Feuer) oder *ignis occultus* (das verborgene Feuer). Es ist ein symbolträchtiges

Feuer und würde, wie gesagt, heute begrifflich als psychische Energie beschrieben werden. Feuer stellt ein uraltes Gottesbild dar; Christus hat sich als Feuer bezeichnet, der heilige Geist ist in Feuersgestalt erschienen, Sapientia stammt aus dem Feuer, und in seiner negativen Ausprägung ist es das Luziferische, das Höllenfeuer. Marie-Louise von Franz schreibt:

> «Die Flamme oder das Feuer ist nämlich ein verbreitetes Seelensymbol, und als Bild der psychischen Energie scheint es in vielen primitiven Religionen als etwas Göttliches verehrt worden zu sein. Es spielte dann eine ebenso zentrale Rolle im religiösen Leben jener Völker, wie für uns das Gottesbild»[70].

Sie beschreibt es als archetypisches Begriffsbild für eine kosmisch-göttliche, des Bewußtseins fähige Energie.

Welten scheinen zwischen diesen alchemistischen Vorstellungen und dem modernen medizinischen Denken zu liegen. Tatsächlich trennt sie eine große Kluft, denn das moderne Bewußtsein hat die Verbindung zu seinen Wurzeln in der unbewußten Welt und zu ihren archetypischen Strukturen verloren. Deshalb erscheinen ihm solche Vorstellungen fremdartig, irrational, irrelevant. Dennoch besitzen sie lebendige Realität. Das unsichtbare Feuer – den Alchemisten als ihr geheimes und verborgenes Feuer wohlbekannt – bleibt, wie es immer war, samt seinen schöpferischen wie auch höllisch zerstörerischen Seiten. Ebensowenig hat sich die menschliche Seele verändert; sie ist nicht krank; die Störung liegt vielmehr in der Einstellung, die das moderne Bewußtsein gegenüber dem Reich des Instinkthaften und Unbewußten einnimmt, die in Unordnung geraten sind. Die Feuerwelt und die Feuerseele des Menschen bleiben ihm verschlossen, unzugänglich, verloren. Doch im Hautleiden, vom kleinen Gesichtsekzem über quälende und entstellende Psoriasis am Knie bis zur schrecklichen und tödlichen Erythrodermie, zeigt sich das Feuer wieder, zeigt sich die Seele wieder und bringt die Wandlungskraft mit ihrem göttlichen

Potential ins Spiel, um beim Kranken, als Teil des Individuationsprozesses, eine Bewußtseinserweiterung zu bewirken oder um ihn abwärts zu führen, durch Höllenqualen zum Tod.

Die Feuersymbolik, die alles umfaßt, vom hehren leidenschaftlichen Eifer des heiligen Geistes bis zu den Lüsten und Lastern des Luziferischen, umspannt also den gesamten Bereich der Affekte, umspannt sämtliche Extreme der Emotionalität, derer der Mensch fähig ist. Diese Emotionen werden im Alltag normalerweise nicht sichtbar, da sie im sozialen Umgang nicht annehmbar sind. Sie werden versteckt oder verdrängt, sind teilweise vollkommen unbewußt. Das Feuer ist daher Sinnbild eines Affekts oder einer sehr starken und tiefen Emotion, einer Emotion, die – wie an den Fallbeispielen deutlich wurde – entweder nur halb bewußt oder völlig unbewußt ist. Um sichtbar, das heißt bewußt zu werden, muß die Emotion versuchen, sich im augenfälligen Organ des Körpers, der Haut, als Feuer zu manifestieren. Die Haut als sensibler Seelenspiegel, als Reflektor der Psyche: daß sie das ist, haben die Primitiven schon immer gewußt.

Wie das Feuer ist auch das Pferd ein Symbol energetischer Kräfte. Zum Pferd als Feuersymbol führt Jung aus:

> «Eine ausgesprochene Feuersymbolik wird repräsentiert durch die bei Dio Chrysostomus erwähnte mystische Quadriga: Der höchste Gott führt seinen Wagen immer im Kreise. Der Wagen ist mit vier Pferden bespannt. Das an der Peripherie gehende Pferd bewegt sich sehr schnell. Es hat eine glänzende Haut und trägt darauf die Zeichen der Planeten und Sternbilder» (Jung, GW 5, §423).

Eine Fußnote ist sehr interessant: Jung erwähnt hier eine «Schizophrene», die angab, «daß ihre Pferde ‹Halbmonde› unter der Haut hätten ‹wie Löckchen›». Ferner soll in China das heilige Buch des *«I Ging»* von einem Pferd gebracht worden sein, das die magischen Zeichen auf seinem Fell (Haut) trug. Die Haut der ägyptischen Himmelsgöttin, die Himmelskuh, ist mit Sternen besät, der mithrische Aion trägt die Zodia auf seiner Haut (Jung, GW 5, §423, Anm. 22). All diese Beispiele veranschaulichen die Fähigkeit der Haut, die Lichter des kollektiven Unbewußten aufscheinen zu lassen oder zu spiegeln, die göttlichen oder archetypischen Lichter, das Licht Gottes, welches Erleuchtung und Bewußtsein repräsentiert.

Die Legende faßt die Entdeckung des Feuers stets als Raub auf. Die großen Feuerbringer sind etwa: Prometheus, Hephaistos, Christus, der heilige Geist, Luzifer, Mercurius. Alle brachten höheres Bewußtsein durch Gefühl, Wärme und einsichtsvolle Ideen. Der indische Feuerholer heißt Mâtariçvan, und «die Tätigkeit des Feuerbereitens wird in den hieratischen Texten immer mit dem Verbum *manthâm*i bezeichnet, welches schütteln, reiben, durch Reiben hervorbringen heißt» (Jung, GW 5, §208, u. Anm. 4f.). Nach Kuhn lautet die Wortwurzel *manth* und hat die Nebenbedeutung reißen, abbrechen, pflücken und berauben. Der beim *Manthana* oder Feueropfer benutzte Feuerstock hatte in Indien einen sexuellen Aspekt: Der Feuerstock repräsentierte den männlichen Phallus und die gebohrte Holzunterlage das weibliche Yoni. So wurde aus der reibenden Bewegung zwischen Mann und Frau symbolisch das Feuer aus dem Schoß der Frau geboren.

Die gleiche Bedeutung haben das Kratzen, Bohren, Reiben und Reißen an der Haut. Als Beispiel sei eine Patientin angeführt, die von einem schrecklichen Zwang ergriffen wurde. Sie litt an einer schweren Störung des Zentralnervensystems, die sie der Sprache beraubt hatte. Ein paar Wochen vor ihrem Tode begann sie, mit dem linken Zeigefinger im linken Nasenloch zu bohren. Stundenlang und unablässig bohrte sie, wobei sie reibende und schüttelnde Bewegungen machte. Die ganze obere Gesichtshälfte entzündete sich, wurde rot und heiß. Die Patientain brachte sich ein tiefes Geschwür bei; schließlich bohrte sie größere Blutgefäße an und verblutete. Das Bohren schien ein rasender Versuch zu sein, Wahrheit ans Licht zu bringen, eine wertvolle Erkenntnis gewaltsam zu Tage zu fördern. Und es war zweifellos auch ihre vom Schicksal bestimmte Todesart.

In der schamanistischen Welt bringen Spontanberufungen als selbstgewollte Initiation häufig entweder «eine mysteriöse Krankheit oder ein mehr oder weniger symbolisches Rituell des mystischen Todes mit sich, welcher manchmal durch Zerstückelung des Körpers und Erneuerung der Organe ausgedrückt wird»[71].

Die Neophyten der Yamana auf Tierra del Fuego (Feuerland) reiben sich die Gesichtshaut, bis eine neue Haut oder sogar eine dritte Haut erscheint. Die «neue Haut» ist nur Eingeweihten sichtbar. Der dahinterstehende Gedanke ist, daß die alte Haut verschwinden soll, um der neuen Haut Platz zu machen, die dünn und durchscheinend ist. In den ersten Wochen wird der Initiant von einem erfahrenen Yékamush (Medizinmann) beobachtet; wenn dieser die neue Haut sieht, wird der Initiant akzeptiert. Der Initiant reibt immer stärker, und irgendwann sind seine Wangen von einer feinen, sehr zarten Haut bedeckt. Wenn eine Berührung extrem weh tut, ist der Initiationsvorgang abgeschlossen[72]. Dies ist eine Form des Häutens und bezeichnet einen Wandel von einem schlimmeren zu einem besseren Zustand. Der Initiant wird sozusagen in ein Leben in einer höherer Ordnung hineingeboren, auf eine höheren Bewußtseinsstufe gehoben, wie sie Medizinmänner aufweisen müssen.

Das Reiben ist eine merkwürdige Handlung: eine rhythmische Vor- und Zurückbewegung auf einer Oberfläche mit einem bestimmten Maß an Druck und Friktion. Zusammen mit einer Anzahl anderer Reaktionen – Bohren, Kratzen, Nasebohren, Fingertrommeln, Beine baumeln lassen, geistesabwesend kritzeln – symbolisiert es eine Stockung des psychischen Libidoflusses, hervorgerufen durch einen unbewußten psychischen Inhalt. Es scheint, daß sich der Fluß entweder an irgendetwas «staut» (Obstruktion) oder daß er schwächer geworden ist oder einen anderen Verlauf genommen hat. Durch das Reiben wird in dem Bereich, in dem «Feuer gemacht wird», die Blutzufuhr erhöht. Diese unbewußte Reaktion versinnbildlicht die Steigerung der Energiezufuhr, die nötig ist, um die psychische Blockade zu überwinden und das Bewußtsein zu erweitern.

Der Feuerarchetypus mit seinen uralten Vorstellungsbildern und Instinktreaktionen erscheint, um die Krankheit des Opfers zu heilen. Durch die Hautkrankheit bringt er die Hitze und Wärme, den Schmerz und die reaktiven Reflexhandlungen, um den Kranken auf eine Bewußtseinsebene zu führen, wo die psychischen Schwierigkeiten erkannt werden. Das Feuer als Erleuchter symbolisiert Emotion. Ist keine Emotion vorhanden, gibt es für den Kranken weder Leben noch Licht. Erst durch emotionales Interesse oder Spannung wird Erhellung und Klärung eines psychischen Inhalts bewirkt. Emotion – wie bereis bemerkt – ist daher Träger des Bewußtseins.

Der gesamte Krankheitsprozess stellt ein symbolisches Feuermachen dar, dessen Ziel Bewußtheit und Wiederbelebung heißt: ein Ziel, das leider nicht ohne Leid und dessen stillen Begleiter – Einsicht – erreicht wird.

Der Schlangenarchetyp

Dank seiner ihm innewohnenden Wandlungskräfte, seiner Fähigkeit, sich unablässig zu erneuern und zu regenerieren, ist das Organ Haut die symbolische Schlange des menschlichen Körpers. Hautkranke träumen oft von Schlangen – und manchmal begegnen ihnen Schlangen auch in der Realität, wie wir im Fall des Schlangenmädchens mit Urtikaria gesehen haben.

Ein Mann mittleren Alters hatte eine unbedeutend aussehende Krankheit, begleitet von allgemeinem Unwohlsein und einem generellen Niedergedrücktsein. Sein physischer Zustand schien keinen Anlaß zur Sorge zu bieten, doch wegen der Depression kam er zur psychologischen Beratung. Auf Befragen berichtete er von einem Initialtraum, einem Traum beunruhigender Art. Er erzählte diesen Traum jedoch ganz sachlich und ruhig, ohne Anzeichen einer emotionalen Reaktion. Im Traum hatte er eine große schwarze Kobra gesehen, die sich, aufgerichtet und mit bedrohlich gespreiztem Halsschild, auf ihn zubewegte. Das war der Traum.

Befragt, was er dazu dachte oder fühlte, sagte er lediglich, die Schlange sehe angriffslustig aus. Angst hatte er nicht, wiewohl ihm der Anblick der Schlange ein wenig unheimlich war. Dieses Fehlen einer spontanen Reaktion auf das dunkle Bild war es, das so beunruhigend war. Binnen weniger Wochen wurde er schwerkrank und starb nach einigen Monaten.

Sein Traum bot das klassische archetypische Bild der Schlange in ihrer negativen und potentiell zerstörerischen Ausprägung. Die Schlange – als belebtes autonomes Wesen – war zweifellos in sein Leben getreten und bedrohte ihn. Wäre er in der äußeren Realität einer Kobra begegnet, hätte er Faszination und Angst zugleich empfunden. Er hätte wahrscheinlich die Flucht ergriffen oder Mittel gesucht, sich zu schützen. Weil es eine Traumkobra war, konnte er ihre «äquivalente» Realität nicht mit der einer äußeren Kobra gleichsetzen und hatte daher keine Angst. Dennoch war die Schlange, obwohl ein Traumbild, psychisch real, sie besaß psychische Realität, und deren Gefährlichkeit zu mißachten, hatte für den Mann die gleichen Folgen. Er besaß einen guten Intellekt und war insgesamt ein Verstandestyp. Hierin lag die Gefahr: Weil seine intuitiv-fühlende Seite unterentwickelt war, vermochte er, was aus dem kollektiven Unbewußten kam, nicht als wirklich anzuerkennen. Weil ihm eine Beziehung zur eigenen inneren Welt fehlte, war er nicht imstande, die wahre Bedeutung des Schlangenbildes zu erspüren, das in der Nacht erschienen war, um ihn zu bedrohen – wie sich herausstellte, tödlich.

Die Schlange ist ein chthonischer Kaltblüter, der in Höhlen und Erdspalten lebt. Sie ist normalerweise scheu und geht dem Menschen aus dem Weg; nur wenn sie sich oder ihr Nest bedroht fühlt, wird sie gefährlich. Ich habe einmal einen Maya-Indianer aus Yucatan gefragt, ob es wahr sei, daß Klapperschlangen die nordamerikanischen Indianer nicht angreifen. Er antwortete, er wisse es nicht, halte es aber für wahrscheinlich. Er sagte einfach: «Sie (die Indianer) mögen uns, sie wissen, wo sie die Füße hinzusetzen haben, und sie treten nicht unvorsichtig auf das Haus ihres Bruders.» Das Auftauchen der Schlange hat immer etwas Unerwartetes, das einem das Herz stocken läßt.

Der Kopf der Schlange ist der Fokus, auf den sich die Aufmerksamkeit stets richtet: das glitzernde Auge, das unaufhörliche Züngeln. In den geschmeidigen Bewegungen des muskulösen Körpers vereinigt sich das spiralig Aufwärtsstrebende des Pflanzenwachstums und das Vor und Zurück der tierischen Beweglichkeit. Die Kombination aus unbeweglichem Kopf, starrem Blick und langsam sich windendem Körper hat etwas Hypnotisches und Schreckliches zugleich. Die Angst, die das jähe Auftauchen der Schlange verursacht, ist die Angst vor allem, was unbezogen und inhuman ist. Die Schlange drückt das Dunkle, das Unklare, das Obskure aus, das, was zu den tiefsten Tiefen des Untermeerischen und Unterirdischen gehört. Das Schlangensymbol umfaßt alles, was außerhalb des menschlich-bewußten Blickfeldes liegt, vom gnostischen Agathodaimon auf höchster Ebene bis zu den niedrigsten Teufeln auf der unteren Ebene.

Das Traumbild der Kobra mit gespreiztem Halsschild erinnert an figürliche Darstellungen aus dem alten Ägypten, wo die Schlange ein hochverehrtes Kulttier war. Die Uräusschlange am Kopfschmuck der Pharaonen bezeichnete göttliche Souveränität. Die ägyptische Apophisschlange symbolisierte Licht und Finsternis wie auch das Böse. Die dunkle Natur der Schlange repräsentierte das weibliche Prinzip. Alle alten Göttinnen des Mittelmeerraumes trugen entweder Schlangen, oder Schlangen waren um ihre Arme, ihren Kopf oder ihren Körper gewunden. Die gefiederte Schlange des präkolumbischen Amerika (Quetzalcoatl) stellte die Synthese zweier gegensätzlicher Prinzipien dar; sie galt als großer Wohlstands- und Kulturbringer in Mittelamerika. Im trockenen Mexiko war Tlaloc, der Regengott, eine Schlange, und Coatlicue, die aztekische Erdgöttin und große Mutter, trug einen Schlangenrock. Sie symbolisierte die Erde selbst und stellte ihren verschlingenden, tödlichen Aspekt dar. Ein Standbild der Göttin, im letzten Jahrhundert unter dem Vorplatz der Kathedrale in Mexiko-Stadt entdeckt, zeigt ihr Wesen idealtypisch. Der Kopf besteht aus ineinander verschlungenen Klapperschlangenköpfen, der Körper wird von Schlangen und Totenschädeln umgürtet. Man spürt etwas Verborgenes, Kaltes und äußerst Beängstigendes in diesem monströsen Bild. Es ist die dunkle Mutter der mexikanischen Erde, des Landes der Trockenheit, der Dürre und des Vulkanfeuers. Sie übt zerquetschende, verschlingende Macht aus und verlangt die obligatorischen Opfer. Dies ist die Erde als verschlingende Mutter, zu der alles Leben zurückkehrt, die aber auch alles Leben gibt. Als Schlange repräsentiert sie das

Mehrsinnige der chthonischen Welt, das heißt: ihre Wandlungspotenz, die Geburt, Tod und Erneuerung umfaßt.

Aus der Rückschau wird der Sinn des Traumbildes des Patienten deutlich. Die schwarze Kobra, die in sein Leben eindrang, stellt ein dunkles chthonisches Prinzip rein unbewußter Natur dar. Dem bewußten Denken erscheint es antagonistisch und gefährlich. Der gespreizte Halsschild drückt Tötungsabsicht aus. Die Schlange bringt ihre Aura des Fremdartigen mit, den Odem der Unterwelt. Als solche ist sie für den physischen Leib ein Sendbote des Todes, gegen den das Ich machtlos ist.

Wegen ihrer Fähigkeit, sich zu häuten, wurde die Schlange aber auch zum Symbol der Verjüngung der Natur im Frühjahr und versinnbildlichte ewige Wiederkehr und Unsterblichkeit. Ihre chthonische Natur hatte, wie gesagt, Bezug zu den Seelen der Verstorbenen: Man stellte sich vor, daß die Toten in der Unterwelt als Schlangen weiterlebten. Der Tote verwandelte sich in eine lebendige Schlange, und diese verwandelte sich in die Seele des Toten. Die Seelen der griechischen Helden waren Schlangen; Erechtheus und Kekrops, die Gründer der Akropolis, wurden in Gestalt von Schlangen verehrt. Helden hatten Schlangenaugen, weil sie Schlangenseelen besaßen. Vom Hin- und Herverwandeln zwischen Menschen und Schlangen sagt Jung:

> «Es ist, als sei das Potential zu einem solchen Austausch ein Wesensmerkmal Gottes, wobei sein offenbarter Aspekt liebevoll und spirituell ist, sich aber rasch in einen anderen Aspekt verkehrt, der monströs und schrecklich ist» (Jung, Visions Seminars II, S. 345).

Dem primitiven Denken galt die Schlange als Träger des Mana der Totengeister wie auch der sich ewig erneuernden Lebensvitalität. Aufgrund solcher Vorstellungen blühten weltweit Schlangenorakel und -kulte.

Asklepios, den Gott des Heilens und der Ärzte, kennt man mindestens seit den frühen Jahrhunderten des vorchristlichen

Jahrtausends, möglichweise ist er aber auch viel älter, denn schon vor dreitausend Jahren wurden Tempel errichtet. Der langlebige Kult um diesen vielgeliebten Gott wich nur sehr langsam und widerstrebend dem vordringenden Christentum.

Seine Legende hat in der griechischen Mythologie eine merkwürdige Metamorphose durchlaufen. Erst scheint er ein sterblicher Arzt gewesen zu sein, dann ein Orakeldämon, schließlich eine apollinische Gottheit. Er war Gott-Held, Fürsprecher, Heiland und Messiasfigur. Wie alle Heroen hatte er die Seele einer Schlange. Er wurde als Schlangengott betrachtet, im Grund als wesensgleich mit einer Schlange; er hieß «die Schlange» oder «die alte Schlange». Wenn er als Mensch dargestellt wurde, zeigten ihn Abbildungen zunächst als dunkle Dämonengestalt, in späteren Jahrhunderten als virilen jungen Mann, am Ende als gütige Vaterfigur. Aber auch als Schlange wurde er oft dargestellt. Die Schlange, die sich unweigerlich um seinen Arm, seine Person oder seinen Stab wand, war zugleich der Gott. Im Mittelpunkt seines Kults stand die *incubatio*, der Tempelschlaf, dem sich die Heilungsuchenden in einer therapeutischen Introversion im Asklepieion, dem Heiligtum des Gottes, überließen. Der Kranke wartete auf einen Traum, der den Wandel herbeiführen sollte. Das Traumbild des Gottes in Menschen- oder Schlangengestalt war Vorbote der Heilung.

Das Auftauchen der realen Schlange im Leben der Lehrerin mit Urtikaria (s.S. 108 ff.) nach einer Periode tiefer Introversion zeigt, wie sich auch heute dieser uralte Glaube, diese uralte Therapie archetypisch konkretisieren kann. Die Heilung dieses Mädchens lief hinaus auf ihre Selbstverwirklichung als Frau, die bereit war, Verantwortung für ihr Leben zu übernehmen. Die Schlange versinnbildlichte, daß dem Mutterarchetyp ein Energiequantum abgerungen worden war. Diese neu erworbene Libido stand nun zur Verfügung, um die Bewußtseinserweiterung und Wandlung der Persönlichkeit einzuleiten.

In der christlichen Religion wurde, als sie ihre Rivalen aus dem Felde schlug und erstarkte, Christus selbst als Schlange gedeutet, «weil er aus dem Dunkel heimlich hervortrat» (Jung, GW 9 II, §291). Den Gnostikern empfahl sich die Schlange «als altbekanntes Vulgärsymbol für den günstigen lokalen Genius, den Agathodaimon» (Jung, GW 9 II, §291), was auch auf die Äskulapschlange zutraf. Christus teilt sich das Schlangensymbol mit dem Teufel. Jung erinnert uns daran, daß «Luzifer, die Stella matutina (Morgenstern), sowohl Christus wie den Teufel bezeichnet» (Jung, GW 9 II, §127).

Wenn ein Tiersymbol im Traum oder in anderen Manifestationen des Unbewußten erscheine, drücke es, so Jung, «die Stufe aus, auf welcher sich der von ihnen bezeichnete Inhalt befindet, nämlich eine Unbewußtheit, die vom menschlichen Bewußtsein so weit entfernt ist wie die Psyche eines Tieres» (GW 9 II, §291). Zu einer warmblütigen Katze könne man eine Beziehung eingehen, möglicherweise unter bestimmten Umständen auch zu einem Tiger, niemals jedoch zu einer Schlange.

> «Die Schlange symbolisiert in der Tat ‹kaltblütige› inhumane Inhalte und Tendenzen geistig-abstrakter sowohl wie animalisch-konkreter Natur, mit einem Wort: das *Außermenschliche* im Menschen» (Jung, GW 9 II, §291).

In seinen Ausführungen über «den Punkt der größten Gegensatzspannung» zwischen Männlichem und Weiblichem, Gutem und Bösem, Bewußtem und Unbewußtem betont Jung «die Doppelbedeutung der Schlange, welche die Mitte des Systems innehat. Als allegoria Christi sowohl als des Teufels enthält und symbolisiert sie den stärksten Gegensatz, in welchen der in die physis absteigende Urmensch zerfällt» (Jung, GW 9 II, §390). Er zieht den Schluß:

> «Der gewöhnliche Mensch hat diese Gegensatzspannung nicht erreicht: er besitzt sie bloß im Unbewußten, das heißt eben in der Schlange.» «Der Mensch verfügt nicht über jene Weite des Bewußtseins, welche zur Realisierung der eigentlichen Gegensätze in der

menschlichen Natur erforderlich wäre. Deren Spannung bleibt daher größtenteils unbewußt, kann aber in den Träumen erscheinen. Die Schlange bezeichnet traditionsgemäß die verwundbare Stelle im Menschen: sie personifiziert seinen Schatten, das heißt seine Schwäche und Unbewußtheit. In letzterer nämlich liegt die größte Gefahr, die Anfälligkeit für Suggestionen. Die Wirkung der Suggestion beruht auf der Auslösung einer unbewußten Dynamis. Je unbewußter letztere ist, desto wirksamer. Darum wächst mit zunehmender Abspaltung des Bewußtseins vom Unbewußten die Gefahr psychischer Ansteckung und damit der Massenpsychose. Mit dem Verlust der symbolischen Ideen sind die Brücken zum Unbewußten abgebrochen. Kein Instinkt schützt mehr vor ungesunden Ideen und hohlen Schlagwörtern. Vernunft ohne Tradition und ohne Instinktsgrundlage ist vor keiner Absurdität geschützt» (Jung, GW 9 II, §390 u. Anm. 84).

In der Fallgeschichte der Frau, die nach dem Mordanschlag ihres Mannes ihr Haar verlor (s.S. 181 ff.), hatte die Patientin die Phantasievorstellung, daß ihr eine schwarze Schlange auf dem Rücken sitze. Sie wußte, daß es keine reale Schlange war, aber sie fühlte, daß sie da war. Oft behauptete sie während der Therapie: Würde die Schlange nach oben kriechen, würde das Haar wieder wachsen. Das trat dann auch ein. Die Frau hatte ein schweres Schattenproblem; da es ihr nicht bewußt war, konkretisierte es sich als Schlange auf ihrem Rücken. Sie verfügte, um mit Jung zu sprechen, «nicht über die Weite des Bewußtseins», um ihre innere Spannung wahrzunehmen. Der bildhafte Traum, den sie über sieben Monate hinweg hatte (Schwiegermutter, Handgeste machend), schien ein Fingerzeig auf ein äußeres Problem zu sein, die Schwiegermutter, die Mutter des mörderischen Gatten, die Hexe. Die Realität dieses Problems soll nicht geleugnet werden; doch das eigentlich wichtige, für die Individuation der Frau ausschlaggebende Problem war die Schwierigkeit mit ihrem Schatten. An diesem Punkt nun – an dem das Unbewußte ihr das Problem präsentierte – merkte sie, daß die Schlange auf ihrem Rücken höhergekrochen war. Dies deutete darauf, daß der unbewußte Inhalt in eine Schicht aufgestiegen war, in der die Möglichkeit bestand, ihn emotional zu erleben, und die – allerdings entfernte – Möglichkeit, ihn ins Bewußtsein zu integrieren.

Die Frau hatte seit ihrer Hochzeit ein behütetes Leben geführt und sich ganz vom Wohlwollen ihres Mannes abhängig gemacht. Dann wandte er sich gegen sie und versuchte in der Nacht, sie und die Kinder umzubringen. Der Schock, die Angst und die Panik, sich plötzlich allein und ohne Zukunft zu finden, resultierte zwar zum Großteil aus der realen Situation, zum Teil aber auch aus der Angst der inneren, instinkthaften, unbewußten Schattenfrau, die mit einem Schlage alles eingebüßt hatte, was ihr teuer war. In den Jahren ihrer Sicherheit hatte die Patientin ihre Abhängigkeit vom Unbewußten vergessen. Sie hatte der Instinktweisheit des Unbewußten den Rücken gekehrt, und auf diesen Rücken hatte sich nun die schwarze Phantasieschlange gesetzt. Die Schlange war Symbol ihrer unbewußten Besessenheit, Verhexung. Am Ende war sie dann doch nicht fähig, ihre tiefinnerlich vorhandenen Rachegefühle zu erkennen und abzulegen: Ihr eigenes Unbewußtes ritt wie ein Schlangendämon auf ihrem Rücken und wirkte als Hemmnis für ihre bewußte Entwicklung.

Seit Jahrhunderten gilt die Schlange als Symbol des Unbewußten. Die Schlange selbst ist im Kern eine lange Wirbelsäule und war bei den Gnostikern Symbol des Rückgrats und der Großhirnganglien, wie Jung sagt:

> «Wenn das Unbewußte irgendwo in den Großhirnganglien lokalisiert sein sollte [...] dann repräsentiert die Schlange eigentlich die vegetative Psyche, die Basis der Instinkte» (Jung, Alchemy I, S. 116).

Die Aufwärtsbewegung beziehungsweise das Aufwärtskriechen der schwarzen Schlange in der Phantasie der Frau erinnert an die Aktivierung der Kundalinischlange oder das Schlangenfeuer des indischen Tantrismus, dessen Ziel es ist, die Göttin durch intensive, introvertierte Konzentration zu wecken. Die energetische Schlangenkraft wird dabei freigesetzt, durchdringt aufsteigend die einzelnen Chakras oder Zentren und vereint sich schließlich mit dem Gott Shiva, dem Herrn des Lichts und des Bewußtseins. Shakti ist als Göttin der Urenergie in der Schlange symbolisiert, die zusammengerollt am unteren Ende der Wirbelsäule im Beckenbereich liegt, dreieinhalbmal um das Lingam geschlungen. Jedes einzelne Chakra repräsentiert eine Bewußtseinsstufe. Die unterste Stufe ist *muladhara*, die Dammgegend, das kleine Becken. Dann kommt die Wasserregion beziehungsweise Blase am Eingang des Beckens. Die dritte Stufe ist das abdominale Zentrum, das auch Feuerregion heißt; es entspricht dem Solarplexus, wo man bestimmte Emotionen spürt. Bis zu dieser Stelle war die Schlange in der Phantasie der Frau aufgestiegen. Die nächste Stufe, das Gefühszentrum, erreichte sie nicht mehr, daher konnte die Patientin ihre seelische Situation nicht reflektieren. Die Phantasieschlange blieb an einem Punkt unterhalb des Zwerchfells sitzen und stieg vorerst nicht höher. Die Frau blieb besessen von ihrem rachsüchtigen Schatten, der ihr völlig unbewußt war.

Der Schatten ist der wohl mächtigste aller Archetypen und auch der potentiell gefährlichste, weil er, entwicklungsgeschichtlich betrachtet, sehr tiefe Wurzeln hat und viel von der animalischen Grundnatur des Menschen enthält. Unter Schatten versteht Jung die inferioren Persönlichkeitsanteile, «deren unterste Stufe sich von der Triebhaftigkeit des Tieres nicht mehr unterscheiden läßt [...]. Indem der Schatten an sich [...] den meisten Menschen unbewußt ist, entspricht die Schlange dem gänzlich Unbewußten und Bewußtseinsunfähigen, welches aber als kollektives Unbewußtes und als Instinkt eine eigentümliche Weisheit und ein oft als übernatürlich empfundenes Wissen zu besitzen scheint» (Jung, GW 9 II, §370).

Eine sehr starke Rolle spielte das Schlangensymbol in der Alchemie. Der Ouroboros, die sich selbst in den Schwanz beißende Schlange, wurde zum Symbol des alchemistischen Werks der Transformation als eines in sich geschlossenen Prozesses. Auch stellten sich die Alchemisten die Merkurschlange als chthonischen Geist vor, der in aller Materie wohnt, besonders aber im Urchaos, der *massa confusa*. Mercurius war für sie der Geist der Alchemie selbst und wurde mit dem sehr archaischen griechischen Vermittlergott und Götterboten Hermes gleichgesetzt. Hermes mit seinem schlangenumwundenen Stab war der ewige Verlocker, Betörer und Verführer, zugleich aber immer Bringer des Guten. Dieser Gott der Weissagung und Offenbarung ist Lichtbringer wie die Merkurschlange, aber nicht das Licht selbst.

Man hat erkannt, daß sich das alchemistische Schlangensymbol aus älteren Vorstellungen herausentwickelte; man denke an die Schlange im Garten Eden. Mercurius, so Jung, «bewohnt in Schlangengestalt das Innere der Erde, hat Körper, Seele und Geist, ist als homunculus oder ‹homo altus› menschengestaltig gedacht und wird als ‹irdischer Gott› aufgefaßt» (Jung, GW 9 II, §367). Und später:

> «Die Schlange hat als serpens mercurialis nicht nur Beziehung zum Offenbarungsgott Hermes, sondern bewirkt auch als Vegetationsnumen die ‹benedictas viriditas›, alles Grünen und Blühen des pflanzlichen Lebens. Ja, dieser serpens bewohnt sogar das Innere der Erde und ist jenes pneuma, das im Steine verborgen liegt» (Jung, GW 9 II, §386).

Im Steine – damit ist der Stein der Weisen gemeint, *lapis philosophorum*, das Ziel des alchemistischen Prozesses. Mercurius als Schlange ist ein Heiler, ein Mittler, also ein Friedensstifter wie Hermes. Er ist der Erhalter der Welt (servator) und der Heiler (salvator) aller unvollkommenen Körper (Jung, GW 13, §283).

> «Mercurius hat die Kreisnatur des Ouroboros und wird daher durch einen einfachen Kreis [...] symbolisiert, dessen Mittelpunkt

[...] er zugleich ist. Daher kann er von sich sagen: ‹Unum ego sum, et multi in me› (Ich bin Eines, und zugleich Viele in mir)» (Jung, GW 13, §280).

Hier ein Beispiel für das heimtückische Eindringen der Merkurschlange (serpens mercurialis) in das Leben eines heutigen Menschen. Vor einigen Jahren wurde mir ein Mann um die sechzig zur hautärztlichen Beratung überwiesen[73]. Er stand unter Chemotherapie wegen schwerer depressiver Psychose und war seit einem halben Jahr hospitalisiert. Der Grund, weshalb ich ihn mir ansehen sollte, war eine selbsterzeugte exkoriierte Hautkrankheit der Beine. Seine psychiatrischen Betreuer waren ratlos, wie sie diesen Zustand behandeln sollten, da die Selbstverstümmelung schwer und unkontrollierbar war.

Es handelte sich um einen mittelgroßen, stark untergewichtigen Mann ohne hervorstechende äußere Merkmale, der viel älter aussah, als er war. Seine Augen, trüb hinter ungeputzen Brillengläsern, waren blau, leblos, unfokussiert. Er trug Schlafanzug und Morgenmantel, die Standard-Klinikkleidung. Wir tauschten die üblichen Höflichkeiten, und ohne weitere Bemerkung setzte er sich und begann sich die Beine aufzukratzen. Es gab keine Vorrede, keine Erklärung. Es schien – und bestätigte sich später –, daß er den Besuch bei mir lediglich als Störung seines Kratzens empfand.

Was er mit den Händen machte, war auf befremdliche Weise hypnotisch: Er grub die Fingernägel – obwohl kurzgeschnitten – tief ins Fleisch und zog dann die Arme nach oben, so daß an jedem Bein vier parallele Striemen zurückblieben, vom oberen Teil des Fußes bis hinauf zum Knie. Die Bewegung war rhythmisch und fand mehrmals in der Minute statt. Nach mehrmaligem tiefen Kratzen wechselte er die Haltung ein wenig, ohne jedoch den steten Rhythmus seiner krallenähnlichen Hände zu unterbrechen. Die Haut seiner Beine war völlig aufgerissen und weggeschabt, so daß überall das rohe, wunde Fleisch zutage trat. Sein Gesichtsausdruck zeigte weder Schmerz noch Mißempfindungen. Seine Hände waren mit Blut bedeckt, die Fingernägel serum- und blutverkrustet. Kein Wort fiel, während er sich verstümmelte. Das einzige, was man in der Stille hörte, war das Schaben seiner Nägel im Fleisch und gelegentlich das leise Auftropfen von Blut auf dem Fußboden.

Meine erste Reaktion war Schrecken und Grauen; stumm saß ich dabei und beobachtete sein makabres Tun. Es gab unter diesen Umständen nichts zu sagen, und ich hatte keine Ahnung, was ich tun sollte. Aufgrund einer Inspiration ließ ich für ihn Knetmasse holen, wie Kinder sie benutzen. Binnen einer Viertelstunde kam sie. Ich gab sie ihm und machte den Vorschlag, statt sich zu verletzen möge er doch mit seinen Händen lieber Dinge modellieren. Ich sprach zu ihm, als sei es das Natürlichste der Welt, stumm dazusitzen und sich förmlich in Stücke zu reißen. Seine Beine wurden verbunden, und er ging.

Drei Tage darauf kam er wieder: die blutigen Verbände hingen wieder in Fetzen, doch er kratzte sich nicht mehr mit ganz so starker Intensität wie früher. Die Knetmasse hatte er nicht benutzt. Der Vorschlag wurde wiederholt, wieder so sachlich wie möglich, und wieder wurden seine Beine verbunden.

Drei Tage später, als ich ihn wiedersah, saßen die Verbände noch, und sein Gesichtsausdruck hatte sich verändert. Er schien aufgeweckter. Unter dem Arm trug er eine Pappschachtel, aus der er ein paar modellierte Stücke nahm. Die Knetmasse war mehrfarbig gewesen, er hatte sie jedoch zu einer einzigen, schmutzigbraunen Masse vermengt. Daraus hatte er einige klumpenförmige Gebilde modelliert, die zu kauern schienen. Jedes hatte Augen und einen Mund. Zweifellos waren sie sehr abstoßend, und ich fragte, was sie zu bedeuten hatten. In genau diesem Augenblick hörte ich hinter mir einen lauten Sturz – eine der Krankenschwestern, eine Schwangere, war in Ohnmacht gefallen. Ich stand auf, um nach ihr zu sehen, auch der Patient stand auf. Er sprach plötzlich und fragte: «Was ist los mit ihr?», und ich sagte, wahrscheinlich hätten seine Modelle sie erschreckt, worauf ein zufriedener Ausdruck über sein Gesicht huschte und er meinte, das könne wohl sein, denn sie machten ihm selber auch Angst.

Er erklärte, es handle sich um Gremlins, besonders bösartige Kobolde. Im zweiten Weltkrieg hatte er in der Royal Air Force gedient, und die Piloten und das Bodenpersonal sprachen damals dauernd von Gremlins. Diese übelwollenden unsichtbaren Zwergwesen spukten in den Flugzeugen herum, verursachten Schäden und narrten die Flieger.

Dieser Tag markierte einen ersten Wendepunkt, denn von nun an redete der Patient mit mir; nicht gerade fließend, aber öfter sagte er nun schon mehrere Sätze hintereinander. Es war außerdem von diesem Tag an klar, daß er angefangen hatte, sich stark für seine Kreationen zu interessieren. Wenn er in die Sprechstunde kam, erläuterte er stets die Einzelheiten seiner Arbeit. Aus den zunächst formlosen Klumpen wuchs im Lauf der Zeit immer deutlicher eine bestimmte Form: die Schlange. Die Farbe des Knetstoffs blieb häßlich und änderte sich nicht, da er ihn immer wieder verwendete.

Der Patient kam jede Woche, und von dem Augenblick an, da die Schlangenformen auftauchten, hörte er auf, sich zu verstümmeln. Weil seine Hände nun von Zwangshandlungen entlastet waren, begann er, seine Modellfigürchen in größeren Mengen herzustellen, und er brachte sie in einer Plastiktüte mit. Es waren Schlangen – in allen Formen, Größen und Haltungen, zusammengerollt, langgestreckt, zickzackförmig. Er legte sie immer in großer Sorgfalt der Reihe nach auf meinen Tisch. Ich erkannte ziemlich früh, daß ich hier regelrecht Zeuge eines Ouroboros wurde, eines sich wiederholenden, kreisförmig in sich selbst ablaufenden Prozesses, und daß die Knetmasse die prima materia war. Klar wurde auch bald, daß er hier auf meinem Schreibtisch ein Bild seiner psychischen Dissoziation aufbaute, mit «schlängelnder», anscheinend ziellos umherirrender psychischer Libido.

Es war merkwürdig, Woche für Woche denselben Ablauf zu beobachten. Er legte die Schlangen stets mit einer Geste auf die

Tischplatte, als plazierte er eine große Kostbarkeit dorthin – was ja auch stimmte.

Im Lauf der Zeit differenzierten sich die Schlangen zu Arten aus: Pythons, Kobras und Boa constrictors schwärmten über meinen Schreibtisch.

Nach zwei Monaten waren seine Beine geheilt, und da sich auch seine Depression und sein allgemeiner Bewußtseinszustand gebessert hatte, wollten seine psychiatrischen Betreuer ihn entlassen. Der Heilung seiner Haut ungeachtet war ich mit der Entlasstung nicht einverstanden und schlug ihm vor, daß er seine Modellierarbeit fortsetzen und einmal im Monat zu mir kommen solle, um mir zu zeigen, was er gemacht hatte. Er war einverstanden, und einige Wochen später – drei bis vier Monate nach seinem ersten Besuch – meldete er sich mit seiner Plastiktüte.

Wieder legte er eine Kollektion schmutzigbrauner Schlangen auf den Tisch, nur trugen sie diesmal, überraschenderweise, Diamantkolliers. Er erklärte, er sei in einem Kaufhaus gewesen und habe eine billige Imitation gekauft, Modeschmuck, wie ihn junge Mädchen tragen. Daraus habe er für jede seiner Schlangen ein kleines Halsband gebastelt. Dieser Akt «bändigte» offenbar die Energie und gab ihr zugleich den höchsten Wert. Kauf und Anfertigung der kleinen Halsbänder bewiesen außerdem, welch starkes bewußtes Interesse und welche Energie dem Ich jetzt zu Gebote standen.

Das Wort Diamant leitet sich ab von griechisch *adamas* (unbezwingbar). Wie alle Edelsteine, symbolisiert der Diamant Kostbarkeit; er ist das härteste Mineral (unsterblich) und bezeichnet Licht (Bewußtseinserleuchtung), Leben und Reinheit. Mircea Eliade[74] setzt Diamanten in Beziehung zu vielfarbigen «Schlangensteinen», von denen man glaubte, daß sie vom Kopf von Schlangen und Drachen abgefallen seien. Es gibt auch einen weitverbreiteten Volksglauben, nach dem sie aus dem Speichel von Schlangen stammen. Im Nahen Osten gibt es den Glauben, daß Diamanten giftig sind, wenn sie die Lippen berühren, da aus dem Mund von Schlangen kommend. Ferner ist der Diamant mit der höchsten weiblichen Gottheit verbunden, die üblicherweise mit der Erde assoziiert wird. In Tibet hat die Erdgöttin Tara eine sogenannte «Diamantensau» als Inkarnation.

Als er die Schlangen mit den Kolliers brachte, erklärte der Patient: «Ich dachte, die Schlangen würden in Diamantkragen nett aussehen.» Diese simple Aussage drückte einen gewissen Besitzerstolz aus, dazu deutete sich erstmals ein Hinweis auf die Weiblichkeit der Schlangen an, vorerst noch ohne konkretere Beweise. Der Patient selbst sagte nichts weiter dazu.

Einige Monate später erschien er wieder, diesmal mit gewinnendem Lächeln, und sagte gleich beim Eintreten: «Das wird Ihnen gefallen!» Aus der Tüte zog er eine einzige Schlange, zwölf bis fünfzehn Zentimeter lang, vorn aufgerichtet wie eine Kobra, mit einer goldenen Krone auf dem Kopf – eine gekrönte Schlange. Ich sagte, ja, das gefalle mir, die Schlange sei sehr schön; sie war wirklich schön und ganz außerordentlich. (Die Krone hatte er diesmal aus einem kleinen Goldring fabriziert.)

Diese wunderbare Transformation geschah rund sechs Monate nach dem Ausbruch der Hautkrankheit. Aus der Psychiatrie war er nun entlassen und lebte zu Hause bei seiner Frau. Er war gesund, und da er vor seiner psychischen Erkrankung bereits aus dem Berufsleben ausgeschieden war, entschloß er sich, als Hausmann für seine Frau zu sorgen, die erkrankt war. Leben konnte er von seiner Staatsrente plus Arbeitsrente.

Wir vereinbarten, daß er mich weiter alle drei Monate besuchen sollte, um mir die Früchte seiner kreativen Arbeit zu zeigen. Ich hatte auch ein persönliches Interesse daran, diese seltsame, völlig spontane Heilung weiter zu beobachten.

Nach der gekrönten Schlange hörte er mit dem Modellieren auf. Er begann, Bücher zu lesen, wozu er vorher nie Zeit gehabt hatte, und machte lange Spaziergänge in der Natur. Dann – wieder ganz unvermittelt und spontan – begann er zu zeichnen, erst mit dem Bleistift, dann mit einer Feder. Nur sehr selten, und erst viel später, benutzte er Farbe. Als ich die erste Gruppe Zeichnungen zu sehen bekam, war ich davon absolut gefesselt. Alle drei bis sechs Monate, fünf Jahre lang, legte er mir eine neue Sammlung vor. Er produzierte in diesem Zeitraum mehrere Hundert Bilder, alle von hohem Niveau, von beträchtlichem künsterlischem Talent und technischem Können zeugend. Nie zuvor in seinem Leben hatte er einen einzigen Strich gezeichnet.

Jedes Bild, und das war das Merkwürdige, zeigte ausnahmslos eine junge Frau. Alle Mädchen, die er zeichnete, waren im Stil der zwanziger Jahre gekleidet, der Roaring Twenties, der Zeit nach dem ersten Weltkrieg; der Zeit, da die Frauen in England das Wahlrecht erhielten; der Zeit, die einen Wendepunkt in der Geschichte der Frauenemanzipation bedeutete.

Die jungen Frauen auf seinen Zeichnungen waren einfach sensationell. Sämtlich gehörten sie zum gleichen Typ, jung, mit dem modischen Ponyschnitt der Zeit. Oft wurde das Haar von einem Diamanten- oder Juwelenband gehalten. Kurz waren die Röcke, und viele der Mädchen trugen die modischen Topfhüte mit langen Schals oder Federboas. Häufig rauchten sie (damals sehr avantgardistisch) oder hielten ein Weinglas in der Hand. Manchmal sah man sie Sportwagen besteigen oder entsteigen, Koffer standen davor auf dem Boden. Insgesamt ein detailliert ausgesponnenes Idealbild der jungen, modernen, emanzipierten Verführerin der damaligen Zeit. Als ich die Bilder durchblätterte, war mir, als sähe ich einen zeitgenössischen Film. Hier war eine Frau, die «reisefertig» war.

Der Patient war sechzig Jahre alt, fast so alt wie das Jahrhundert, also repräsentierten die Zwanziger seine Jugend. Wahrhaft verblüffend war es zu sehen, wie er die Gestik der «Flappers» erfaßte, wie man in der angelsächsischen Welt die modernen Mädchen der zwanziger Jahre nannte, und wie er die Attitüden ihrer Zeit eingefangen hatte, das Modische, Glitzernde, Tolle, Rauschhafte, Mondäne. Er hatte diese Welt nicht kennengelernt, hatte sie aber exzellent erfaßt und künstlerisch wiedergegeben. Die Mädchen wirkten einerseits schön und sorglos, andererseits hochmütig, herrisch-arrogant. Dies war das genaue Gegenteil zur Haltung meines Patienten. Er war farblos, einsilbig, etwas schäbig in seiner Aufmachung. Seine Anzüge, obwohl sauber und ordentlich, schienen ihm nie richtig zu passen. Dies gab ihm einen leicht grotesken, chaplinesken Zug, der ihn nie verließ. Schwer zu glauben, daß er der Zeichner dieser mondänen Schönheiten war, aber er war es, und sie waren Darstellungen eines Aspektes seiner «Damenseele».

Die Energieexplosion verebbte dann, und er hörte mit der kreativen Arbeit auf. Er mußte für seine Frau sorgen, bis sie schließlich starb. Er tat dies in bewunderungswürdiger Weise und meisterte nebenher noch eine Menge Schwierigkeiten in seinem Privatleben. Er mußte lernen, allein zu leben und für sich zu sorgen. In späteren Jahren begleitete ihn eine lebhafte Enkeltochter in die Sprechstunde, vorher war er immer allein gekommen. Vom Kriegsdienst abgesehen hatte er nie außerhalb seines Heimatortes gewohnt. Er hatte sein ganzes Leben als Beamter im Staatsdienst gearbeitet, bis er gegen seinen Willen mit sechzig in den Ruhestand mußte – danach erst trat die Psychose auf. Insgesamt fünfzehn Jahre lang besuchte er meine Praxis und kam immer pünktlich und regelmäßig. Psychotische Phasen hatte er nie mehr, und er führte nach der Genesung tapfer sein Leben. Eine Analyse wurde nie erwogen, sie wäre in seinem Fall unangebracht gewesen.

Ein außergewöhnlicher, ein informativer Fall: ein modernes alchemistisches Opus, eine Umwandlung oder besser Umlenkung von psychischer Energie, die den Patienten zur geistigen Gesundung führte, sein Bewußtsein erweiterte und seine Persönlichkeit stabilisierte, und zwar vermittels einer intensiven, langen Zeit der Introversion und Kreativität. Für den Augenzeugen war es ein ganz außergewöhnliches Schauspiel, und sowohl er als auch ich wurden von den Ereignissen ergriffen. Da war das Feuer, die Emotionalität auf seiner Seite und die Erregung, die Neugier und die Verblüffung auf meiner. Dann das «éclatement» der Anima, das ganze ungelebte Leben. Ohne Zweifel hatte die Anima sein ganzes Leben lang geschlummert, und plötzlich erwachte sie, und die Erregung war greifbar.

Das Kratzen und Reißen an der Haut und am Fleisch der Beine war de facto ein Abhäuten, verbunden mit einer Andeutung von Zerstückelung. Dies ist – wie wir gesehen haben – ein Wandlungssymbol, das Erneuerung und Wiedergeburt bezeichnet. Die Beine als Säulen des Körpers stellen die ganze Unterstützung, den Halt des maskulin-körperlichen Wesens dar und bedurften offenbar dringend der Erneuerung. Die Hände produzierten die Schlangengrube, die einen Wandel durchmachte: zuerst formlose Libido, dann Schlangenform, schließlich «mit Kragen», das heißt gezähmt. Sie war nun nicht mehr gefährlich, die psychische Dissoziation kam langsam unter Kontrolle. Das Auftauchen der gekrönten Schlange brachte Heilung und vollständige Lösung der Krankheit.

In der Schlange selbst assoziiert man das Äskulapische, das Merkurische und die Agathodaimon-Schlange des Altertums und der Alchemie. Die goldene Krone auf dem Haupt der Schlange zeigte an, daß sie von höchstem Wert war. Das numinose und beunruhigende Auftauchen des ungewöhnlichen Bildes erinnerte sofort an den griechischen Agathodaimon, der auf gnostischen Gemmen mit einer sieben- oder zwölfstrahligen Krone dargestellt ist. Der Agathodaimon war ein bedeutender griechischer Gott; als guter Geist der Kornfelder und der Weinberge war er auch der Beschützer der Individuen und des Staates. Er wurde normalerweise schlangengestaltig dargestellt, manchmal auch als junger Mann, als Hirte, der in der einen Hand eine abwärts zeigende Mohnblüte, in der anderen eine aufwärts zeigende Weizenähre trägt, Zeichen für die Doppelaspekte des Symbols, wenn der Gott auch überwiegend als Glücks-, Gesundheits- und Lebensbringer galt. Er war Orakelgeist wie auch Weiheitslehrer. Sein voller Name übersetzt sich «glänzender Einziger» – die Sonne. Die Schlange repräsentiert die kalte unbarmherzige Triebhaftigkeit der dunklen Instinktwelt, aber auch, wie schon erwähnt, die natürliche Weisheit; insofern ist in diesem Archetyp das Lichte, Gute und Heilsame verkörpert.

In seiner Schlangengestalt spielt der Agathodaimon eine besonders wichtige Rolle in der Alchemie. Jung lenkt unsere Aufmerksamkeit auf ein bemerkenswertes Ostaneszitat bei Abu'-Qasim. Es schildert die Stellung zwischen zwei Gegensatzpaaren, die zusammen eine Quaternio bilden:

> «Ostanes sagte: ‹Rette mich, o mein Gott, denn ich steh zwischen zwei erhabenen Leuchten, die für ihre Bosheit bekannt sind, und zwischen zwei schwachen Lichtern; sie alle haben mich erreicht, und ich weiß nicht, wie ich mich selbst vor ihnen retten kann.› Und es wurde mir gesagt: ‹Geh hinauf zu Agathodaimon dem Großen und bitte ihn um Hilfe, und wisse, daß in dir etwas von seiner Natur vorhanden ist, das nie verdorben werden wird.› Und als ich in die Luft aufstieg, sagte er zu mir: ‹Nimm das Junge des Vogels, das mit Röte vermischt ist und sein Bett ausgebreitet hat für das Gold, das aus dem Glase kommt, und lege es in sein Gefäß, aus dem es nicht herauszukommen vermag, außer wo du es wünschest, und laß es darin, bis die Feuchtigkeit verschwunden ist›» (in Jung, GW 14I, §5, Anm. 25).

Ostanes besteht offenbar aus einem «Vielerlei von Personen», er ist dissoziiert.

> «Hermes, vermutlich, richtet seine Aufmerksamkeit darauf, daß etwas Inkorruptibles in seiner Natur sei, das er mit dem Agathodaimon gmeinsam habe, also etwas Göttliches, offenbar den Keim des Einsseins» (Jung, GW 14 I, §6).

Dieser zentrale Keim, so scheint es, ist das alchemistische Gold, das aurum philosophorum, das Gold des Opus und der Philosophen. Er ist auch der Vogel des Hermes, von dem es heißt, er müsse «in das vas Hermeticum verbracht und so lange darin erhitzt werden, bis die ihm noch anhaftende Feuchtigkeit (das heißt Unbewußtheit) [...] verschwunden ist, woraus man auf eine Bewußtwerdung schließen müßte (Jung, GW 14 I, §6).

Ein weiterer Teil des gleichen Textes ist interessant. Hermes sagt dort zur Sonne:

> «Es wird dir von mir zustehen, daß ich die Geister deiner Brüder [der Planeten] veranlassen werde, zu dir herauszukommen, o Sonne, und daß ich aus ihnen für dich eine Krone bilden werde, wie man keine je zuvor gesehen hat; und ich werde dich und sie in mich aufnehmen, und werde dein Reich kraftvoll machen» (in: Jung, GW 14I, §6, Anm. 30).

Die Krone bedeutet dabei die königliche Ganzheit und stellt die Einheit dar, die einer Zersplitterung widerstrebt. Jung weist darauf hin, daß die Agathodaimonschlange auf gnostischen Gemmen eine solche Krone trägt, wie es auch die Weisheit in der *«Aurora Consurgens»* tut.

Die goldgekrönte Schlange signalisierte bei meinem Patienten, daß das Ziel der langen und mühsamen Reise in der gefährlichen Unterwelt erreicht war. Er war am Mittelpunkt angekommen, dem Haus des inneren Herrschers, dem Herrn dieses Reiches (dem Selbst), der den Prozeß eingeleitet, verwandelt und vollendet hatte und zugleich der Prozeß selbst war.

Die folgenden fünf Jahre, in denen er geradezu unersättlich Animabilder zeichnete, waren eine Zeit beispielloser Tatkraft und Energie. Zum Ausbruch kam die Kraft des ungelebten Weiblichen, die vierzig Jahre geschlummert hatte und nun befreit war. Kaum zweifelhaft, daß er trotz aller äußeren Schwierigkeiten in dieser schöpferischen Zeit große Erfüllung und Freude fand. Nach dem Auftauchen der schimmernden und feurigen Anima zeigte sich, daß er endlich beziehungsfähig geworden war, zu Mitpatienten, Betreuern, seiner kleinen Begleiterin, der Enkeltochter.

Die ganze Episode ist ein Paradebeispiel für eine Verwandlung vom Wahnsinnigen zum Gesunden, in deren Verlauf man das Erwachen der Seele und das Eintreten des Eros in das Leben eines älteren Menschen mitverfolgen konnte. Einfallstor war wiederum die ordinäre Hautkrankheit, die von außen her das Feuer selbst zu sein schien und dabei doch nur Spiegel des inneren Brandes, der chaotischen psychischen Gestörtheit war.

Als Erinnerung und Abschluß mag hier noch ein Wort zum Unbewußten angebracht sein, klassisch formuliert von Jung:

> «Das kollektive Unbewußte ist alles weniger als ein abgekapseltes, persönliches System, es ist weltweite und weltoffene Objektivität. Ich bin das Objekt aller Subjekte in völliger Umkehrung meines gewöhnlichen Bewußtseins, wo ich stets Subjekt bin, welches Objekte *hat*. Dort bin ich in der unmittelbarsten Weltverbundenheit dermaßen angeschlossen, daß ich nur allzuleicht vergesse, wer ich in Wirklichkeit bin. ‹In sich selbst verloren› ist ein gutes Wort, um diesen Zustand zu kennzeichnen. Dieses Selbst aber ist die Welt, oder eine Welt, wenn ein Bewußtsein es sehen könnte. Darum muß man wissen, wer man ist» (Jung, GW 9 I, §46).

Die geschilderten Krankheitsfälle bestätigen in reichem Maße, welche entscheidende Wirkkraft bei Hauterkrankungen dem Schlangenarchetyp zukommt.

Epilog

Das Denken der Primitiven hat die Haut stets mit der Seele gleichgesetzt. Der moderne Mensch, geprägt von rationalem Intellektualismus und geblendet vom Brillantfeuerwerk der modernen Technolgie, schreibt der Seele des Menschen keine Bedeutung mehr zu. Er ist gefangen in dem festen Glauben, daß es für alles eine rationale Erklärung gibt und daß jede organische Krankheit auch eine organische (somatische) Ursache haben muß. Und diese Ursachen, glaubt er, lassen sich durch unablässige Fortsetzung und Intensivierung der bisherigen Forschungsrichtung, das heißt Erforschen der physischen Strukturen und Mechanismen des Körpers, aufdecken.

Es ist verständlich, daß der moderne Intellekt es dank seiner zielbewußt-geradlinigen Denkweise schwierig findet, andere ätiologische Möglichkeiten als die kausale anzuerkennen. Denn er denkt streng linear. Da die Psyche nun aber nicht nur aus rationalem Bewußtsein, sondern auch aus einem irrationalen Unbewußtsein besteht, gibt es auch Raum für eine völlig andere Sichtweise des Problems.

Ziel meines Buches war, so klar wie möglich die zentrale Rolle des Unbewußten bei der Ätiologie der Hautkrankheiten herauszuarbeiten. Unbestreitbar sind körperliche Veränderungen fast immer vorhanden; aber sie scheinen gleichsam «Symptome» der unbekannten und daher unerkannten psychischen Störung zu sein. Es ist wichtig, daran zu denken: Das Unbewußte ist das, was nicht bewußt ist.

Die Natur der Haut selbst muß berücksichtigt werden. Sie ist ein aus fünf Schichten bestehendes Organ, das sich lebenslang schält und erneuert. Sie ist daher das Organ des Wandels: sich ständig verändernd und doch ewig gleichbleibend. Ferner ist sie im gesunden Zustand ein Musterbeispiel für exquisite Harmonie. Für den Menschen bildet die Haut die Grenzzone zur Außenwelt – alles außerhalb der Haut gehört zum Fremden, anderen. An der Haut endet die Selbstwahrnehmung des bewußten Ich. Ihre Veränderungen, als Gradmesser des inneren somatischen Zustands, hängen vom Ebben und Fluten der vaskulären Versorgung ab. Stockt diese Versorgung, treten automatisch Veränderungen der Farbe und Feuchtigkeit ein. Gesundheitliche und seelische Veränderungen spiegeln sich somit sofot im «Reflektor Haut».

Wenn eine Krankheit in den normalen Prozeß der Hautumbildung und -erneuerung eingreift, wird das natürliche Ziel – ausgewogenes Gleichgewicht – vorübergehend unerreichbar. Das histologische Bild spricht dafür, daß trotz der Blockade durch die (wie immer geartete) Primäreffloreszenz der fortschreitende Umbildungsprozeß versucht, das «eindringende Agens» abzukapseln, abzustoßen oder durch Okklusion lahmzulegen. Dies führt zu der Auffassung, daß die Hautkrankheit Symptom für eine Störung des Energieflusses ist. Demnach spiegelt die Haut letztlich keine physische, sondern eine psychische Störung. Die vernachlässigte, hintangestellte, vergessene Psyche meldet sich zu Wort und macht über das Medium Haut unabweisbar auf ihre Notlage aufmerksam. Die häufig zu beobachtenden Bilder der beiden dabei auftretenden klassischen Archetypen bestätigen diese Theorie. Es handelt sich einmal um den Feuerarchetyp, Indikator für Emotionalität, die zu einer Bewußtseinserweiterung führen kann, und zum anderen um den Schlangenarchetyp, Symbol der Kollektivpsyche, die Wandlungsprozessen eine latente Numinosität gibt.

Der Tag, an dem gefragt wird: «Was will die Psyche?», ist der Tag, an dem die Heilung – sofern Heilung beabsichtigt ist – beginnt. Auf dem Wege über das Symptom hat die Psyche zeigen wollen, daß psychische Energie irregeleitet, umgeleitet oder blockiert ist. Etwas ist schiefgelaufen, vielleicht ist es einfach eine Fehleinschätzung, ein Elternkomplex, das Erwachen der Anima, das Vorhandensein eines destruktiven Animus oder die Belebung des Selbst. Ein primitiver Mensch hätte darin eine Heimsuchung Gottes gesehen. Jedenfalls ist ein alter Weg zu Ende gegangen, und ein neuer bietet sich dar. Altes ist abgestorben und soll durch Neues ersetzt werden; eine Neugeburt, eine Erneuerung der Persönlichkeit ist notwendig geworden.

Die Kernfrage, die zum Krankheitsausbruch zu stellen ist, gilt dem Zeitpunkt. Es ist wichtig, genau zu wissen, wann die Krankheit begann, und es ist von großem Interesse zu erfahren, was der Kranke damals dachte und tat. Dies nennt sich «Felddenken» und ist das Gegenteil des linearen Denkens. In seiner Einführung zum *«I Ging»*, dem chinesischen Orakelbuch, spricht Richard Wilhelm von einem Komplex von Ereignissen, die in einem bestimmten Augenblick eintreten. Marie-Louise von Franz bezeichnet synchronistisches Denken «als ein Feld-Denken [...] dessen Zentrum Zeit ist»[75]. Sie fährt fort:

> «Synchronistisches Denken, die klassische Denkweise Chinas, ist sozusagen ein Denken in Feldern. In der chinesischen Philosophie wurde dieses Denken viel mehr als in irgendeiner anderen Kultur entwickelt und verfeinert. Dort geht es dann nicht mehr um die Frage, warum sich etwas zugetragen hat oder welcher Faktor welche Wirkung erzeugt hat, sondern was sich im selben Augenblick auf sinnvolle Weise gemeinsam ereignet. Immer fragt der Chinese: ‹Was neigt dazu, zur gleichen Zeit zu geschehen?› So wäre das Zentrum ihres Feld-Konzeptes ein Zeitmoment, in dem sich die Ereignisse A B C D usw. bündeln»[76].

Interessanterweise kann sich der Kranke an gewisse psychische Ereignisse meist sehr gut erinnern, wenn seine Aufmerksamkeit einmal auf den Zeitfaktor hingelenkt worden ist.

So kann die Hautkrankheit als Botschaft aus der Seele, aus dem Unbewußten des Kranken, verstanden werden. Sie ist ein mahnender Hinweis, daß das Bewußtsein die Beziehung zur

Instinktpsyche eingebüßt, die Fühlung zur inneren Welt verloren hat. Wird die Botschaft beherzigt, tritt meistens eine Wandlung ein, und die damit einhergehende Bewußtseinserweiterung bringt gesteigerte geistige Vitalität und körperliches Wohlbefinden.

Das verborgene Geschenk des Archetyps des Selbst, dem Archetyp der Ordnung, ist eine Heilung der Dissoziation; eine Heilung, die meist, und zu Recht, als göttlicher Gnadenakt gesehen wird.

Anhang

Anmerkungen

1 Rook/Wilkinson/Ebling, S.5.
2 C. G. Jung wird nach den «Gesammelten Werken» (GW) zitiert, falls nicht andere Werke angegeben sind; im übrigen vgl. das Literaturverzeichnis.
3 «Die Archetypen» verhalten sich «wie *Kräfte* oder *Tendenzen*» (Jung, GW 7, §109).
4 Carus, erster Satz der Einleitung.
5 Hiob 19, 20.
6 The Book of the Dead I, S. 244–256, 278f. sowie Tafel XV; vgl. auch Das Totenbuch, Spruch 23 sowie Anm. S. 429.
7 Ebenda I, S. 234–242 und Tafeln III und IV; Totenbuch, Spruch 125 u. S. 491ff.
8 Lurker, S. 172.
9 Budge II, S. 50.
10 Ebenda, S. 64.
11 Ebenda.
12 Ebenda, S. 2.
13 Herodot, Historien II, 42.
14 Frazer, Goldener Zweig, S. 734.
15 Ebenda, S. 736.
16 Murray, S. 24.
17 Frazer, Folklore II, Kap. 3.
18 Frazer, Goldener Zweig, S. 729.
19 Mythology of All Races XI: Latin American, ed. by H.B. Alexander, S. 76.
20 Encyclopaedia of Religion and Ethics VIII, S. 616.
21 Ebenda.
22 Mythology of All Races XI: Latin American, ed. by H.B. Alexander, S. 76.
23 Ebenda VII: Armenian, African, ed. by Mardiros Ananikian u. Alice Werner, S. 370.
24 Alle Zitate nach der revidierten Luther-Bibel.
25 von Franz, Erlösungsmotive, S. 10.
26 Ebenda, S. 51.
27 von Franz, Wissen, S. 129.
28 Rook/Wilkinson/Ebling, Kap. 13., Stichwort «Atopic Dermatitis».

29 von Franz, Animus, S. 189.
30 Maguire, Psychic Possession, S. 376 ff.
31 Layard, S. 282.
32 Ovid, Metamorphosen IV, 18 ff.
33 von Franz, Ewiger Jüngling, S. 9.
34 Steigleder, S. 196, 198; vgl. auch Rook/Wilkinson/Ebling, S. 974.
35 Jung Speaking, S. 158.
36 Friend I, S. 107.
37 Servier, S. 18.
38 Spearman, S. 59.
39 Mythology of All Races IX: Oceanic, ed. by Roland Burrage Dixon, S. 118.
40 Ebenda, S. 182.
41 Frazer, Folklore, S. 28.
42 Vgl. Blum.
43 Für die in diesem Buch häufig erwähnten psychologischen Funktionen Denken, Fühlen, Empfinden, Intuition, die u.a. minderwertig bzw. inferior oder superior sein können, und die Begriffe Einstellung, Introversion, Extraversion vgl. C. G. Jung, GW 6: Psychologische Typen.
44 Rook/Wilkinson/Ebling II, S. 1777.
45 Macalpine, S. 70, 117.
46 Feldman/Rondon, S. 95.
47 Frazer, Goldener Zweig, S. 931.
48 Ebenda.
49 Mythology of All Races IV: Finno-Ugric, Sibirian, ed. Uno Holmberg, 1. Kapitel.
50 Ebenda.
51 Rook/Wilkinson/Ebling II, S. 1453.
52 Vgl. Windisch; s. auch Ogam Tradition Celtique XII, S. 452–458.
53 Brain, A Journal of Neurology XXX/118, 1907, S. 153–218. Mitautor war Frederick W. Petersen, Professor für Psychiatrie an der Columbia University.
54 Für die Veröffentlichungen der im folgenden genannten Forscher und Autoren vgl. das Literaturverzeichnis.
55 Hannah, S. 95.
56 Brown, S. 10.
57 Ebenda, S. 11.
58 Ebenda, S. 12.
59 Ebenda, S. 14.
60 Ebenda, S. 55.
61 Ebenda.
62 Onians, S. 135.
63 Ebenda.

64 Ebenda.
65 Eliade, Schamanismus, S. 303, Anm. 32.
66 Ebenda.
67 Ebenda, S. 392f.
68 von Franz, Schöpfungsmythen, S. 162f., 174.
69 Grosser Brockhaus XIV, Stichwort «Phlogisten»
70 von Franz, Aurora Consurgens, §71.
71 Eliade, Schamanismus, S. 62f.
72 Ebenda, S. 63, und M. Gusinde in Anm. 37.
73 Vgl. Maguire, The Crowned Serpent.
74 Eliade, Die Religionen, §167, S. 500.
75 von Franz, Wissen, S. 12.
76 Ebenda.

Literaturverzeichnis

Ägyptische Unterweltsbücher. Eingel., übers. u. erläutert von Eric Hornung. Zürich: Artemis, 2. u. erw. Aufl. 1984 (= Bibliothek der Alten Welt).

Aschaffenburg, Gustav: Experimentelle Studien über Associationen. In: Psychologische Arbeiten, hrsg. von Emil Kraepelin: I (1896), S. 209–299; II (1899), S. 1–82; IV (1904), S. 235–374.

[Bibel: «Genesis», «Numeri», «Buch Hiob»] Revidierte Luther-Bibel. Stuttgart: Deutsche Bibelgesellschaft 1985.

Blum, Richard und Eva: The Dangerous Hour. Love and Culture Crisis in Ancient Greece. London: Chatto 1970.

The Book of the Dead: The Papyrus of Ani, Scribe and Treasures of the Temples of Egypt, About B. C. 1450. 2 Bde., transl. and ed. by E. A. Wallis Budge. London: Philipp Lee Warner/ New York: C. P. Putman's Sons 1913.

[Brockhaus:] Großer Brockhaus XIV. Frankfurt/M.: Brockhaus 1972.

Brown, Barbara B.: New Mind New Body. New York: Harper & Row 1984.

Budge, E. A. Wallis: The Gods of the Egyptians. 2 Bde. New York: Dover Publications Inc. 1969.

Bunjes, W. E.: Medical and Pharmaceutical Dictionary. Stuttgart: Thieme 1974.

Carus, Carl Gustav: Psyche. Zur Entwicklungsgeschichte der Seele (1846). Jena 1926.

Cumont, Franz: Die Mysterien des Mithra. Ein Beitrag zur Religionsgeschichte der römischen Kaiserzeit. Darmstadt: Wissenschaftliche Buchgesellschaft 1975.

Eliade, Mircea: Die Religionen und das Heilige. Elemente der Religionsgeschichte. Deutsch von M. Rassem und I. Köck. Darmstadt: Wissenschaftliche Buchgesellschaft 1976. (Originaltitel: Traîté d'Histoire des Religions.)

– : Schamanismus und archaische Ekstasetechnik. Deutsch von I. Köck. Zürich: Rascher 1956. (Originaltitel: Le Chamanisme et les techniques archaïques de l'extase. 1951.)

Encyclopaedia of Religion and Ethics. Edinburgh: T. & T. Clarke 1914.

Feldman, M., und Hugo A. J. Rondon, Consideraciones Psicosomaticas en la Alopecia Areata. In: Med. Cut., Ibero. Lat. Amer. 7 (1973), S. 345–348.

Franz, Marie-Louise von: Der Animus, der innere Mann in der Frau. In: Jung, C. G. et al.: Der Mensch und seine Symbole. Olten und Freiburg im Breisgau: Walter 1968.
– : Aurora Consurgens. In: C. G. Jung, GW 14 III.
– : Erlösungsmotive im Märchen. Deutsch von G. Dokters. München: Kösel 1986. (Originaltitel: The Psychological Meaning of Redemption Motifs in Fairytales. 1980.)
– : Der Ewige Jüngling. Der Puer Aeternus und der kreative Genius im Erwachsenen. München: Kösel 1987. (Originaltitel: The Problem of the Puer Aeternus. 1970.)
– : Schöpfungsmythen. Bilder der schöpferischen Kräfte im Menschen. Deutsch von G. Dokters. München: Kösel 1990. (Originaltitel: Patterns of Creativity Mirrored in Creation Myths. 1972.)
– : Wissen aus der Tiefe. Über Orakel und Synchronizität. Deutsch von Waltraud Körner. München: Kösel 1987. (Originaltitel: On Divination and Synchronicity: The Psychology of Meaningful Chance. 1980)
Frazer, J. G.: Folklore in the Old Testament. 3 Bde. London: Macimillan & Co. 1923.
– : Der Goldene Zweig. Eine Studie über Magie und Religion. Deutsch von Helen v. Bauer. Köln: Kiepenheuer & Witsch 1968. (Originaltitel: The Golden Bough. A Study in Magic and Religion. 1927.)
Friend, H.: Flowers and Flower Lore. 2 Bde. London: Swan Sonnenschein & Co. 1883
Galton, Francis: Psychometric Experiments. In: Brain 2 (1897), S. 149–162.
Hannah, Barbara: C. G. Jung, sein Leben und Werk. Biographische Aufzeichnungen. Deutsch von Lukas Schwarz. Fellbach: Bonz 1982.
Herodot: Historien. Stuttgart: Kröner 1971 (Taschenausgabe 224).
Jung, C. G.: [Alchemy I und II] Modern Psychology. Lectures given at the ETH Zürich by Prof. C. G. Jung. 6 Bde. Darin Bd. V: The Process of Individuation: Alchemy I (8. Nov. 1940–28. Febr. 1941); Bd. VI: The Process of Individuation: Alchemy II (2. Mai–11. Juli 1941). Zürich: Karl Schippert & Co. 1960.
– : Briefe. 3 Bde., hrsg. von Aniela Jaffé und Gerhard Adler. Olten und Freiburg im Breisgau: Walter 1972 f.
– : Gesammelte Werke [= GW], 20 Bde., hrsg. von Lilly Jung-Merker, Elisabeth Rüf und Leonie Zander. Olten und Freiburg im Breisgau: Walter 1971 ff.
– : Traumanalyse, hrsg. von William McQuire. Deutsch von Brigitte Stein. Olten und Freiburg im Breisgau: Walter 1991.
– : The Visions Seminars. From the Complete Notes of Mary Foote. Postcript by Henry A. Murray. 2 Bde. Zürich: Spring Publications 1976.
C. G. Jung Speaking, hrsg. von William McQuire. Princeton, N.J.: Princeton University Press 1977.

Kraepelin, Emil: Experimentelle Studien über Assoziationen. Freiburg im Breisgau 1883.
Layard, John: Making of Man in Malekula. In: Eranos Yearbook 1948.
Lurker, Manfred: Götter und Symbole der alten Ägypter. Einführung und kleines Lexikon. München: Barth, 3., überarb. u. erweit. Auflage 1976.
Maguire, Anne: Psychic Possession Among Industrial Workers. In: The Lancet (1978), S. 376–378.
– : The Crowned Serpent. In: Beiträge zur Jung'schen Psychologie. Festschrift zum 75. Geburtstag von Marie-Louise von Franz. Victor Orenga Editores SL. 1991, S. 99–109.
Murray, M. A.: The God of the Witches. Oxford: Oxford University Press 1952.
Macalpine, I.: Is Alopecia Areata Psychosomatic? In: British Journal of Dermatology 70 (1958).
Müller, E. K.: Über den Einfluß psychischer und physiologischer Vorgänge auf das elektrische Leitvermögen des menschlichen Körpers. In: Verhandlungen der Schweizerischen Naturforschenden Gesellschaft LXXXVII (Bern 1904), S. 79–80.
The Mythology of All Races. 13 Bde., ed. by Canon John Arnott MacCulloch. New York: Macmillan Co. 1959ff.
Ogam – Tradition Celtique 12. Rennes 1948, S. 452–458.
Onians, Richard B.: Origins of European Thought. Cambridge: Cambridge University Press 1951/1988.
Ovidus Naso, Publius: Metamorphosen (lat.-dt.). In deutsche Hexameter übertragen und mit dem Text hrsg. von Erich Rösch. München und Zürich: Artemis 1983.
Rook, A., Wilkinson, D. S., und F. J. Ebling: Textbook of Dermatology. Oxford: Blackwell, 3. Aufl. 1979.
Servier, J.: L'Homme et L'Invisible. Paris 1964.
Shorter Oxford English Dictionary. Oxford: Oxford University Press 1933.
Sommer, Robert, und Robert Fürstenau: Die elektrischen Vorgänge an der menschlichen Haut. In: Klinik für psychische und nervöse Krankheiten I/3 (Halle 1906), S. 197–207.
Spearman, R. I. C.: The Keratinization of Epidermal Scales, Feathers, and Hairs. In: Biological Reviews 41, Februar 1966.
Steigleder, G. K.: Dermatologie und Venerologie. Stuttgart: Thieme 1987.
Tarchanoff, J.: Über die galvanischen Erscheinungen an der Haut des Menschen bei Reizungen der Sinnesorgane und bei verschiedenen Formen der psychischen Tätigkeit. In: [Pflüger's] Archiv für die gesamte Psychologie XLVI (Bonn u. Leipzig 1890), S. 46–55.
Das Totenbuch der Ägypter. Eingel., übers. u. erläutert von Erik Hornung. Zürich: Artemis 1979 (= Bibliothek der Alten Welt).

Veraguth, Otto: Le Réflexe psycho-galvanique. In: Archives de psychologie de la Suisse romande VI (Genf 1907), S. 162–163.
Windisch, Wilhelm: Irische Texte. 5 Bde. Leipzig 1880–1905 passim.
Wundt, Wilhelm: Sind die Mittelglieder einer mittelbaren Assoziation bewußt oder unbewußt? In: Philosophische Studien X (Leipzig 1892), S. 326–328.

Häufig wiederkehrende Fachausdrücke

(Für die ausführlich besprochenen Hauterkrankungen vergleichen Sie bitte das Inhaltsverzeichnis und den Index.)

Ätiologie Lehre von den Krankheitsursachen; Entstehungsgeschichte.

Akantholyse Auflösung des Zellverbandes der Haut (daher: akantholytisch).

Alopezie Haarmangel, Haarausfall.

Anamnese Aufnahme der Krankengeschichte.

Angioödem Schwellung der Haut im Gesichtsbereich.

Atopie (allergische) anlagebedingte Überempfindlichkeitsreaktion, die auf einer konstitutionellen oder Erbanlage beruht (daher: atopisch).

Basalschicht Keimschicht, innerste Schicht der Haut.

Dermatitis Hautentzündung.

Dermatologie Lehre von den Hautkrankheiten.

Dermatose Hautkrankheit (allgemein).

Dermis Lederhaut.

Diathese anlagebedingte Bereitschaft zu bestimmten Krankheiten.

Effloreszenz «Hautblüte», wahrnehmbare Veränderung der Haut, diagnostisch wichtiges Leitsymptom.

Ekzem Hautausschlag.

Epidermis Oberhaut.

Exanthem Hautausschlag.

Exkoriation krankhafte, meist durch Kratzen entstandene Hautabschürfung.

Exsudat eiweißhaltige Flüssigkeit, die bei Entzündung aus den Gefäßen austritt.

fibrinoide Nekrose Tod der Gewebeflexibilität.

furor dermaticus intensive Rötung der Haut aufgrund zurückgehaltener Wut, «wütende Haut», psychosomatisch.

generalisiert den ganzen Körper befallend.

Histopathologie Lehre von der krankhaften Veränderung der Gewebe.

Integument Haut.

intraepidermal innerhalb der Oberhaut (Epidermis) liegend.

Irritation Reizzustand, Reizung der Haut.

Keratin Hornsubstanz, z.B. in der Oberhaut.

Keratose krankhafte Verhornung, Abschuppung.

Kollagenose Bindegewebskrankheit.

Korium Lederhaut.

Leitsymptom Hauptmerkmal der Krankheit.

Lividität blaßbläuliches fahles Aussehen der Haut.

lokalisiert auf einzelne Körperpartien beschränkt, umschrieben.

Nekrose Absterben von Zellen, Gewebe, Organen im lebenden Körper.

nekrotisch abgestorben, brandartig.

Ödem Schwellung, Flüssigkeitsansammlung im Körper.

Parakeratose Verhornungsanomalie der Oberhaut mit Ablösung noch lebender, einen Kern enthaltender Zellen (daher: parakeratotisch).

participation mystique mystische Teilhabe, die sich in starker Identifikation mit einer Person, Sache oder Idee äußern kann.

periorales Ekzem Ausschlag, der Lippen und Mund befällt.

Primäreffloreszenz Leitsymptom oder Hauptmerkmal einer Krankheit.

Proliferation Beschleunigung.

Puritus Rötung.

Sklerose krankhafte Verhärtung eines Organs.

subepidermal unter der Oberhaut (Epidermis) liegend.

Tonus Spannungs- und Erregungszustand (der Muskeln, der Haut)

Index

Adressen von Selbsthilfegruppen

Deutschland

Alopecia Areata Deutschland e. V.
Postfach 10 01 45, 47701 Krefeld
Tel.: 0 21 51/78 60 06, Fax: 0 21 51/6 53 54 53
E-Mail: kreisrunderhaarausfall@web.de
Internet: www.kreisrunderhaarausfall.de

Bundesverband Neurodermitiskranker in Deutschland e. V.
Selbsthilfeorganisation für Neurodermitis-, Asthma-, Allergie-, Vitiligo- und Psoriasiskranke
Oberstraße 171, 56154 Boppard
Tel.: 0 67 42/8 71 30, Fax: 0 67 42/27 95
E-Mail: info@neurodermitis.net
Internet: www.neurodermitis.net

Deutscher Allergie- und Asthmabund e. V.
Fliethstraße 114, 41061 Mönchengladbach
Tel.: 0 21 61/81 49 40, Fax: 0 21 61/81 49 43 0
E-Mail: info@daab.de
Internet: www.daab.de

Deutsche Haut- und Allergiehilfe e. V.
Heilsbachstraße 32, 53123 Bonn
Tel.: 02 28/36 79 10, Fax: 02 28/36 79 19 0
E-Mail: info@dha-allergien.de
Internet: www.dha-allergien.de

Deutscher Neurodermitis Bund e. V.
Baumkamp 18, 22299 Hamburg
Tel.: 0 40/23 07 44, Fax: 0 40/23 10 08
E-Mail: info@dnb-ev.de
Internet: www.dnb-ev.de

Deutscher Psoriasis Bund e. V.
Seewartenstraße 10, 20459 Hamburg
Tel.: 0 40/22 33 99-0, Fax: 0 40/22 33 99-22
E-Mail: info@psoriasis-bund.de
Internet: www.psoriasis-bund.de

Lupus Erythematodes Selbsthilfegemeinschaft e. V.
und **Lupus Stiftung Deutschland**
Döppersberg 20, 42103 Wuppertal
Tel.: 02 02/4 96 87 97, Fax: 02 02/4 96 87 98
E-Mail: lupus@rheumanet.org, geschaeftsstelle@lupus-stiftung.de
Internet: www.lupus.rheumanet.org, www.lupus-stiftung.de

Sklerodermie Selbsthilfe e. V.
Am Wollhaus 2, 74072 Heilbronn
Tel.: 0 71 31/3 90 24 25, Fax: 0 71 31/3 90 24 26
E-Mail: sklerodermie@t-online.de
Internet: www.sklerodermie-selbsthilfe.de

Urtikaria Gesellschaft e. V.
Schiffenberger Weg 55, 35394 Gießen
Tel.: 06 41/7 96 06 66, Fax: 06 41/7 96 06 67
E-Mail: Urtikaria.gesellschaft@urtikaria.de

urticaria network e. V.
Luisenstr. 2-5, 10117 Berlin
Internet: www.urtikaria.net

TULPE e. V. – Bundes-Selbsthilfeverein für Hals-, Kopf- und Gesichtsversehrte
Alfred Behlau (regionaler Ansprechpartner)
An der Schachtbahn 11, 31084 Freden/Leine
Tel.: 0 51 84/79 10 73
E-Mail: Tulpe.ev@web.de
Internet: www.tulpe.org

Österreich

ÖNV – Österreichische Neurodermitiker Vereinigung
Habsburgergasse 10/5, A–1010 Wien
Tel.: 00 43/1/5 35 06 86, Fax: 00 43/1/5 33 10 80 14

PSO-Austria – Psoriatiker Verein Austria
Selbsthilfegruppe Schuppenflechte
Jägerstraße 3/2, A–1200 Wien
Tel.: 00 43/1/3 32 40 03
E-Mail: pso.austria@aon.at
Internet: http://www.pso-austria.at.tt

Lupus Erythematodes Selbsthilfegruppe Wien
A–1120 Wien, Bezirk Wien 12 (Meidling)
Tel.: 00 43/6 50/8 10 03 73
E-Mail: selbsthilfe-lupus@gmx.at

Lupus Erythematodes Selbsthilfegruppe Klagenfurt
c/o Selbsthilfe Kärnten
Kempfstraße 23/3, A–9021 Klagenfurt
Tel./Fax: 00 43/4 63/50 48 71

Schweiz

Aha! Schweizerisches Zentrum für Allergie, Haut und Asthma
Scheibenstraße 20, CH–3014 Bern
Tel.: 00 41/31/3 59 90 00, Fax: 00 41/31/3 59 90 90
E-Mail: info@ahaswiss.ch
Internet: ahaswiss.ch

Selbsthilfegruppe Zürich zu Alopecia areata
Jupiterstraße 42, CH–8032 Zürich
Tel.: 00 41/43/2 88 88 88
E-Mail: selbsthilfe@offenetuer-zh.ch
Internet: www.offenetuer-zh.ch

SPVG Schweizerische Psoriasis und Vitiligo Gesellschaft
Scheibenstr. 20, CH–3014 Bern
Tel.: 00 41/31/3 59 90 99, Fax: 00 41/31/3 59 90 98
E-Mail: info@spvg.ch
Internet: www.spvg.ch

Hilfreiche Web-Adressen

Deutschland

www.bzga.de
Webseite der Bundeszentrale für gesundheitliche Aufklärung mit umfangreichem Serviceteil.

www.derma.de
Webseite der Fördergesellschaft der Deutschen Dermatologischen Gesellschaft mit Verzeichnis von Ärzten und Hautkliniken.

www.kollagenose.de
Kollagenose-Archiv im Internet.

www.lupus-selbsthilfe.de
Internetportal zum Thema Lupus Erythematodes.

www.pso-online.de
Gemeinsamer Psoriasis-Informationsdienst der Universitäts-Hautklinik Hamburg und der Zeitschrift *PSO aktuell. Der Ratgeber bei Schuppenflechte*.

www.psoriasis-netz.de
Internetportal zur Schuppenflechte.

www.psychotherapiesuche.de
Psychotherapie-Informations-Dienst (PID) der Akademie des Berufsverbands Deutscher Psychologinnen und Psychologen mit Online-Datenbank und Telefonberatung.

www.psychotherapeuten-liste.de
Angebot der Deutschen PsychotherapeutenVereinigung e. V.

www.uptoderm.de
Berufsverband der deutschen Dermatologen (BVDD) mit Dermatologen-Suche.

www.neurodermitis.dermis.net
Abteilung für Klinische Sozialmedizin, Universität Heidelberg;
Abteilung für Psychosomatik und Dermatologie, Universität Gießen.

Österreich

www.aerzte-austria.at/alternativen/allergologie.htm
Webseite der Allergologen in Österreich

www.aerzte-austria.at/alternativen/neurodermitis.htm
Liste von Neurodermitis-Spezialisten in Österreich

Schweiz

www.psychotherapie.ch
Schweizer Psychotherapeutinnen und Psychotherapeuten Verband SPV

www.doktor.ch/verzeichnisse/aerzte/hautaerzte/hautaerzte.html
Verzeichnis von Dermatologen in der Schweiz

www.derma.ch/derma/index.php
SGDV Schweizerische Gesellschaft für Dermatologie und Venerologie

www.kosch.ch/selbsthilfegruppen.html
Verzeichnis von Selbsthilfegruppen in der Schweiz

Kliniken für Psyche und Haut

Deutschland

Klinik für Dermatologie, Venerologie und Allergologie, Universität Leipzig
Psychosomatik-Ambulanz: PD Dr. med. K. Seikowski
Stephanstraße 11, 04103 Leipzig
Tel.: 03 41/9 71 86 40 50

Martin-Luther-Universität Halle-Wittenberg, Klinik und Poliklinik für Dermatologie und Venerologie
Ernst-Kromayer-Straße 5, 06112 Halle (Saale)
Tel.: 03 45/5 57-39 25

Vivantes Klinikum Spandau, Klinik für Dermatologie und Allergologie
Neue Bergstraße 6, 13585 Berlin
Tel.: 0 30/1 30 13 15 51

Universitäts-Hautklinik Kiel
Schittenhelmstraße 7, 24105 Kiel
Tel.: 04 31/5 97-15 12

Rehabilitationsklinik Neuharlingersiel
Bettenwarfen 2-14, 26427 Nordseeheilbad Neuharlingersiel
Tel.: 049 74/91 60

Fachklinikum Borkum
Jann-Berghaus-Straße 49, 26757 Borkum
Tel.: 0 49 22/70 80

Klinik für Psychosomatik und Psychotherapie der Justus-Liebig-Universität Gießen
Friedrichstraße 33, 35392 Gießen
Tel.: 06 41/99-4 56 01

Klinik Wersbacher Mühle
Wersbach 20, 42799 Leichlingen-Witzhelden
Tel.: 0 21 74/39 80

HELIOS Rehazentrum Bad Berleburg Rothaarklinik
Fachklinik für Psychosomatik, Psychotherapie und psychiatrische Rehabilitation
Am Spielacker 5, 57319 Bad Berleburg
Tel.: 0 27 51/8 30

Medizinisch-Psychosomatische Klinik Roseneck
Am Roseneck 6, 83209 Prien am Chiemsee
Tel.: 0 80 51/6 80

Fachklinik Allgäu
Reha-Klinik Dermatologie und Psychosomatik
Peter-Heel Straße 29, 87459 Pfronten-Ried
Tel.: 0 83 63/6 91-0

Österreich

Universitätsklinik für Dermatologie & Venerologie Graz
Auenbruggerplatz 2/4
A–8036 Graz
Tel.: 00 43/3 16/38 50

Universitätsklinik für Dermatologie der medizinischen Universität Wien
Abteilung für Immundermatologie und infektiöse Hautkrankheiten
Währinger Gürtel 18-20
A–1090 Wien
Tel.: 00 43/1/4 04 00/77 04 oder 77 05

Schweiz

Universitätsklinik für Dermatologie
Inselspital
Freiburgstraße
CH–3010 Bern
Tel.: 00 41/31/6 32 22 18

Hochgebirgsklinik Davos
Klinik für Dermatologie/Allergologie
Herman-Burchard-Straße 1
CH–7265 Davos-Wolfgang
Tel.: 00 41/81/4 17 44 44

Weiterführende Literatur zum Thema

Zeitschriften

PSO aktuell. Der Ratgeber bei Schuppenflechte.
K.i.M Info-Service gGmbH
Bürgermeister-Tochtermann-Straße 16, 86637 Wertingen
Tel.: 0 82 72/48 85, Fax: 0 82 72/48 16
E-Mail: info@psoaktuell.com
Internet: www.psoaktuell.com

Hautfreund
Zeitschrift des Deutschen Neurodermitis Bunds e. V.
Baumkamp 18, 22299 Hamburg
Tel.: 0 40/23 07 44, Fax: 0 40/23 10 08
E-Mail: info@dnb-ev.de
Internet: www.hautfreund.de

Haut & Allergie aktuell
Zeitschrift der Deutschen Haut- und Allergiehilfe e. V.
Heilsbachstraße 32, 53123 Bonn
Tel.: 02 28/36 79 10, Fax: 02 28/3 67 91 90
E-Mail: info@dha-allergien.de
Internet: www.dha-allergien.de

Bücher

Brosig, Burkhard; Gieler Uwe (Hg.): Die Haut als psychische Hülle. Psychosozial-Verlag, Gießen 2004.

Detig-Köhler, Christina: Hautnah. Im psychoanalytischen Dialog mit Hautkrankheiten, Psychosozial-Verlag, Gießen 2002.

Gieler, Uwe: Die Sprache der Haut. Das Wechselspiel von Körper und Seele. 5. Aufl. Patmos, Düsseldorf 2007.

Jachens, Lüder: Hautkrankheiten ganzheitlich heilen. Ein Ratgeber aus anthroposophischer Sicht. 2. Aufl. Freies Geistesleben, Stuttgart 2006.

Kuppe, Friederike: Unser Baby hat Neurodermitis – Wir schaffen das! Ein Ratgeber für die Familie. Pala, Darmstadt 2007.

Leibold, Gerhard: Neurodermitis. Ganzheitstherapie für Körper und Seele. 3. Aufl. Oesch, Zürich 2003.

Leibold, Gerhard: Hauterkrankungen. Symptome, Ursachen, erfolgreiche Naturheilverfahren. 4. Aufl. Oesch, Zürich 2003.